猪链球菌病

汪　华　周明浩　主审

朱叶飞　张　炜　著

科学出版社

北　京

内 容 简 介

本书从病原学、流行病学、临床学、实验室检测和预防与控制等五个方面，对猪链球菌病做了详尽、深入、系统的阐述。第一章主要述及猪链球菌的来源及其发现的历史、生物学特性、遗传学特性及主要的毒力因子，包括抗生素的耐药性；第二章涵盖猪链球菌病在人间和动物间的流行特征、传播途径和流行的影响因素，加入了分子流行病学相关的内容；第三章讲述动物和人感染猪链球菌病的临床表现与致病机理、诊断和鉴别诊断、治疗及预后；第四章包括传统的细菌分离、培养、鉴定、血清学检测及运用现代技术的核酸检测等；第五章则涉及动物和人感染猪链球菌病的预防控制措施，包括疫苗免疫。

本书既能满足基层防治人员的需要，也能帮助研究人员洞悉各个方向的研究热点，不仅对我国动物和人感染猪链球菌病防治的实践和研究有重要参考价值，对于其他新发人兽共患病的防治和研究也可起到借鉴作用。

图书在版编目（CIP）数据

猪链球菌病 / 朱叶飞，张炜著.—北京：科学出版社，2015.10
ISBN 978-7-03-045779-0

Ⅰ.①猪… Ⅱ.①朱… ②张… Ⅲ.①猪病-链球菌病-防治 ②人畜共患病-链球菌病-防治 Ⅳ.①S855.28 ② R515.9

中国版本图书馆 CIP 数据核字（2015）第 225182 号

责任编辑：矫天扬 / 责任校对：郑金红

责任印制：徐晓晨 / 封面设计：北京图阅盛世文化传媒有限公司

科学出版社 出版
北京东黄城根北街 16 号
邮政编码：100717
http://www.sciencep.com

北京东华虎彩有限公司 印刷
科学出版社发行 各地新华书店经销

*

2015 年 10 月第 一 版 开本：720 × 1000 B5
2015 年 10 月第一次印刷 印张：13 1/2
字数：257 000

定价：80.00 元
（如有印装质量问题，我社负责调换）

作 者 简 介

朱叶飞，男，1971 年 11 月生，博士，研究员。南京医科大学兼职副教授。江苏省医学重点人才，江苏省"卫生拔尖人才"第一期培养对象，江苏省第四期"333 高层次人才培养工程"培养对象。1993 年毕业于南京医学院营养与食品卫生专业。2000 年回南京医科大学攻读组织胚胎学硕士和博士学位。2006 年获得博士学位后到江苏省疾病预防控制中心急性传染病防制所工作。2010 年赴美国约翰斯·霍普金斯大学布隆伯格公共卫生学院研修。研究领域涉及传染病分子流行病学、快速诊断、病原菌耐药机制和防治策略。担任《江苏预防医学》、*Jacobs Journal of Microbiology and Pathology*、*Source Journal of Microbiology* 和 *International Journal of Virology and AIDS* 杂志编委。2006～2015 年在国内外学术期刊发表文章 60 余篇，其中第一作者和通讯作者 SCI 收录论文 15 篇，发表刊物包括 *Lancet*、*American Journal of Tropical Medicine and Hygiene*、*Epidemiology and Infection*、*Euro Surveillance* 和 *Journal of Infectious Diseases* 等。主持江苏省自然科学基金（BK2008463：人感染猪链球菌病新的生物标志物的筛选）、江苏省第十批"六大人才高峰"高层次人才选拔培养项目（2013-WSN-060：传染病分子流行病学研究）和江苏省临床医学科技专项（BL2014081：江苏省重点传染病预测预警方法的建立及应用研究）各 1 项。获得 2014 年江苏省科学技术奖二等奖、2014 年中华医学科技奖二等奖和 2014 年江苏预防医学科技奖二等奖。

张炜，男，1976 年 11 月生，博士，副教授，博士生导师。2007 年南京农业大学预防兽医专业毕业后留校，现从事兽医微生物学及免疫学教学和科研工作，主要研究领域为病原菌的蛋白质组学和基因组学。2009 年 12 月破格晋升为副教授。2010 年获全国优秀博士论文提名奖。2011 年获教育部新世纪人才支持。2012 年获南京农业大学"钟山学术新秀"称号。主持国家自然科学基金青年科学基金项目及国家自然科学基金优秀青年科学基金项目各 1 项。主持农业部行业专项子课题 1 项，主持转基因重大专项子课题 1 项，主持校级中央高校基本科研业务费专项基金 1 项。主要学术成就：建立了细菌蛋白质组学分析平台，系统地对猪链球菌等动物细菌病病原进行分析，共鉴定出 100 余种亚单位疫苗候选分子，50 余种为首次报道，差异表达蛋白质 60 余种，其中 4 种已经被证明为保护性抗原，2 种可用于鉴别诊断用的分子靶点。以第一作者或通讯作者发表 SCI 论文 10 篇，发表刊物包括 *Proteomics*、*Vaccine* 及 *Veterinary Microbiology* 等。

序

全球化步伐的加快，社会经济的发展和生活方式的改变，市场交易和人口流动日益活跃，使得人兽共患病、呼吸道传染病等常见传染病发病及新发传染病、输入性传染病发生的风险不断增加，给传染病防控带来了新的挑战。

新发传染病疫情发生初期病因往往不明，临床无有效治疗方案；公卫医师对其流行特征不了解，无法提供有效的防控措施和策略；公众得不到可以利用的信息，容易产生恐慌。这些特性决定了新发传染病容易出现暴发和流行，对人类健康造成伤害，对社会和经济发展均造成巨大损失。

猪链球菌病是由猪链球菌引起的一种人兽共患传染性疾病，属国家规定的二类动物疫病。猪感染后发病率和死亡率均较高，一直是养猪业的重大威胁。人主要由破损皮肤接触被猪链球菌感染的生猪和未加工的猪肉制品等途径而感染猪链球菌，一旦感染，病死率高。

1998 年盛夏，江苏中部地区发生了一起因接触病、死猪而引起重症链球菌感染的疫情。由于是国内首次发生的人间疫情，曾一度认为是炭疽引起的败血症、流行性出血热、钩端螺旋体病等疾病。在卫生和动物防病工作者的共同努力下，最终得以成功处置。相比之下，2005 年四川暴发疫情时，因为有了第一次成功的经验，应对就要容易得多。

1998 年之前欧美学者对该病研究较多，随后国内也有很多学者在这一领域做了很多可贵的探索。但至今没有一部系统深入论述该病的专著。值得欣慰的是，两位分别从事人间和动物传染病防控的研究者填补了这一空白，他们既熟悉流行病的现场处置，对流行病防控有丰富的实践经验，又是在相关基础研究方面非常专业的科研工作者。该书对猪链球菌病诸方面(病原学、流行病学、临床学、实验室检测和预防控制)做了详尽、深入、系统的阐述，细节上亦可谓一丝不苟，引用的中英文参考文献达 1300 多篇。既能满足防治人员所需，作为其现场防治工作的参考书和技术手册，又能帮助研究人员很快洞悉各个方向的研究进展，找准学科前沿。语言文字通俗易懂，深入浅出，图文并茂，具有很强的可读性。通读该书，我感受到年轻一代科研工作者的担当和责任感，这点颇为难能可贵。

该书不仅对我国人兽猪链球菌病防治的实践和研究有重要的参考价值，对于其他新发人兽共患病的防治和研究也可起到借鉴作用。我期待作者在今后的工作中能有更多的精彩和我们分享。

2015 年 8 月

前　言

　　我最初接触猪链球菌病是在 2006 年到江苏省疾病预防控制中心工作时，连云港发现一例疑似人感染猪链球菌病患者。由于对这个新发传染病一窍不通，急于想找一本参考书好现学现用，但未能如愿。在查阅 1998 年南通人感染猪链球菌病疫情历史资料和大量国内外相关研究报道后，我对这一传染病防治及研究有了较为深入的了解，遂萌生编写一本与该病相关专著的想法。由于该病是人兽共患病，若撰写专著，就不能不述及其在动物中的流行情况、临床表现、致病机理和预防控制等内容。巧合的是，我攻读博士学位时认识的老朋友——南京农业大学张炜博士的研究方向正与此相关，可谓"得来全不费工夫"。当我告诉他我的想法时，张博士欣然同意。

　　我们思考的首先是本书的读者群，是写一本适用于基层防治人员的工作手册，还是一本偏重于所谓科研的前沿话题。最后我们决定兼顾两者，希望既能满足基层防治人员所需，也能帮助研究人员很快洞悉各个方向的研究热点。全书共分五章，分别是病原学、流行病学、临床学、实验室检测和预防控制。病原学主要述及猪链球菌的来源及其发现的历史、生物学特性、遗传学特性及主要的毒力因子，还包括抗生素的耐药性；流行病学涵盖猪链球菌病在人间和动物间的三间分布、流行特征、传播途径和流行的影响，还加入了分子流行病学相关的内容；临床学部分讲述动物和人感染猪链球菌病的临床表现和致病机理、诊断和鉴别诊断、治疗及预后；实验室检测一章包括传统的细菌分离、培养、鉴定、血清学检测以及运用现代技术的核酸检测等；预防与控制则涉及动物和人感染猪链球菌病的预防控制措施，还包括疫苗免疫。

　　需要说明的是，撰写过程中，有些参考文献因年代久远，作者只能通过其摘要或它引的文章中窥其一斑；部分文献，虽然通读全文，理解上也难免失之偏颇。

　　本书能顺利出版，要感谢所在单位同事们的大力支持，感谢南京医科大学第一附属医院的姚爱华博士通读本书原稿并提出诸多宝贵意见，感谢研究生于岩飞、李权、杜德超和刘翰泽等查找和翻译部分文献，感谢科学出版社矫天扬编辑所做的努力，感谢江苏省临床医学科技专项（BL2014081）、江苏省"十二•五科教兴卫工程"（ZX201109 和 RC2011085）和江苏省重大新发传染病综合防控科技示范工程（BE2015714）提供的资助。

因为是我们首次尝试编写此类书籍，必然存在很多不足之处，恳请大家批评指正。如有热心读者愿意和我们讨论，则更是荣幸之至。

朱叶飞

2015 年 6 月 24 日

目　　录

第一章 病 原 学

猪源链球菌(Swine *Streptococci*)是引起猪发病及从健康猪分离的链球菌的统称，其中的猪链球菌(*Streptococcus suis*，SS)和马链球菌兽疫亚种(*Streptococcus equi* subsp. *zooepidemicus*)是主要的猪链球菌病(*Streptococcosis suis*)病原，近年来以前者的流行为主。猪链球菌为革兰氏阳性菌，属于芽孢杆菌纲，乳杆菌目，链球菌科。本章及本书涉及的内容以猪链球菌为主。

第一节 猪链球菌的命名和分类

猪链球菌的发现、研究及命名是一个较为长期的过程，总体来说经历了从以形态、染色及血清型等表型分型，到以基因特点为代表的分子分型的转换。

链球菌的分类体系中，兰氏分类(Lancefield Grouping)有重要的地位，该分类体系是由美国微生物学家 Rebecca Craighill Lancefield 建立，根据血清学特性将链球菌分为 A～H、K～V 等群，每个群结合生化和培养特性又分为若干型或亚型。在猪链球菌属建立以前，早期的研究者曾将引起猪的败血性感染的链球菌归于兰氏分类的 R、S、RS 和 T 群。

猪链球菌在猪群中引起相关疾病的暴发，最早是 20 世纪 50 年代，荷兰学者 Jansen 和 van Dorssen 于 1951 年报道由溶血性链球菌引起的 1～6 月龄猪的脑膜脑炎，以及 1954 年英国学者 Field 等报道由溶血性链球菌引起的 2～6 周龄猪的脑膜炎和关节炎。因为当时已有的兰氏分群(A～Q 群)血清都不能与分离到的病原菌产生凝集反应，他们未能将之分群。1963 年，de Moor 在患败血症的猪体内分离到类似的溶血性链球菌，该菌与已知的链球菌型具有不同的生化特性和血清学特征，于是他把从成年猪只(10～14 周龄)体内分离的链球菌称为 R 群，仔猪体内分离的链球菌称为 S 群，同时和 R 群及 S 群血清发生反应的称为 RS 群，和 A～S 群血清均不反应的称为 T 群。

1966 年，英国的 Elliott 从刚出生后不久的病猪的心血、关节和脑部分离到链球菌，发现其与 Field 等 1954 年的分离株和 de Moor 所描述的 S 群菌株具有相同的血清型，属于兰氏分类 D 群的一个亚群，并将其命名为猪链球菌 1 型。1975 年，Windsor 和 Elliott 从 10～14 周龄罹患脑膜炎的猪体内分离到了 D 群链球菌的另一个亚群，发现其与 de Moor 所描述的 R 群相同，但与猪链球菌 1 型具有不同的荚膜血清型，故将其命名为猪链球菌 2 型，同时和 1 型及 2 型血清发生反应的称为 1/2 型，避免了前期分类方法引起的混淆。1987 年，Kilpper-Bälz 和 Schleifer 考虑，除此 3 类链球菌以外，其他一些血清型的链球菌也具有与 R、S、T 群相同的表型特征，属于同一 DNA 组，故将其统称为猪链球菌。

后来研究发现，虽然 D 群与 R 群链球菌的抗原非常相似，但存在本质差别，鉴定为 D 群是由于产生交叉反应。这些发现导致链球菌分类与命名规则的又一次改变。就目前 35 个不同的荚膜抗原血清型而言，实际上，猪链球菌 2 型属于 R 群，猪链球菌 1 型属于 S 群，1/2 型属 RS 群，而猪链球菌 15 型属于 T 群，有的不能分群(Facklam，2002)。

综上所述，对于猪链球菌的血清型分型，传统的兰氏分类方法是远远不够的，取而代之的是以荚膜多糖的抗原分型为主的方法。

第二节 生物学特性

一、溶血及生长特性

猪链球菌 2 型为兼性厌氧，菌体呈圆形或椭圆形，直径小于 2.0μm，多具有荚膜，培养最适温度为 37℃。在血平板上生长呈细小菌落，无色，半透明，直径 0.5~1mm，边缘整齐，凸起，光滑；在葡萄糖脑心浸液肉汤中呈絮状生长(有些菌株能形成菌膜)；在含有绵羊血的血平板上，猪链球菌呈 α 溶血，有些菌株在含马血的琼脂平板上呈 β 溶血(Hommez et al.，1986)。

二、生化特征

大多数猪链球菌菌株在 0.005%亚甲基蓝的牛奶中引起还原反应，而在 0.1%甲基蓝的牛奶中没有改变。菌株在 10%胆汁血琼脂上生长良好，并且大多数菌株在 40%胆汁血琼脂上仍然能生长。在 pH 9.6、45℃或 6.5%氯化钠条件下不生长。60℃牛奶中 30min 失去活性。与葡萄糖、乳糖、蔗糖、麦芽糖、海藻糖、淀粉、菊糖反应均产酸，与阿拉伯糖、甘油、甘露醇、山梨酸均无反应(Erickson et al.，1984；Tarradas et al.，1994)。

三、血清型分型

血清型分型是对细菌进行分类的重要依据。猪链球菌血清型分型的主要抗原是荚膜多糖，分型的方法以凝集试验为主。随着研究的深入，越来越多的猪链球菌血清型被鉴定出来，但同时也发现一些曾经被划为猪链球菌的细菌不属于本种，另外还发现大量的不能分型的(non-typeable，NT)菌株。

自 Elliott 等分别在 1966 年和 1975 年，分离出猪链球菌 1 型、2 型、1/2 型后

（Elliott，1966）；1983 年，Perch 等从病猪中分离到了 6 个血清型（3 型～8 型）（Perch et al.，1983）；1989～1995 年，Gottschalk 和 Higgins 等系统描述了多个血清型（9 型～34 型）。至此，总共有 35 个血清型被确定下来，其中参考菌株 9 型～13 型、15 型、16 型和 22 型来源于病猪，而 17 型、18 型、19 型和 21 型菌株来源于临床健康猪，14 型菌株来源于人脑膜炎病例，20 型来源于病牛（Gottschalk et al.，1989；Higgins et al.，1995）。

四、基因分型

研究人员对不同猪链球菌菌株的 16S rDNA 和 *cpn60* 基因序列分析后，发现系统进化树上（图 1-1、1-2）6 个型别（20 型、22 型、26 型、32 型、33 型和 34 型）

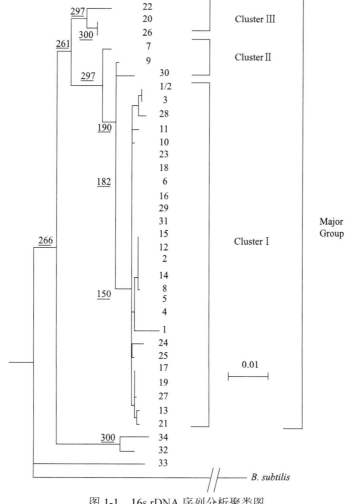

图 1-1 16s rDNA 序列分析聚类图

菌株与其他型别相距较远，但却具有相似的生化特征(Brousseau et al.，2001；Chatellier et al.，1998；Hill et al.，2005)，其中 32 型和 34 型与其他型别猪链球菌差异更大，应该属于口腔链球菌(*Streptococcus orisratti*)，是一种分离自 Sprague-Dawley 鼠牙齿的新的兰氏 A 群链球菌(Zhu et al.，2000)，建议将此两种血清型从猪链球菌中除去。另外，还有几个血清型与其他血清型遗传距离较远，如 20 型、22 型、26 型和 33 型，在其他报道中也得到证实(Rasmussen and Andresen，1998；Tien le et al.，2013)。所以现在猪链球菌究竟该分为多少个血清型仍存在争议。准确的基因分型也许要依赖全基因组序列分析。对不能分型菌株的基因组序列分析也有可能发现新的型别。

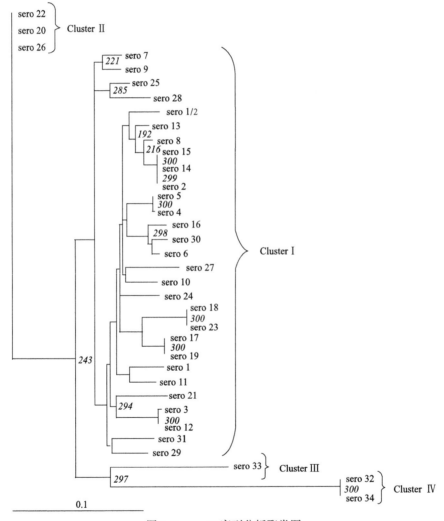

图 1-2　*cpn60* 序列分析聚类图

五、抵抗力

猪链球菌广泛存在于自然界，常污染环境，在粪便、灰尘及水中能存活较长时间。在 60℃水中可存活 10min，水温降至 50℃则可延长至 2h；4℃时，在动物尸体中可存活 6 周(Clifton-Hadley et al.，1986)；0℃时，在尘土中可存活 1 个月，在粪便中可存活 3 个多月(104d)；25℃时在灰尘和粪便中分别能存活 24h 及 8d(Clifton-Hadley and Enright，1984)。

第三节　遗传学特征

猪链球菌基因组全长序列的测定对于研究和鉴定其毒力因子、分析菌株的致病机制，以及促进新药和疫苗的研制都具有重要意义。

现在已经有 20 株猪链球菌完成全基因组测序，包括血清型 1/2 型、1 型、2 型、3 型、4 型、7 型、9 型和 14 型，以 2 型为主(10 株)。另有 76 株公布了部分序列。猪链球菌基因组大小在 2.1Mb 左右，G+C 含量约为 40%。

不同血清型的菌株，同一血清型中不同分离来源或不同毒力水平的菌株，其基因组均存在明显差异。作为猪链球菌感染的主要血清型，猪链球菌 2 型强毒菌株和弱(或无)毒菌株在基因组水平上更是差异显著，表现在基因组大小、基因组成等方面。大多数弱毒菌株基因组比强毒菌株基因组偏大，而且强、弱毒株也存在各自特有的基因。这些差异对毒力因子和致病机制的研究具有重要意义。

第四节　毒　力　因　子

猪链球菌不同血清型的毒力不一样，同一血清型的菌株引起的疾病谱也不完全相同。不同的猪链球菌 2 型菌株的毒力亦有差异，取决于其所含有的毒力因子种类。到目前为止，猪链球菌 2 型菌株的致病机制尚不完全清楚。近期，毒力因子的研究大多采用缺失-动物毒力试验为主要流程的鉴定方法，一方面，虽有报告可以用的动物模型有微型猪、不同品系的小鼠和斑马鱼等，但未被广泛认可；另一方面，毒力因子判断的方法也存在问题，因为采用缺失某基因后，缺失株毒力是否下降来判断该基因是否为毒力因子的方法存在片面性。

下文中毒力因子英文缩写中大写表示蛋白，小写表示对应的基因。

一、主要毒力因子

(一)荚膜多糖(capsular polysaccharide，CPS)

猪链球菌会分泌黏性物质，并使之包裹于自身细胞壁外，从而形成荚膜

(capsule)(图 1-3)(Jacques et al.，1990)。

A
B
C
D
200nm
200nm
200nm
200nm

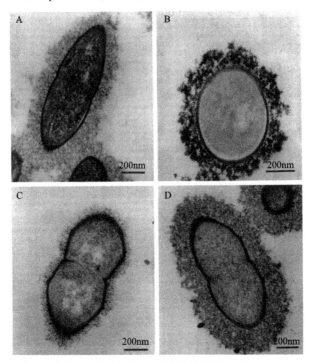

图 1-3 血平板上生长的猪链球菌透射电子显微镜照片(Jacques et al.，1990)

猪链球菌荚膜的化学组成主要是多糖。早在 1978 年，Elliott 和 Tai 就对猪链球菌 1 型和 2 型 CPS 进行了对比研究，发现纯化的猪链球菌 1 型 CPS 中含有半乳糖、葡萄糖、*N*-乙酰葡萄糖胺、*N*-乙酰半乳糖胺和唾液酸，它们的摩尔构成比例为 2.42∶1.00∶1.00∶1.13∶1.39；2 型 CPS 中含有鼠李糖、半乳糖、葡萄糖、*N*-乙酰氨基葡萄糖和唾液酸，它们的摩尔构成比例为 1.07∶3.17∶1.00∶0.94∶1.00(Elliott and Tai，1978)。

2000 年，Smith 等研究了与猪链球菌 2 型 CPS 唾液酸合成相关的基因序列，绘出了基因簇的遗传图谱和物理图谱。该基因簇共有 25 个开放阅读框(open reading frame，ORF)，依次命名为 *orf2Z*、*orf2Y*、*orf2X* 及按字母排序的 *cps2A*～*cps2V*(图 1-4)。

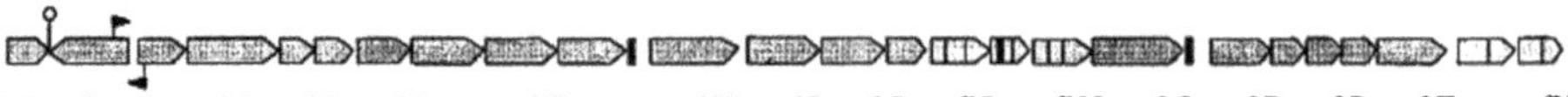

orf2Z orf2Y cps2A cps2B cps2D cps2F cps2H cps2I cps2J orf2L orf2N cps2O cps2P cps2R cps2T orf2V
orf2X cps2C cps2E cps2G cps2K orf2M cps2Q cps2S orf2U

图 1-4 猪链球菌 2 型 CPS 基因簇排列图(Smith et al.，2000)

序列分析显示：*orf2Z* 编码的蛋白质与枯草杆菌(*Bacillus subtilis*)的 YitS 蛋

白具有同源性；*orf2Y* 编码的蛋白质与 *B. subtilis* 的具调节活性的 YcxD 蛋白具有同源性；*orf2X* 编码的蛋白质与流感嗜血杆菌（*Haemophilus influenzae*）和大肠杆菌（*Escherichia coli*）的 YAAA 蛋白同源。而 *cps2A*、*cps2B*、*cps2C* 和 *cps2D* 编码的蛋白质与链球菌其他种的相应蛋白质 CpsA、CpsB、CpsC 和 CpsD 都具有高度的同源性，说明它们都具有相似的功能，其中，Cps2A 可能参与了荚膜多糖合成的调节，Cps2B 和 Cps2C 则决定了多糖链的合成长度，Cps2C 还负责合成多糖链的外运；Cps2D 的功能尚未确定；*cps2E*、*cps2F*、*cps2G*、*cps2H*、*cps2J* 和 *cps2K* 均编码与寡糖链合成相关的糖基转移酶，而 *cps2I* 编码的蛋白质则具有多糖聚合酶活性；*orf2L* 基因内部存在 3 个终止子，因此被认为可以编码 3 个长度分别是 103 个、79 个和 152 个氨基酸的多肽，但只有第一个 ORF 有 RBS 序列（起始密码子 AUG 上游的一段非翻译区）和起始密码子，提示 *orf2L* 是从一个同源原始基因进化而来，该基因编码一个由 339 个氨基酸组成的蛋白质，但其功能尚不得而知；Orf2M 与无乳链球菌（*Streptococcus agalactiae*）及 *E. coli* 的神经氨酸 A 蛋白 N 端的 134 个氨基酸同源。然而，虽然 *orf2M* 具有 RBS 序列，但无起始密码子 ATG。另外，在 *orf2M* 的序列中还存在插入和移码现象；*orf2N* 编码的蛋白质与 *S. agalactiae* 的 CpsJ 蛋白同源，但其前端缺少 CpsJ 的 88 个氨基酸，且与 CpsJ 同源的序列分布在两个 ORF 中；*orf2O* 编码蛋白质的氨基酸序列与多种属的链球菌中负责转运多糖的蛋白质有同源性，说明其也具有相似的功能；*cps2P*、*cps2S* 和 *cps2T* 编码的蛋白质分别与无乳链球菌和 *E. coli* 的 NeuB、NeuD 和 NeuA 同源；*cps2Q* 和 *cps2R* 编码的蛋白质分别与无乳链球菌和 *E. coli* NeuC 的 N 端和 C 端同源，这说明 Cps2Q 和 Cps2R 可能共同完成类似 NeuC 在大肠杆菌内的功能。*neu* 基因簇在大肠杆菌内所执行的功能是唾液酸的合成，*neuB* 编码乙酰神经氨酸合酶，而 *neuA* 则编码 CMP-乙酰神经氨酸合酶，NeuC 也参与了乙酰神经氨酸合酶的合成，但其具体作用还不甚明了，NeuD 的功能不详。因此通过以上同源性分析可以推测，*cps2* 基因座上的 *cps2P*～*cps2T* 所编码的蛋白质与猪链球菌荚膜上的唾液酸合成密切相关，而大量的研究证实唾液酸对于荚膜的致病力起重要的辅助作用。对于 *orf2U* 和 *orf2V*，由于其内部存在移码现象，在蛋白质水平上可能没有功能（Smith et al.，2000）。

CPS 通常是由单个或多个单糖通过糖苷键连接形成重复单元，然后共价连接到细菌表面（Roberts，1996）。已知革兰氏阳性菌肺炎链球菌的 CPS 经 Wzx/Wzy 依赖的通路合成（图 1-6）（Bentley et al.，2006）。首先，在糖基转移酶（Cps2E）的作用下，初始单糖作为糖磷酸连接到膜脂质载体上；随后的单糖由特定的糖基转移酶（Cps2T、Cps2F、Cps2G、Cps2I）按顺序添加，生成重复单元；然后，Wzx 翻转酶（Cps2J）将这些重复单元转运至胞质膜的外表面，并在 Wzy 聚合酶（Cps2H）作用下聚合成脂联 CPS；最后，成熟的 CPS 经膜蛋白复合物转运至肽聚糖（图 1-5）。

参与这一途径的基因组成一个基因簇(Bentley et al., 2006)。

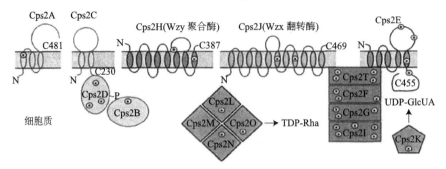

图 1-5 肺炎链球菌 Wzy 途径涉及的酶

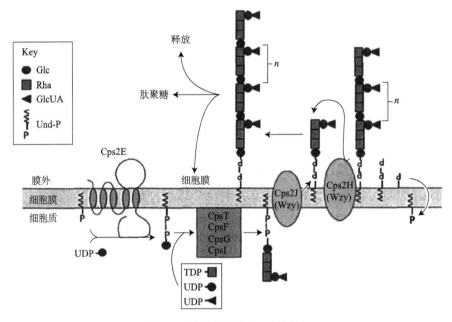

图 1-6 肺炎链球菌 Wzy 途径

由于含有假定的基因 wzx 和 wzy，猪链球菌 CPS 也被认为经 Wzx/Wzy 依赖的途径合成(Wu et al., 2011c)。

Van Calsteren 等(2010)于近期分离纯化并解析出猪链球菌 CPS 分子式为[4][Neu5Ac(alpha2-6)Gal(beta1-4)GlcNAc(beta1-3)]Gal(beta1-4)[Gal(alpha1-3)]Rha(beta1-4)Glc(beta1-]n，其分子结构如图 1-7 所示，骨架部分和无乳链球菌 (*Streptococcus agalactiae*)、B 群链球菌Ⅷ型(group B *Streptococcus* type Ⅷ)及肺炎链球菌 23F 型的 CPS 相同，其末端是一个唾液酸分子，与 Charland 等(1995)研究的结果一致。同时他们还推测出 7 种酶参与反应的关键作用位点。

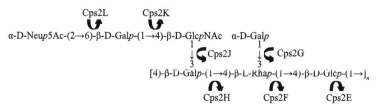

图 1-7　CPS 的分子结构模式图

Glc 代表葡萄糖；Gal 代表半乳糖；GlcNAc 代表 *N*-乙酰葡糖胺；Rha 代表鼠李糖；

Neu5Ac 代表 *N*-乙酰神经氨酸或唾液酸。弯箭头表示对应的转移酶参与的反应

荚膜对细菌有保护作用，同时也有黏附作用，有助于细菌在特殊环境中定居和生存。猪链球菌的 CPS 不仅是猪链球菌血清型分型的主要抗原，也在致病中起着一定作用，是猪链球菌 2 型公认的毒力因子之一（Feng et al., 2009）。尽管如此，目前人们对于它的了解仍然有限。

猪链球菌致病的第一步就是黏附侵入。Lalonde 等（2000）研究发现猪链球菌 CPS 缺失株比有荚膜的野生株更容易黏附猪（LLC-PK1 和 PK15）、犬（MDCK）和人（A549 和 HeLa）的细胞系，认为 CPS 可以阻碍猪链球菌与宿主之间的黏附；Benga 等（2004）也证实无荚膜菌株与人 Hep-2 细胞在相互作用中表现出更高水平的黏附和侵入。

Charland 等发现荚膜的存在能使细菌逃避小鼠巨噬细胞、猪单核细胞和中性粒细胞的杀伤，其缺失则使其更易从血液循环中被清除。CPS 的缺失可明显提高菌株的疏水性，且 *cps* 缺失突变株不引起小鼠发病，鼻腔接种无菌幼猪也表现为完全无毒，荚膜受损株的毒力显著降低（Chabot-Roy et al., 2006；Charland et al., 1998；Smith et al., 1999）。这些都说明猪链球菌 2 型的 CPS 在其感染的发病机制中居于重要地位。但另有研究表明，CPS 并不总是直接与毒力有关。例如，Lakkitjaroen 等（2011）研究结果表明荚膜缺失株更容易引起心内膜炎。

如前所述，纯化的猪链球菌 1 型、2 型、14 型和 16 型的荚膜中均含有唾液酸（Charland et al., 1995；Elliott and Tai, 1978；Vilaichone et al., 2002；Wang et al., 2011a）。唾液酸是其他脑膜炎病原菌，如脑膜炎奈瑟菌、大肠杆菌 K1 和无乳链球菌重要的致病因素（Huang et al., 2000；Wessels et al., 1989）。在猪链球菌黏附单核细胞的过程中唾液酸也发挥重要作用，"变形特洛伊木马"假说认为猪链球菌能够附着于这些吞噬细胞上，进而进入血液循环（Huang et al., 2000）。Van Calsteren 等（2010）提出的唾液酸分子模型，类似于所有哺乳动物细胞表面广泛存在的糖表位（Gottschalk et al., 2010）。这个分子模型可以导致宿主免疫系统无法识别抗原。此外，唾液酸还可抑制宿主免疫细胞 TLR2-AKT-NF-ICB 信号通路的激活，借此参与细菌逃避宿主的免疫防御作用（朱静等，2013）。

Smith 等（1999，2000）发现猪链球菌 2 型的 *cps2B* 和 *cps2EF* 基因的失活会导

致荚膜生成受损。丁丹丹(2014)利用 *cps2E* 缺失株研究发现，其黏附能力无明显差异，但侵入能力显著增强，抗吞噬能力则极显著降低，更易被机体清除，且对 BALB/c 小鼠的毒力下降。

猪链球菌 2 型强毒株 05ZYH33 唾液酸合成酶 *neuB* 基因敲除突变株与野毒株在菌落形态、溶血活性及染色特性等方面均无明显差异；电镜观察发现突变体表面结构组分与强毒株有显著差异。荚膜明显变薄，质地更加紧密；小鼠致病性试验结果显示突变体毒力显著减弱。研究结果均提示菌体荚膜中的唾液酸对于猪链球菌 2 型侵袭和致病具有重要作用(董瑞萍等，2009)。

(二)溶菌酶释放蛋白和细胞外因子

1989 年，Vecht 等发现一些猪链球菌 2 型菌株在溶菌酶作用后其细胞壁会释放出一个高分子量蛋白质，故而称为溶菌酶释放蛋白(muramidase-release protein, MRP)。表达该蛋白质的菌株可以引起猪纤维性及化脓性脑膜炎、多发性浆膜炎和多发性关节炎等症状，而另外一株不表达该蛋白质的菌株只能引起猪肺炎，因此认为它是猪链球菌 2 型重要的毒力因子(Vecht et al.，1989)。1991 年，他们用十二烷基磺酸钠(SDS-PAGE)和免疫印迹比较分离自病猪、健康猪和患者的猪链球菌 2 型菌株的胞浆蛋白、分泌蛋白和膜蛋白组分时，发现分离自病猪的菌株比健康猪多出两个蛋白质条带，证实其中一个分子量为 136kDa 的是 MRP，另一个分子量为 110kDa 的蛋白质因为只存在于培养物上清中，故而称其为细胞外因子(extracellular factor，EF)。表达 EF 的菌株往往能够导致猪发生典型的脑膜炎、多发性浆膜炎和多发性关节炎，而 EF 缺失(EF–)菌株感染的猪临床症状则比较轻。不表达 MRP 和 EF(MRP–EF–)的猪链球菌往往不能够引起猪患病。无毒力菌株也不表达这两种蛋白质。因此，MRP 和 EF 被认为是猪链球菌是否具有毒力的标志(Vecht et al.，1996)。根据对从荷兰分离到的 180 株猪链球菌 2 型菌株的 MRP 与 EF 分析发现，从病猪体内分离的菌株有 80%为 MRP+EF+表现型，从健康猪扁桃体中分离的菌株该表现型仅占 2%，86%表现为 MRP–EF–(Vecht et al.，1992)。

1992 年，Smith 等对 MRP 的基因序列测定后发现 MRP 是一个膜结合性蛋白，具有 LP-X-TGE 基序。深入研究后发现猪链球菌的 MRP 和 EF 会产生一些变异体。无毒菌株不表达 EF，弱毒株表达 EF 样(EF-like)毒力基因(表示为 EF*)，EF*和 EF 免疫原性相关，但分子量比 EF 大很多，原因是 EF 样蛋白 C 端含有数个由 76 个氨基酸组成的重复片段，其数量和排列随菌株不同而变化(Smith et al.，1993)。不同的 EF*蛋白，其重复区的数量和排列情况均不同。一些重复区的氨基酸序列高度保守，而另一些具有变异性，EF*蛋白的重复区可能通过结合到特定的配体上而使菌株毒力降低(Smith et al.，1993)。

国内欧瑜等从猪链球菌 2 型江苏分离株 HA9801 中提纯了 MRP 和 EF，并制备了对应的抗体，与 17 株猪源链球菌国内分离株、1 株德国分离株及 1 株猪链球菌 2 型人分离株提取的胞壁和胞外蛋白免疫印迹分析，证实 MRP 及 EF 的分布存在 4 种表型(MRP+EF+、MRP+EF*、MRP+EF-和 MRP-EF-)(欧喻和陆承平，2002)。

至于 MRP 如何发挥毒力作用，目前仍未阐明。曾巧英等发现 MRP 在黏附过程中起关键作用，具有黏附素的功能，但并不是唯一的黏附素。表明猪链球菌 2 型菌株在 MRP 之外存在着协同作用的未知蛋白参与黏附。他们还发现 MRP 的毒力作用可能与其具有诱导上皮细胞融合和凋亡功能有关(曾巧英和陆承平，2003)。

然而，也有很多研究对 MRP 和 EF 作为毒力因子的作用提出了不同的观点。Smith 等(1996)用缺失这两种蛋白质的同源变异猪链球菌 1 型和 2 型菌株感染无菌新生小猪，发现变异株同野生株具有一样的毒力。Gottschalk 等(1998)研究 101 株猪链球菌 2 型加拿大分离株发现，病猪体内分离的菌株 72%是 MRP-EF-，仅有一株为 MRP+EF+，说明还有其他毒力因子的存在。

但在我国，引起 1998 年江苏疫情和 2005 年四川疫情的代表菌株，都含有 MRP 和 EF。张炜等在蛋白质组水平比较不同毒力的菌株，证实 MRP 和 EF 分布于我国 1998 年及 2005 年两次疫情中分离的猪链球菌 2 型代表株的分泌蛋白中，而与此相对应的猪链球菌无毒菌株中则无这两种蛋白质(Zhang and Lu，2007b)。

综上所述，猪链球菌的致病机制应该是多因子协同作用的结果，MRP 和 EF 与该菌毒力存在重要联系。

(三)溶血素

溶血素(suilysin，SLY)是分子量为 54～65kDa 的分泌蛋白(Gottschalk et al.，1995)，具有同源保守的序列(ECTGLAWEWWR)，该序列与其活性有重要关系。SLY 与多种革兰氏阳性和革兰氏阴性细菌的毒力和致病性有关。

Feder 等(1994)在研究 23 个型别(1 型～22 型和 1/2 型)的猪链球菌时发现，只有 10 个型别表现出了溶血活性(1/2 型、1 型、2 型、4 型、5 型、14 型、15 型、17 型、19 型和 20 型)，又以 1/2 型、1 型和 2 型溶血活性最强。

荷兰学者 Jacobs 等纯化出 SLY 并对其性质进行分析，发现它属于巯基激活毒素家族，氧化后失活，还原后活性恢复，少量胆固醇即可抑制其活性。大多数不同血清型菌株分泌的 SLY 的生化和免疫活性没有区别，意味着其可能有交叉保护作用(Jacobs et al.，1994，1995)。国内的研究发现，巯基、氨基、羧基和酪氨酸残基等与其溶血活性无关，而色氨酸、组氨酸和精氨酸的化学修饰引起溶血活性的大幅度下降，二硫键的化学修饰引起溶血活性的大幅度增强(方绍庆和陆承平，2003)。

sly 是唯一负责溶血表型的基因，以单拷贝的形式存在(Gottschalk et al.，1995)，序列高度保守，提示 *sly* 可能由外源获得，然后在猪链球菌中通过同源重组扩散开来(Takamatsu et al.，2002)。欧洲和亚洲分离的猪链球菌 2 型菌株中95%表达 *sly*，而北美的猪链球菌 2 型菌株中仅有 7%表达(Segers et al.，1998)。*sly* 的存在及 MRP 和 EF 的表达与猪链球菌 2 型分离株的高致病性相关(Jacobs et al.，1994)。Staats 等(1999)对猪链球菌 2 型的 *sly* 全长序列研究后发现，能扩出全长基因序列的 5 个菌株均是强毒株，而弱毒株 *sly* 的 5′端存在变异或缺失，而使得其转录或翻译的水平显著下降，因此毒力减弱。由此他们认为 SLY 是组成猪链球菌毒力的一个重要因素。并且还发现强毒株同时表达 MRP 和 EF。

细菌入血后，随血流至血脑屏障，吸附于其微血管内皮细胞，SLY 可以通过破坏微血管内皮细胞和上皮细胞，导致后者损伤(Charland et al.，2000)。Gottschalk 等在 1995 年发现 SLY 产生于指数增长末期，是分子量为 65kDa 的分泌蛋白，属于抗原性相关胆固醇结合溶细胞毒素(antigenically related cholesterol-binding cytolytic toxin)，SLY 可以改变膜的流动性使质膜凝固。在红细胞表面形成直径约 7nm 的跨膜通道，从而使其渗透性溶解，并通过"多对一"机制发挥作用，即溶解一个红细胞需多个 SLY 分子共同作用。此外，他们还发现产 SLY 毒株免疫猪并不能产生相应的中和抗体，是否是因为猪链球菌在猪体内分泌的 SLY 水平较低还是其活性受到血液中的胆固醇抑制不得而知(Gottschalk et al.，1995)。

猪链球菌的 SLY 活性和其毒力密切相关(Staats et al.，1998)，SLY 阳性菌株培养液上清能引起 Hep-2 细胞的裂解。与野生菌株相比，不产生 SLY 的基因突变株溶血性丧失、无细胞毒性，对小鼠无毒力而对猪的致病力仅有轻微的减弱(Allen et al.，2001；Norton et al.，1999)。故而认为 SLY 是猪链球菌主要的毒力因子。

用纯化的 SLY 制成疫苗免疫小鼠可以保护其抵御猪链球菌的攻击(Jacobs et al.，1996)。但是，对 *sly* 缺失株的研究，发现 SLY 对于猪链球菌 2 型引起的呼吸道感染不是一个关键性因素，但可能在先天免疫中促进细胞因子的分泌(Lun et al.，2003)。也有些学者的研究发现表面缺少 *sly* 的猪链球菌变异株同样能使动物致病(Allen et al.，2001)，这也从另一个角度说明 SLY 并非猪链球菌致病所必需的毒力因子。

(四)89kb 毒力岛

通过比较猪链球菌中国分离株和欧洲株的全基因组后发现，中国两次流行的分离株均含有 89kb 的基因片段，而欧洲分离株(P1/7)中没有，称为 89kb 毒力岛(pathogenicity island，PAI)。可能是基因水平转移过程中，89kb 毒力岛携带大量基因片段插入，使无毒或弱毒菌株毒力增强(Chen et al.，2007；Li et al.，2011b)。

进一步研究发现在 89kb 毒力岛中有一个功能性的Ⅳ型分泌系统,敲除其中两个重要成分(VirD4-89K 和 VirB4-89K)，可以使高致病性菌株的毒力消除并且降低宿主产生免疫应答的能力(Zhao et al.，2011)。

通过生物信息学分析发现，在 89kb 毒力岛中存在一个二元信号转导系统(two-component signal transduction system，TCSTS)Salk/SalR。基因敲除研究表明，Salk/SalR 在猪链球菌 2 型的致病过程中起到了关键的作用，与毒力密切相关(Li et al.，2008)。

（五）菌毛

革兰氏阳性菌的菌毛(fimbriae)由主要结构蛋白和次要结构蛋白通过转肽酶(sortase)的催化作用共价聚合而成，其中次要结构蛋白可能与宿主细胞的亲嗜性有关，在细菌黏附、定植、侵袭和诱导宿主免疫应答等方面发挥作用。猪链球菌菌毛存在于菌体表面，直径约 2nm，长达 250nm(图 1-8)(Jacques et al.，1990)。菌毛同黏附因子、荚膜等细菌表面组分被认为是细菌常见的毒力因子。对猪链球菌菌毛是否为毒力因子及菌毛和血凝特性之间是否存在关联目前尚无定论(Gottschalk et al.，1990)。

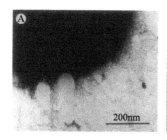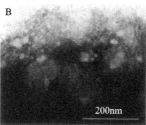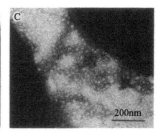

图 1-8　Todd-Hewitt 培养液中猪链球菌透射电子显微镜照片(Jacques et al.，1990)

A 和 B 图中可以看到细菌表面生长的菌毛；C 图中显示相邻的细菌间的菌毛

猪链球菌中也存在无乳链球菌 srtBCD 菌毛岛类似的基因簇，所不同的是，其中的 *spb* 基因断裂为 *spb2'* 和 *spb2"*。但最近的研究表明猪链球菌中截短的菌毛基因，在猪链球菌的致病中依然起着一定的作用。Shao 等(2014)研究发现 *spb2'* 的表达产物位于细菌的表面，*spb2'* 基因缺失株的毒力发生了下降。

除 srtBCD 基因簇外，猪链球菌中还存在可能的菌毛相关基因簇 srtE、srtF 和 srtG 基因簇。这些菌毛相关基因的分布差异或许决定着不同菌株毒力的差异。Takamatsu 和 Tang 等的研究表明，最有可能在影响猪链球菌毒力方面发挥主要作用的菌毛相关基因是 srtBCD 基因簇。srtBCD 基因簇多存在于强毒菌株中，而 srtG 基因簇多存在于弱毒菌株中，srtF 基因簇的分布则比较广泛。菌毛基因簇已被用作鉴定猪链球菌毒力水平的标志物(Takamatsu et al.，2009；Tang et al.，2011)。

但是，猪链球菌菌毛相关基因簇是如何介导菌毛结构形成的，目前还不清楚，因此菌毛相关基因簇对猪链球菌致病性的影响也无法定论。

(六)纤连蛋白和纤连蛋白原结合蛋白

细胞外基质(extracellular matrix，ECM)是宿主细胞之间的联结成分，纤连蛋白(fibronectin，FN)就是其中的一种。de Greeff 等(2002b)克隆并表达了猪链球菌 *fbps*，发现纤连蛋白和纤连蛋白原结合蛋白(fibronectin and fibrinogen binding protein，FBPS)可与人的 FN 和纤连蛋白原(fibrinogen，FGN)结合，协助链球菌在扁桃体等特定器官中定植。FBPS 在不同毒力的猪链球菌中广泛存在。*fbps* 缺失株的毒力比野生株有所下降。孙理云等(2006)运用免疫印迹分析不同长度重组 FBPS 片段，证实 FBPS 主要的纤维蛋白结合区位于 87～165 氨基酸区域，FBPS 是一种无锚的黏附素。

(七)毒力相关基因 *orf2*

毒力相关基因 *orf2* 是 Smith 等采用体内互补法筛选猪链球菌 2 型毒力基因时发现的一段与毒力相关的基因(Smith et al.，2001)。李干武等(2003)在对江苏猪链球菌 2 型菌株中该基因的检测研究时发现，阳性率为 87.5%。但目前该基因的功能尚不清楚。

(八)38kDa 蛋白

Okwumabua 等利用抗猪链球菌 2 型全菌蛋白的多克隆抗体构建基因文库。通过鉴别与抗体相互作用的克隆株，得到一个分子量大小约为 38kDa 的蛋白质。免疫印迹证实，其位于细菌表面和细胞壁提取物中，能被猪链球菌高免血清所识别。用该蛋白免疫猪后，能够抵抗同种血清型菌株的攻击，提示其可能作为免疫诊断靶点及亚单位疫苗的候选分子(Okwumabua and Chinnapapakkagari，2005)。

(九)分泌型核酸酶 A

2004 年，Fontaine 等研究猪链球菌 SX332 株，发现它能够产生一种分泌型胞外核酸酶(secreted nuclease A，SsnA)。猪链球菌 1 型～9 型菌株均能产生这种酶。SsnA 能和感染猪链球菌的恢复期血清充分结合。在病猪体内部位(如关节处、脑)的猪链球菌表达 SsnA 要明显优于分布在体表(如鼻黏膜、扁桃体)的细菌(Fontaine et al.，2004)。胞外核酸酶被认为是链球菌和葡萄球菌的一种毒力因子，对 DNA 能够起到直接的核酸酶作用，通常也把机体内产生的抗核酸酶认为是感染 A 群和 B 群链球菌(如无乳链球菌 *S. agalactiae*)的标志。但 SsnA 是否为猪链球菌的一种新毒力因子还需要进一步研究。

(十)孤儿反应调节因子 RevS 和 RevSC21

de Greeff 等在猪链球菌 2 型中发现了一个孤儿反应调节因子(orphan reponse regulator)RcvS。RcvS 附近没有组氨酸激酶,因此 RevS 被认为是一种单独起作用的调节因子。动物竞争性试验表明,该因子参与猪链球菌在宿主体内靶器官的定植(de Greeff et al.,2002a)。RevS 基因敲除的菌株在机体的定植能力丧失,注射小鼠和猪后发现,突变株对小鼠的致病性减弱,但对猪的致病性不变。因此 RevS 基因的功能尚需进一步研究(鞠爱萍等,2008)。

RevSC21 是一种转录调控因子,影响 *mrp*、*ef*、*sly*、*fbps*、*sod*、*rpob*、*gyrahyl*、*cps* 和 *gapdh* 等相关基因的表达。*revSC21* 基因缺失株对 Hep-2 细胞的黏附能力下降,毒力降低,且丧失溶血活性,表明其在猪链球菌的感染中起重要作用(Wu et al.,2009)。

(十一)促发因子

促发因子(trigger factor)可以影响猪链球菌 2 型的压力耐受能力(stress tolerance)和一些毒力基因表达。*tig* 缺失突变株对 Hep-2 细胞系的黏附和溶血活性显著降低。研究显示促发因子影响 *epf*、*cps*、*adh*、*rpob*、*fbps*、*hyl*、*sly*、*mrp* 和 *hrcA* 等基因的表达。表明促发因子在猪链球菌 2 型致病力和压力耐受能力上起了重要的作用。基因突变株感染 CD1 小鼠时,其毒力完全丧失(Wu et al.,2011a)。

(十二)LuxS

有报道称 LuxS 在调节大范围菌群行为和跨物种群体感应中起重要作用。LuxS 可以催化猪链球菌 2 型产生涉及群体感应信号自动诱导物 2(autoinducer 2,AI-2)。而 AI-2 的合成能够增强猪链球菌 2 型的毒力(Han and Lu,2009)。

与野生株相比,猪链球菌 *luxS* 突变株生物膜的形成和溶血活性显著降低。突变株对 Hep-2 细胞系的黏附力也大幅下降。已知毒力因子 *gdh*、*cps*、*mrp*、*gapdh*、*sly*、*fbps* 和 *ef* 在突变株中表达下量降,从而导致细菌的致病力下降(Wang et al.,2011c)。

(十三)透明质酸裂解酶

研究发现,透明质酸裂解酶(hyaluronate lyase)可协助细菌及其产物向机体组织渗透,并为细菌生长提供碳源,在链球菌感染的器官中能够检测到透明质酸(hyaluronic acid,HA),因此认为其与细菌的致病机制密切相关。肺炎链球菌的毒力与透明质酸裂解酶有关。在无乳链球菌中,透明质酸裂解酶被认为是重要的毒力因子,能够摧毁机体的免疫功能。在化脓性链球菌感染中,透明质酸裂解酶主要裂解 HA，加剧结缔组织分解、坏死，协助毒素蔓延和吸收，最终导致细菌扩散感染。不同的是，致病性分离株绝大多数都没有透明质酸裂解酶活性，这表明这个蛋白质也许不是猪链球菌关键的毒力因子（King et al.，2004）。

（十四）浑浊因子

Baums 等（2006）在猪链球菌 2 型中发现一种与 MSCRAMM 家族蛋白相似的分子量为 104kDa 的因子，与毒力有一定的相关性，被命名为浑浊因子（opacity factor）。用 ofs 等位基因缺失株感染仔猪，其毒力减弱，但是对定植能力没有影响，证明 OFS 可能是猪链球菌的一种毒力因子。

（十五）转肽酶

转肽酶 A（sortase A，SrtA）最初在金黄色葡萄球菌中被视为一种转肽酶，对致病菌的毒力起重要作用。仔猪感染实验显示 srtA 的缺失使得猪链球菌 05ZYH33 菌株毒力降低，并且对特定组织器官的定植能力也有所减弱。此外，缺失株对 Hep-2 细胞及人类脐静脉内皮细胞的黏附能力显著降低。可以推测 SrtA 参与猪链球菌的毒力作用（Wang et al.，2009）。

与野生型株相比，srtA 突变株对猪脑微血管内皮细胞的凝集及侵袭力的能力降低，此外，突变株对血浆纤连蛋白、细胞纤维结合蛋白及 1 型胶原的黏附能力也降低，但是缺失 srtA 在感染的老鼠腹腔内对猪链球菌毒力没有影响。表明有其他因素对猪链球菌毒力及与宿主组织相互作用也很重要（Vanier et al.，2008）。

（十六）ciaR

ciaR 是猪链球菌 2 型的 TCSTS 1094HK/1094RR 中的反应调节子。现已证实，ciaR 在肺炎链球菌中对维持细菌的完整性、毒性、感受性等生物活性起重要作用。冯晓丹等（2009）构建了猪链球菌 ciaR 基因缺失株。与野生株相比，突变株对 BALB/c 小鼠毒力无差别。

与野生型菌株相比，CiaRH 的缺失使突变株对内皮细胞 Hep-2 和 PIEC 的黏附能力显著降低，不仅增强了巨噬细胞对猪链球菌的杀菌作用，而且增强了体内血液对细菌的清除。更为重要的是，突变株在 CD1 老鼠和猪体内的毒性都有所减弱，死亡率及发病率降低，在某些特定的器官中细菌生长受阻，这些结果表明 CiaRH 对猪链球菌 2 型毒力是必需的（Li et al.，2011a）。

（十七）二肽酰肽酶Ⅳ

二肽酰肽酶Ⅳ（di-peptidyl peptidase Ⅳ，DPP Ⅳ）存在于猪链球菌 2 型的培养上清中，能与人的纤连蛋白相互作用。动物感染试验表明 DPP Ⅳ突变后极大地削弱了猪链球菌 2 型的毒力，表明其与猪链球菌 2 型毒力相关(Ge et al., 2009)。

(十八) VirA

VirA 是 Wilson 等(2007)在研究猪链球菌 2 型的致病基因时发现的。比较分析野毒株和无毒株的 virA 序列发现，功能性 virA 仅存在于有毒株中，而无毒株中其结构发生突变，在猪链球菌 2 型致病力和进化中起到重要的作用(Li et al., 2010)。

(十九) IgA1 蛋白酶

IgA1 蛋白酶(IgA1 protease)被认为是革兰氏阴性致病菌和某些革兰氏阳性致病菌的毒力因子。重组猪链球菌 IgA1 蛋白酶显示出良好的裂解 IgA1 的活性，且对感染猪链球菌的恢复期血清有很高的免疫反应性。该基因被发现存在于大多数致病菌株中，而在非侵袭性菌株中极少出现(Zhang et al., 2010a)。与野毒株相比，猪链球菌 Iga1 缺失株能够削弱细菌侵入宿主黏膜屏障的能力，对猪的致死率显著降低，表明 IgA1 蛋白酶与猪链球菌致病相关(Zhang et al., 2011a)。

(二十) 类枯草菌素蛋白酶 A

重组类枯草菌素蛋白酶 A(subtilisin-like protease A，SspA)的活性能被特定的丝氨酸蛋白酶抑制剂抑制。它不仅能降解明胶，还能水解纤维蛋白原 α 链，从而阻止凝血酶形成纤维蛋白。SspA 还显示出对脑微血管内皮细胞的毒性。与其他致病性链球菌产生的 SspA 相似，猪链球菌 SspA 可能是其潜在的致病因子(Bonifait et al., 2010)。

(二十一) TroA

为了在宿主体内生存，猪链球菌需要包括微量金属在内的大量营养物质。高亲和力的金属结合脂蛋白 TroA 缺失突变株在 THB 中的生长速率和野生型相似，而在无阳离子的 THB 和牛血清中的生长速率与野生株相比极大地下降了。在培养基中补充额外的锰，但不加镁、锌、铜、镍、铁，其生长速率与野生株相同，表明 TroA 需要环境中存在少量的锰离子。另外，突变株表现出对 H_2O_2 易感性的增强，表明 TroA 可抵消氧化应激。在鼠感染模型中，突变株表现出非毒力表型。表明 TroA 参与鼠体内锰的获取，且为毒力所必需(Schreur et al., 2011)。

(二十二) SsPep

在猪感染模型中，胞外蛋白 SsPep(基因为 05SSU0153)的基因缺失株毒力显著减弱，表明 SsPep 在猪链球菌致病过程中起重要的作用(Tan et al.，2011)。

(二十三)Rgg-like regulator

在许多革兰氏阳性细菌控制病原的毒力作用中，常能发现转录因子家族。其中，猪链球菌 2 型中 *rgg* 的缺失，使其对体外 HEp-2 细胞的黏附和溶血活性下降。在猪感染模型中，*rgg* 的失活减弱了猪链球菌 2 型的毒力。利用 DNA 微阵列和定量 RT-PCR，发现 Rgg 影响 15.87%染色体基因的转录，涉及碳水化合物代谢、DNA 重组、蛋白质合成和细菌防御机制等相关基因。*rgg* 的缺失减少了细菌对碳水化合物如乳糖和麦芽糖的利用。表明猪链球菌 2 型的 Rgg 是一个整体转录调控因子，在病原和宿主相互作用中起作用(Zheng et al.，2011)。

(二十四)IgG 结合蛋白

Serhir 在 1993 年和 1995 年的研究中发现了一种仅存在于猪链球菌 2 型中分子量为 52kDa 的 IgG 结合蛋白，它可能通过阻止调理和抗吞噬作用，从而逃避宿主的免疫屏障(Serhir et al.，1993)。

(二十五)分解产物控制蛋白 A

分解产物控制蛋白 A(catabolite control protein A，CcpA)可以影响与猪链球菌荚膜和细胞壁合成相关的基因表达，猪链球菌 *ccpA* 缺失株荚膜的厚度明显变薄，与猪血浆蛋白结合能力增强并能减弱猪中性粒细胞杀伤力(Willenborg et al.，2011)。

(二十六)Trag

PCR 研究显示，所有猪链球菌 2 型有毒株中均存在 *trag* 基因，但是在无毒株中此基因缺失。动物模型研究发现，与野生株相比，猪链球菌 2 型 *trag* 缺失株毒力减弱(Zhang et al.，2010b)。

(二十七)多效调节因子 AdcR 和 Fur

在链球菌中，多效调节因子 AdcR 和 Fur 分别控制锌和铁的转运，是许多蛋白质的必需成分。应用鼠模型发现，与猪链球菌野生株相比，携带失活的 *adcR*、*fur* 或两个基因的缺失株，毒力明显减弱，且所有缺失株都对氧化应激敏感。表明 *adcR* 和 *fur* 在猪链球菌氧化应激反应及菌体毒力中发挥重要的作用(Aranda et al.，2010)。

(二十八)谷氨酰胺合成酶(glutamine synthetase，GlnA)

谷氨酰胺在氮的新陈代谢过程中起着重要作用，可以催化谷氨酰胺的合成，从而为机体内含氮分子的合成提供氮源。

Si 等构建了 glnA 缺失株和毒力回复互补株，发现基因缺失株对 HEp-2 细胞的黏附能力明显下降，而毒力回复互补株对 HEp-2 细胞的黏附能力与野毒株无区别。腹腔注射猪链球菌 2 型野毒株的小鼠 24h 内全部死亡，并表现出典型的临床症状和脑膜炎等病理症状，而注射 glnA 缺失株的小鼠没有出现死亡，仅有 30% 的小鼠表现出临床症状，脑和肺脏没有病理改变。glnA 基因互补株或者基因敲除突变株与细胞外谷氨酰胺共孵育会恢复其凝集上皮细胞 HEp-2 的功能。此外，组织培养表明，GlnA 在猪链球菌 2 型对特定组织的定植中起重要作用。这些结果表明 GlnA 可能是猪链球菌 2 型的毒力因子之一（Si et al.，2009）。

（二十九）次黄嘌呤核苷酸脱氢酶

在 orf2 和 mrp 中间存在两个重要的 ORF。通过蛋白质印迹的方法发现其中一个 ORF（2738～3694bp）编码由 319 个氨基酸残基组成的多肽。重组蛋白可以被感染猪链球菌的恢复期血清所识别。生物信息学分析表明，该蛋白质可能具有次黄嘌呤核苷酸脱氢酶（IMP dehydrogenase，IMPDH）活性（段志涛等，2006）。基因缺失株对小鼠的致病力降低，对新西兰家兔和断奶仔猪无致死作用，家兔仅表现出体温升高，断奶仔猪体温升高并伴有轻微关节炎症状，预后良好（张雪寒等，2009）。

（三十）3-磷酸甘油醛脱氢酶

3-磷酸甘油醛脱氢酶（glyceraldehyde-3-phosphatedehydrogenase，GAPDH）是一种糖酵解途径中的酶，常存在于细胞质中，能与不同宿主蛋白结合，使动物机体受到损伤，而发挥毒力因子的作用。研究表明，GAPDH 可能参与细菌黏附的过程（Brassard et al.，2004；Wang and Lu，2007）。

（三十一）烯醇酶

实时定量 PCR 证明烯醇酶（enalose）为体内诱导抗原，能黏附 Hep-2 细胞。这些结果表明烯醇酶在致病过程中发挥重要的作用，而且它是一种保护性抗原，可以作为一种抗猪链球菌 2 型感染的疫苗候选物（Zhang et al.，2009）。

（三十二）谷氨酸脱氢酶

谷氨酸脱氢酶（glutamate dehydrogenase，GDH）分子量为 48.80kDa，在不同菌株之间高度保守，并可以被猪链球菌的高免血清识别，可作为一种诊断抗原（Kutz and Okwumabua，2008；Okwumabua et al.，2003；Okwumabua et al.，2001；Yang et al.，2010）。

（三十三）精氨酸脱亚胺酶系统

猪链球菌精氨酸脱亚胺酶系统（arginine deiminase system，ADS）含有两个蛋白质,位于猪链球菌表面,呈温度敏感性表达。由于 ADS 在宿主体内可使微生物逃避免疫系统的作用,因此在猪链球菌的研究中受到重视。张金秋等对 29 株猪链球菌 2 型强毒株进行检测,发现均能检出 ADS,且 ADS 能与猪链球菌 2 型抗体发生特异性反应(张金秋和陆承平,2007)。

二、其他

(一)质粒

2000 年,Takamatsu 等发现猪链球菌 2 型带有一个质粒,被命名为 pSSU1。该质粒大小为 4975bp,含有 6 个主要的 ORF,通过滚动循环机制进行自身的复制。但目前还没有证据表明该质粒与细菌毒力之间具有联系。

(二)前噬菌体

在猪链球菌中发现一个被诱导的噬菌体 Ss1。Ss1 有一个长的非收缩性的尾巴和一个小的等大的核壳体,是长尾噬菌体科的一员。Ss1 噬菌体 DNA 多出现在对模型动物小鼠和猪都有毒力的加拿大猪链球菌株中(Harel et al.,2003)。

三、基因组学和蛋白质组学研究

可以肯定的是,猪链球菌的致病是一个多因子作用的过程,特定的因子只在特定的阶段发挥作用,绝非单一因素致病。随着基因测序技术和蛋白质组学技术的突破,大量微生物的基因组序列可以在短时间内得以准确鉴定。以串联质谱(mass spectrometry-mass spectrometry,MS-MS)为核心的蛋白质组测序技术可以高通量地对基因的转录和翻译产物进行精确测定,在短时间内鉴定生物体内大量的蛋白质,为进一步探究基因的结构与功能奠定基础。故而有很多学者从基因组和蛋白质组水平分析入手,试图分析猪链球菌毒力因子谱或寻找新的毒力因子。

(一)蛋白质组学方法

Jing 等(2008)利用双向凝胶电泳(two-dimensional electrophoresis,2-DE)与质谱相结合的方法发现猪链球菌 2 型的毒力相关蛋白,包括精氨酸脱亚胺酶、鸟氨酸糖基转移酶、氨基甲酸盐激酶、溶菌酶相关蛋白前体、胞外因子和溶血素。张炜等利用免疫蛋白质组和比较蛋白质组的方法,采用 SPF 香猪感染猪链球菌的恢复期血清与中国猪链球菌 2 型毒力株 ZY05719 的胞外总蛋白作用,除发现在强毒株中都存在无毒株中没有的 MRP 和 EF 等免疫原性蛋白外,鉴定了 9 个抗原蛋白(Zhang and Lu,2007b)。在对细胞壁提取蛋白质分析后,鉴定出 3 个体外诱导的抗原——SecA、自溶素和 ZnuA,通过实时定量 PCR 分析发现,相对体外表达而言，它们在体内表达上调。纯化的重组 ZnuA 能被恢复期血清而非高免血清识别，说明 *znuA* 是在体内诱导表达(Zhang and Lu，2007a)。Wang 等(2011b)通过比较两个毒力株与一个无毒株的 2-DE 蛋白质表达谱，共鉴定出 40个特异的蛋白质，包括 26 种抗原。除了已知的毒力因子 MRP 外，还鉴定出两个新的蛋白质——CcpA 和亮氨酰氨肽酶，以及 9 种可能的毒力因子。

(二)基因组学

Fittipaldi 等(2007)通过使用转录序列选择性捕获(selective capture of transcribed sequence，SCOTS)方法，发现在猪链球菌与猪脑微脉管内皮细胞相互作用中有 28种基因被优先表达。其中有一些被认为可能是新的猪链球菌候选的毒力因子。这一研究结果表明 SCOTS 可能帮助人们更好地理解猪链球菌感染的致病机制。

魏武等对来自欧洲的高致病菌株 P1/7 的基因组序列进行了功能注释，同时将其与北美洲菌株 89-1591 的部分基因组序列进行了系统的比较基因组学分析。发现两个基因组平均编码区(CDS)的长度非常接近，大部分的 CDS 具有一定的相似性。在所有 ORF 中，同源 ORF 数为 1306 个。两个菌株的大多数毒力相关因子具有同源性，都含有编码 MRP、FBPS、GDH、GAPDH 及与其他细菌如戈登链球菌、肺炎链球菌和化脓性链球菌等具同源性的二肽酰肽酶(DPP)。但两者毒力因子也存在明显差异，P1/7 中编码 EF 和 SLY 的基因在 89-1591 菌株中未发现。预测到的 P1/7 的表面蛋白中有 11 个具有革兰氏阳性锚定蛋白的功能域，其中有两个蛋白质(SSU1474 和 SSU1886)未能在 89-1591 中找到相应的同源基因。同时，P1/7 的 7 个具有 YSIRK 功能域的表面蛋白质中有 3 个(SSU1715、SSU1773 和 SSU1849)未能在 89-1591 中发现。对于具有转肽酶功能域的蛋白质，在 89-1591中只找到 4 个可能与 P1/7 相关蛋白质匹配的基因，而缺失 SSU1882 和 SSU1883的同源基因。这些特性表明遗传背景不同的两个菌株，为了适应不同的环境压力，演化出各自特有的功能单位，在致病机制上存在着一定的差异(魏武等，2006)。

Zhang 等(2011b)对 13 株(2 型 7 株和 1 型、1/2 型、3 型、7 型、9 型、14 型各1 株)的基因组进行了分析。发现血清型 1 型、3 型、7 型和 9 型的菌株是直接由血清型 2 型演变而来的；血清型 2 型的菌株与血清型 1/2 型和 14 型菌株都高度相关；除了血清型 1 型，所有菌株都有一个被协同转移因子调控的 89K PAI 的重组位点并有可能获得该序列的能力。证实猪链球菌的不同菌株中存在显著的基因多样性。

为了在全基因组水平对猪链球菌 2 型的致病机制和进化有一个更好的理解，Wu 等(2011b)使用 NimbleGen tiling 阵列对基于毒力和地理起源选择的 18 株猪链球菌 2 型进行比较基因组分析。结果发现猪链球菌 2 型分离株有很高的发散性基因组。先前被认为是中国分离的强毒株中特异的 89K PAI 也存在于一些其他的有毒或无毒株中。并鉴定出很多编码候选毒力因子或已知毒力因子的基因多态性。

在分析这 18 株猪链球菌 2 型全基因组差异区域的基础上，提出其微进化模型，为链球菌致病机制和进化提供了线索。

齐翀等(2009)采用抑制性消减杂交技术构建了猪链球菌 2 型强毒株与国际无毒参考菌株的基因组差异 DNA 文库，从基因组水平上分析了二者之间的遗传差异。在已发表的 05ZYH33 的基因组序列上找到 42 个差异片段的同源序列，同源性均高于 98%。通过 BLAST 比对，发现部分差异片段与已知功能基因如转座子、耐药基因、表面蛋白和毒力相关蛋白等有同源性，尚有一些差异片段属于未知功能蛋白或假定蛋白，其中可能包括与毒力相关的基因，为进一步分析猪链球菌 2 型的致病机制提供了线索。42 个差异片段中，其中 11 个片段的所属基因分布在之前预测的基因岛上。根据差异片段在基因组中的位置特征，发现 6 个分布相对集中的区域，长度在 20kb 左右，含有 3～6 个差异片段，为强毒性猪链球菌基因岛的确定提出了新的证据。Jiang 等(2009)使用抑制差减杂交技术比较强毒株与非致病株的基因组差异，发现 30 个强毒株特有的片段。这些片段对应于 28 个编码基因，包括细胞表面结构、分子合成、能量代谢、转录调节、转运系统等功能。进一步分析这些特异基因的分布，发现其中一些基因位于 98HAH33 的毒力岛上。随后，又通过 PCR 扩增的方法分析了其中 14 个重要基因位点在不同背景猪链球菌中的分布情况，结果显示这些片段分布广泛，并且在各血清型菌株中的分布不同。

全基因组 PCR 扫描(whole genome PCR scaning，WGPS)分析可以提供基因的定位信息及对照菌株中缺失基因的相关信息。WGPS 结合序列测定技术，能够提供更精确的序列信息。Xiong 等(2008)应用 WGPS、多位点序列分型技术 (multi-locus sequence typing，MLST)、毒力基因序列测定等方法，综合比较分离自 2005 年我国四川疫情中患者和病猪、1998 年我国江苏疫情患者及欧洲的猪链球菌 2 型菌株显示，不同年代、不同地理分布、不同来源的代表菌株的基因组结构基本一致，主要毒力相关基因序列没有差异。

此外，还有研究人员通过模拟细菌与细胞和生物体内的实际状况，在细菌和生物体的相互作用过程中观察基因表达的动态变化。Tan 等(2008)对猪链球菌 2 型感染 HeLa 细胞 24～48h 后主要的毒力相关基因的不同表达进行观测。分离猪链球菌 2 型感染后 24h、48h 和 72h 猪的血液、肺脏、大脑和滑液中的细菌，研究其基因表达。发现在体内感染 24h 后，*mrp*、*gapdh*、*fbps* 和 *hyl* 在所有的器官中都有大量表达。在感染 48h 后，*ef* 和 *sly* 在肺脏和大脑中大量表达。在感染 72h 后，所有基因在所有的器官中都有一个高水平的表达。这项研究为猪链球菌 2 型的主要毒力相关基因在体内特定时间、特定器官的不同表达情况提供了直接的证据。这些发现也显示了基因表达的动态的分布，为研究猪链球菌 2 型的致病机制提供了重要的思路。

第五节　抗生素敏感性

抗生素(antibiotic)以前也被称为抗菌素，是用于治疗各种细菌感染或抑制致病微生物感染的药物。它是由微生物(包括细菌、真菌、放线菌属)或高等动植物在生长过程中所产生的具有抗病原体或其他活性的一类次级代谢产物的总称。广义的抗生素还包括用化学方法合成或半合成的化合物。

细菌可通过自然选择形成耐药性，在长期的药物压力选择下也可形成耐药性。随机基因的突变、在结合中的质粒交换、转粒子进入质粒或染色体、转换、由细菌噬菌体传递等均可使细菌对抗生素产生耐药性。病原菌或条件致病菌中的某些耐药基因与转移质粒、转座子、结合转座子相连，这些转移单位可使耐药基因在种间传递或通过结合在更大范围的属间传递。随着抗生素研究的不断深入，已发现共生菌具有作为病原菌抗性基因储藏库的作用，这一发现有助于说明细菌菌群保持和传播抗生素抗性基因的机制。

猪是猪链球菌的主要宿主，其耐药性不仅受治病用抗生素影响，还与饲料添加剂用抗生素有关。饲料添加剂用抗生素主要用于促进动物生长，减少疾病的发生，提高饲料利用率，降低生产成本等。尤其当长期使用低于治疗剂量的抗生素时，可加速耐药菌的产生，占多数的敏感菌株不断被杀灭，耐药菌株就大量繁殖，代替敏感菌株，而使细菌对该种药物的耐药性不断升高。细菌耐药性不仅使抗生素的疗效降低，表现在药物剂量增大、疗程延长、复发率升高等，而且会引起并发症，导致死亡率升高。耐药菌一旦产生，还可在动物间传播，将使大规模养殖动物成为庞大的耐药基因储藏库。而且，动物源性耐药细菌的耐药性可向人类转移，给人类的健康造成巨大影响，甚至威胁到人类的生命安全。

目前，世界上有60多种抗生素及合成抗菌药物被用于动物饲料中，主要包括磺胺类、四环素类、大环内酯类、β-内酰胺类、氨基糖苷类和其他种类的抗生素。下文就与猪链球菌密切相关的几类抗生素的敏感性及其耐药机制逐一阐述。

一、β-内酰胺类抗生素

β-内酰胺类抗生素有青霉素和头孢菌素两类，前者主要有青霉素、氨苄西林、阿莫西林、哌拉西林，后者主要有头孢噻呋、头孢噻吩、头孢氨苄、头孢羟氨苄、头孢唑啉钠、头孢拉定、头孢曲松钠等。此类抗生素具有杀菌活性强、毒性低、适应证广及临床疗效好的优点。在所有的治疗猪链球菌感染的抗生素中，β-内酰胺类使用最多，早期又以青霉素更甚。

β-内酰胺类抗生素的作用机制均相似，都能抑制细胞壁黏肽合成酶，即青霉素结合蛋白(penicillin-binding protein，PBP)，从而阻碍细胞壁黏肽合成，使细菌胞壁缺损，菌体膨胀裂解。PBP 位于细菌胞质膜上，其数目、分子量、对 β-内酰胺类抗生素的敏感性不同，但分类学上相近的细菌，其 PBP 类型及生理功能则相似。

（一）敏感性

国内外大多数文献中报道猪链球菌对青霉素类抗生素敏感（Kataoka et al.，2000；Marie et al.，2002；Markowska-Daniel et al.，2010；Martel et al.，2001；Ngo et al.，2011；Sanford and Tilker，1989；Schwarz et al.，2007；Wisselink et al.，2006；Zhang et al.，2008；白雪梅等，2006；褚美芬等，2004；杨建江等，2004；杨华富等，2001）。但是随着使用时间的延长，不可避免地产生耐药性，且耐药性有逐年升高的趋势。早在 1980 年，英国就报道从患者体内分离到对青霉素耐药的猪链球菌 2 型菌株（Shneerson et al.，1980）；加拿大 1982 年时分离的猪链球菌 2 型菌株都对青霉素和氨苄西林敏感（Sanford and Tilker，1982），到 1989 年，所有猪链球菌 2 型菌株对氨苄西林依旧敏感，但已有 5% 的菌株对青霉素耐药（Sanford and Tilker，1989）。同期的美国猪场分离的菌株中 97% 对头孢噻呋敏感，94% 对氨苄西林敏感。然而，仅有 80% 对青霉素敏感（Dee et al.，1993）。

对于青霉素和头孢类的耐药因国家或地区不同而亦有差异。1994 年，Prieto 等报道西班牙猪链球菌分离株对氨苄西林、头孢噻吩和青霉素的敏感性分别为 83.3%、70% 和 78.5%；2002～2004 年从欧洲分离的菌株研究表明，英国（含威尔士）、法国及荷兰的分离株均对青霉素敏感。相反，丹麦、波兰、葡萄牙的分离株对青霉素的耐药从 0.9% 到 13.0% 不等（Hendriksen et al.，2008）；国内王丽平等（2004）报道的 1998～2003 年江苏、上海、杭州等地区分离的猪链球菌耐药率高达 42.1%，与 1996 年克罗地亚分离的菌株对青霉素耐药率（51%）（Seol et al.，1996）较为接近。

（二）猪链球菌对 β-内酰胺类抗生素耐药的机制

研究表明，猪链球菌对青霉素耐药并非由于产生 β-内酰胺酶（Gottschalk et al.，1991），可能是细菌的 PBP 改变所致。猪链球菌有 3 个不同 PBP：PBP1、PBP2 和 PBP3，分子量分别为 97kDa、82kDa 和 45kDa。PBP 的修饰[包括变化的分子量和（或）对青霉素的亲和力的降低]与猪链球菌对青霉素的耐药性有关（Cain et al.，1995）。此外，生物被膜的形成也可能导致猪链球菌对青霉素和氨苄西林的耐药性增加（Bonifait et al.，2008；Grenier et al.，2009；Meng et al.，2011）。

在对青霉素耐药性高的地区，在凭经验使用青霉素治疗猪链球菌病的过程中应谨慎，建议联合用药或选用其他敏感抗生素。

二、氨基糖苷类抗生素

氨基糖苷类抗生素主要有链霉素、庆大霉素、卡那霉素、阿米卡星、新霉素、壮观霉素等。其抗菌机制是和细菌的核糖体结合，使之合成异常的蛋白质，引起细菌死亡。

(一)敏感性

研究表明，大部分猪链球菌对氨基糖苷类敏感，耐药性仅在少量菌株中检测到(Marie et al.，2002；Sanford and Tilker，1989)。1996年克罗地亚90%的猪链球菌对庆大霉素敏感，15.2%的猪链球菌耐链霉素(Seol et al.，1996)；2005年报道西班牙分离的菌株中对庆大霉素、壮观霉素和链霉素的耐药率分别为4.6%、9.9%和11.3%(Vela et al.，2005)；2006年报道的欧洲7个国家分离自病猪的猪链球菌中也只有 1.3%的菌株对庆大霉素耐药、3.6%对壮观霉素耐药(Wisselink et al.，2006)；但波兰分离的菌株对庆大霉素耐药率在2002年为28.0%，2004年上升至53.2%，葡萄牙2004年分离株则完全耐药(Hendriksen et al.，2008)。

对1968～1981年和1995～1997年丹麦及1992～1997年瑞典分离菌株耐药性分析显示，所有的菌株对庆大霉素敏感；除了1992～1997年分离自丹麦的7型菌株有 6.9%的新霉素耐药和 3.4%耐壮观霉素外，其余的菌株对这两种抗生素皆敏感；丹麦分离的2型菌株对链霉素的耐药率由1968～1981年的4.5%微降至1995～1997年的3.1%；瑞典1992～1997年的2型菌株的链霉素耐药率只有7.7%；7型菌株对链霉素的耐药率则由 1967～1981年的0上升到1992～1997年的13.8%(Aarestrup et al.，1998b)。

Turgeon等1994年报道，加拿大分离的菌株中并未检测到很高的庆大霉素耐药性，但46%以上的菌株对链霉素耐药(Turgeon et al.，1994)。

2000年，日本研究人员报道他们分离的菌株对链霉素和卡那霉素耐药率分别为29.5%和71.4%(Kataoka et al.，2000)。

我国有报道称，2003年浙江某猪场分离的猪链球菌2型菌株对庆大霉素、卡那霉素、链霉素的耐药率分别为47.9%、53.5%和73.2%(褚美芬等，2004)，比国外高出很多。这是否与我国畜牧业中大量使用抗生素有关，不得而知。

(二)猪链球菌对氨基糖苷类抗生素的耐药机制

关于猪链球菌对氨基糖苷类抗生素的耐药机制研究较少。

三、大环内酯-林克酰胺-链阳菌素 B(MLSB)类抗生素

MLSB类抗生素主要包括大环内酯类，主要有红霉素、螺旋霉素、泰乐菌素

等和林可霉素类的林可霉素及克林霉素等。该类抗生素与细菌核糖体 50S 亚基的 23S 核糖体的特殊靶位及某种核糖体的蛋白质结合,阻断转肽酶作用,干扰 mRNA 位移,从而选择性地抑止细菌蛋白质的合成。

(一)敏感性

对 MLSB 类抗生素的抗性广泛存在于猪链球菌中(Estoepangestie and Lammler, 1993；Marie et al., 2002；Prieto et al., 1994；Zhang et al., 2008；王丽平等, 2004；褚美芬等, 2004；杨建江等, 2004)。2005 年, 西班牙研究人员报道超过 87% 的分离自病猪的猪链球菌菌株对大环内酯类和克林霉素耐药(Vela et al., 2005)。国内有报道猪链球菌对红霉素和克林霉素的耐药率甚至分别高达86%和100%(杨建江等, 2004), 高于日本(Kataoka et al., 2000)、丹麦(Aarestrup et al., 1998b)、瑞典(Aarestrup et al., 1998b)、比利时(Martel et al., 2001)等国家的分离株, 其中瑞典未发现对这两种药物的耐药菌株。临床分离株普遍存在大环内酯类抗生素的耐药性, 且呈现很高的交叉耐药性。

随时间变化, 耐药率变化明显。分离自丹麦的猪链球菌 2 型菌株中, 1968～1981 年的 22 株菌对红霉素全部敏感, 而 1995～1997 年分离的 98 株菌中已出现 20.4% 的耐受株。7 型菌株中, 1968～1981 年的 30 株菌中 23.3% 的菌株对红霉素耐受, 而 1995～1997 年分离的 58 株菌中呈现 44.8% 的耐受性(Aarestrup et al., 1998b)。

Cantin 等(1992)研究发现, 大部分从魁北克分离的菌株对克林霉素和红霉素耐药, 但从加拿大西部分离的菌株对这两种抗生素的耐药性明显较低。

猪链球菌 2 型与其他血清型菌株对大环内酯类和强力霉素的耐药菌株比例有显著差异(Aarestrup et al., 1998a, 1998b；Marie et al., 2002；Vela et al., 2005)。

(二)猪链球菌对 MLSB 类抗生素耐药的机制

研究表明, 猪链球菌对大环内酯耐药菌的耐药基因为位于质粒或染色体上的红霉素耐药甲基化酶(erythromycin resistance methylase, erm)基因, 可编码红霉素耐药甲基化酶(ERM)(Tian et al., 2004), 使位于核糖体 50S 亚单位的 23S rRNA 的腺嘌呤甲基化, 导致抗菌药物不能与结合部位结合。因大环内酯类抗菌药物、林可霉素及链阳菌素的作用部位相似, 所以耐药菌对上述 3 类抗菌药物常同时耐药, 又称为 MLS$_B$ 型耐药。以内在型耐药(constitutive resistance, CR)为主。人源、猪源、猪肉制品和小牛的分离株中 erm(B)基因序列完全相同。体外杂交试验中, erm(B)基因在猪源链球菌和人源肺炎链球菌、化脓链球菌和口腔链球菌菌株之间进行交换, 但是发生的概率很低(Martel et al., 2001, 2005；杨建江等, 2004)。但也有研究表明, 在链球菌内存在与红霉素耐药相关的主动外排机制(Ngo et al.,

2011；王丽平和陆承平，2007）。

有统计表明，国外猪链球菌对红霉素的耐药性上升与大环内酯类抗生素的应用增多有关（Cantin et al.，1992），而国内分离菌株对红霉素耐药与兽医临床中泰乐菌素、替米考星等大环内酯类抗生素的广泛应用是否呈正相关，有待验证。

猪链球菌对大环内酯类抗生素存在不同的耐药机制，故在临床上选择大环内酯类抗生素治疗耐药猪链球菌感染时，应结合体外试验结果并充分考虑菌株的耐药表型，合理选用该类药物，以避免治疗失败及进一步产生耐药性。

四、四环素类抗生素

四环素类药物是通过阻止氨酰 tRNA 与核糖体结合位点（A）的结合来阻止菌体蛋白合成的一类抗生素，具有广泛的抗菌活性。

（一）敏感性

猪链球菌对四环素类抗生素耐药广泛存在，且耐药率高（Dee et al.，1993）。

对 1968～1981 年和 1995～1997 年丹麦及 1992～1997 年瑞典分离菌株耐药性分析显示,丹麦 2 型菌株的耐药率从 1968～1981 年的 4.5%迅速上升至 1995～1997 年的 43.9%，而 1992～1997 年瑞典分离菌株耐药性是 7.7%；丹麦 7 型菌株的耐药率从 1967～1981 年的 0 上升到 1992～1997 年的 15.5%（Aarestrup et al.,1998b）。西班牙为 95.4%（Vela et al.，2005）。

2006 年，Wisselink 等研究了比利时、英国、法国、意大利、德国、西班牙和荷兰等欧洲 7 个国家分离自病猪的 384 株猪链球菌的抗菌谱后发现 75.1%对四环素耐药。

2002～2004 年从 6 个欧洲国家（丹麦、英国、法国、荷兰、葡萄牙和波兰）分离到 2553 株猪链球菌，四环素类耐药率荷兰最低（48.0%）、葡萄牙最高（92.0%）（Hendriksen et al.，2008）；2004～2008 年，从波兰分离到的猪链球菌中四环素类耐药率为 40%（Markowska-Daniel et al.，2010），与前述研究基本持平。

加拿大在不到 10 年的时间里，四环素类药物敏感性从 22%降到 14.8%（Sanford and Tilker，1989，1982）。

日本株显示非常高的耐药率（86.9%）（Kataoka et al.，2000）。

越南的研究发现,所有的 45 株猪链球菌 2 型菌株都对四环素耐药（Ngo et al.，2011）。

我国猪链球菌对四环素类耐药率也非常高，大多在 90%以上，甚至达到 100%（Zhang et al.，2008；白雪梅等，2006；杨建江等，2004；杨华富等，2001；罗隆泽等，2009）。

（二）猪链球菌对四环素类抗生素耐药的机制

在临床中四环素类抗生素以其有效的杀菌作用及较小的不良反应而被广泛用于治疗人和动物的细菌感染，并常被用作动物促生长剂。

猪链球菌耐四环素与其四环素耐药(tetracycline resistance, tet)基因有关，主要包括 tet(O)、tet(M) 和 tet(L)(Chu et al., 2009；Hoa et al., 2011；Ngo et al., 2011；Tian et al., 2004；Wasteson et al., 1994；白雪梅等，2009)，这些基因可以单独存在，也可以组合存在(Ngo et al., 2011；Princivalli et al., 2009)。也有报道从病猪分离到的猪链球菌菌株质粒中检测到四环素抗性基因 tet(B)(Chander et al., 2011)和 tet(W)(Palmieri et al., 2011)。这些基因编码的蛋白质存在于细胞质中，具有保护核糖体免受四环素作用，使细菌具有耐药性。

猪链球菌 2 型四环素耐药是由接合型转座子 Tn916 上的 tet(M)基因编码的外排泵蛋白，可能在进化过程中通过水平转移的方式获得了 Tn916 接合型转座子(Hoa et al., 2011；Holden et al., 2009；Stuart et al., 1992；白雪梅等，2010)。

不同国家或地区猪链球菌对四环素的敏感性不一样，究其原因可能是不同国家或地区在猪的饲养过程中所使用的生长促进剂、临床治疗使用药物不同等方面形成的选择压力。我国分离的猪链球菌之所以具有很高的耐药比例，可能和养猪业中四环素的广泛使用有关。中国农业部 2001 年颁发了《饲料药物添加剂使用规范》，其中规定可以在饲料中长期添加使用的饲料药物添加剂中就有土霉素钙预混剂和金霉素预混剂。土霉素、金霉素属于天然四环素类，与四环素之间完全交叉耐药。因而饲料中抗生素的使用对病原菌抗生素耐药菌株的产生起到了一个阳性选择作用。

五、喹诺酮类抗生素

喹诺酮类抗生素作用靶位为细菌的脱氧核糖核酸旋转酶和拓扑异构酶Ⅳ，造成细菌 DNA 的不可逆损害，达到抗菌效果。常用药物有诺氟沙星、氧氟沙星、环丙沙星、恩诺沙星等。

（一）敏感性

在治疗猪链球菌引起的感染中，很少使用喹诺酮类抗生素，故而对其耐药率较低，2000 年 Kataoka 等报道 1987～1996 年分离的 689 株中只有 2 株耐氧氟沙星猪链球菌(Kataoka et al., 2000)。2004～2008 年，从波兰分离到的猪链球菌中大约 95%的菌株对恩诺沙星敏感，约 86%的菌株在诺氟沙星存在时不能生长(Markowska-Daniel et al., 2010)。2003 年褚美芬等对浙江某猪场分离的猪链球菌 2 型菌株进行了药物敏感试验，结果只有 2.8%的菌株对环丙沙星耐药(褚美芬等，2004)。

（二）猪链球菌对喹诺酮类抗生素耐药的机制

细菌的脱氧核糖核酸旋转酶为2个GyrA亚基和2个GyrB亚基组成的4聚体，分别由 *gyrA* 和 *gyrB* 基因编码。拓扑异构酶Ⅳ与脱氧核糖核酸旋转酶同源，由2个 ParC 和 ParE 组成，由 *parC* 和 *parE* 基因编码。耐药基因的产生是因为 *gyrA* 和 *parC* 的（quinolone resistance determinational region，QRDR）序列发生点突变而不是因为菌株传代突变或与其他细菌之间的基因水平转移（Escudero et al.，2007）。突变位点的累积或多靶位突变可提高耐药水平。逐步增加药物浓度可以诱导猪链球菌对氟喹诺酮类抗菌药产生耐药性，并导致主要靶位发生突变（张雨菡等，2009）。

六、其他抗生素

其他抗生素研究较多的是磺胺类抗生素，其抗菌机制是磺胺药的化学结构与氨苯甲酸（PABA）类似，能与 PABA 竞争二氢叶酸合成酶，影响了二氢叶酸的合成，因而使细菌生长和繁殖受到抑制。此类抗生素有的单独使用，有的和增效剂（如甲氧苄胺嘧啶）联合使用，单独使用通常有较高的耐药率。1994 年，Prieto 等报道西班牙猪链球菌分离株中有 50%对甲氧苄胺嘧啶+磺胺甲基异噁唑耐药（Prieto et al.，1994）。

Aarestrup 等（1988b）比较了丹麦 1968～1981 年和 1995～1997 年分离的猪链球菌耐药性，发现 2 型菌株对磺胺甲基异噁唑的耐药率从 1968～1981 年的 77.3%下降至 57.1%，而 7 型菌株的耐药率下降幅度较小，从 93.3%下降到 91.4%。但另一研究显示，在丹麦几乎所有 1993～2002 年分离的 103 株猪链球菌 7 型菌株对磺胺甲基异噁唑都耐药（Tian et al.，2004），但大部分对甲氧苄胺嘧啶+磺胺嘧啶敏感。丹麦 1995～1996 年分离的菌株中 2 型有 3.2%对甲氧苄胺嘧啶+磺胺嘧啶耐药，其他型别耐药率为 0.8%（Aarestrup et al.，1998a）。

2002～2004 年，从 6 个欧洲国家（丹麦、英国、法国、荷兰、葡萄牙和波兰）分离到 2553 株猪链球菌，对复方新诺明（Trimethoprim-Sulphonamide）的耐药性在法国和波兰出现下降，分别为从 2002 年的 22.4%降至 2004 年的 13.3%和从 2002 年的 30.0%降至 2004 年的 14.4%。英国（含威尔士）与荷兰分离株对复方新诺明的抵抗力分别为 3.0%～8.0%和 8.0%。相比之下，丹麦分离株对复方新诺明的耐药率则高达 51.5%（Hendriksen et al.，2008）。

细菌对磺胺类药物易产生抗药性，尤其在用量或疗程不足时更易出现。产生抗药性的原因，可能是细菌改变代谢途径，如产生较多二氢叶酸合成酶，或能直接利用环境中的叶酸。

七、多耐药

猪链球菌多耐药情况也越来越严重。1989 年，Orr 等在加拿大一起 7 周龄猪链球菌病暴发的病猪中分离到对青霉素、链霉素、四环素、林可霉素、邻氯青霉素和红霉素耐药猪链球菌 9 型菌株（Orr et al., 1989）。

2005 年，西班牙研究人员报道超过 87%的菌株至少对 4 种抗生素有抗性，9株对至少 6 种抗生素有抗性。69%的菌株对四环素类、磺胺类、大环内酯类和林可酰胺类耐药，其中包含 68.2%的 2 型菌株和 85.7%的 9 型菌株，表明该模式在两种最常见的猪链球菌血清型分离株中广泛分布（Vela et al., 2005）。

泰国发现猪链球菌对包括青霉素在内的多种抗生素耐药，但对万古霉素敏感（Vilaichone et al., 2000）。

对 1997～2008 年从越南南部地区分离的猪链球菌的药物敏感性进行研究发现，11 年当中，多重耐药的比例也在增加（Hoa et al., 2011）。

2000 年，Kataoka 等报道 689 株日本猪链球菌分离株中有 20.3%的菌株还呈现多重耐药性。

此外，对青霉素耐药的猪链球菌对红霉素的耐药率显著地高于青霉素敏感株（Palavecino et al., 2002；Prieto et al., 1994；王丽平等，2004），表明对青霉素耐药的猪链球菌常为多重耐药菌。这也意味着用大环内酯类抗生素治疗由青霉素耐药链球菌引起的感染，可能会导致治疗无效。

猪链球菌的多重耐药与接合性转座子有关，该转座子与 Tn916 同源，常定位于染色体上，携带红霉素、克林霉素、四环素耐药基因（Stuart et al., 1992）。猪链球菌药物敏感菌株与多重耐药菌株的比较基因组分析显示后者的耐药基因组形成主要受基因水平转移影响（Hu et al., 2011）。

综上所述，不同地区、不同时间分离的猪链球菌的耐药谱不一样；不同血清型的耐药谱亦有差别。提示应加强猪链球菌的血清型的耐药谱监测，以便为治疗用抗生素的选择提供参考。

2014 年 4 月 30 日，世界卫生组织发布的《抗生素耐药：全球监测报告》（http://www.who.int/drugresistance/documents/surveillancereport/en/）指出，抗生素耐药已成为人类面临的严重威胁。越来越多的证据表明，畜牧养殖业滥用抗生素对于细菌耐药性的出现和耐药基因的传播起着重要作用。目前，世界上有 60 多种抗生素及合成抗菌剂药物被应用于动物饲料中（Lancini et al., 1995）。我国是滥用抗生素极为严重的国家，不仅滥用于人体，还滥用于畜牧养殖业。一个普遍引用的数据是，中国每年生产抗生素原料大约 21 万 t，其中 9.7 万 t 用于畜牧养殖业，占年总产量的 46.1%。不久前，有学者报道我国地表水中含有 68 种抗生素，一些抗生素在珠江、黄浦江等地的检出频率高达100%，有些抗生素检出的浓度高达每升几百纳克，而工业发达的国家则小于 20ng（王丹等，2014）。抗生素添加到饲料中，对控制细菌性疾病的发生，促进畜禽生长、发育，提高饲养效益确实起到了积极的作用。但是，在我国现阶段畜用抗生素的使用过程中也出现了诸多的问题，这些问题主要表现在：滥用、乱用、不合理连用、违规使用和人药兽用（潘寻等，2012）。长期使用低于治疗剂量的抗生素时，可加速耐药菌的产生，占多数的敏感菌株不断被杀灭，耐药菌株就大量繁殖，代替敏感菌株，而使细菌对该种药物的耐药率不断升高（Witte，2000）。耐药菌一旦产生，还可在动物间传播，将使大规模养殖动物成为庞大的耐药基因储藏库（Broens et al.，2012）。食用动物携带的耐药微生物可通过人类食用污染的食物、直接接触动物、耐药菌在环境（如污染的水）中泛滥等方式蔓延至人类。编码抗生素耐药性的基因可由动物携带的微生物转移给对人致病的微生物（Harrison et al.，2013），给人类的健康造成巨大影响，进而威胁到人类的生命安全。

减少抗生素的滥用，主要有两种手段，一是减少及合理使用抗生素，二是禁止使用抗生素。减少及合理使用抗生素主要针对人类，禁用抗生素则主要针对动物。从 20 世纪 80 年代开始，欧美国家相继对饲料添加抗生素的使用作了种种规定。

最先禁用饲用抗生素的国家是瑞典。1986 年，瑞典宣布全面禁止抗生素用于饲料添加剂，前述瑞典的抗生素耐药率最低就是一个很好的证明。

1993 年，英国禁止使用阿伏霉素作为抗生素饲料添加剂。

1995 年，丹麦禁止在饲料中使用阿伏霉素。

1997 年，欧盟委员会宣布在所有欧盟成员国中禁止使用阿伏霉素作饲料添加剂。

1998 年，丹麦禁止使用抗生素饲料添加剂维吉尼亚霉素。

1998 年，荷兰停止在动物饲料中添加奥拉喹多。

1999 年，欧盟委员会对泰乐菌素、螺旋霉素、杆菌肽和维吉尼亚霉素这几种抗生素饲料添加剂下了禁令。

1999 年，丹麦养猪业自愿表态，停止在体重 35kg 以下的猪身上使用抗生素饲料添加剂。

2000 年，丹麦规定，用于治疗饲养动物疾病的抗生素一律要凭兽医的处方购买。

2006 年，欧盟成员国全面停止使用所有抗生素生长促进剂，包括离子载体类抗生素。2011 年，欧盟委员会宣布了"反病菌抗药性五年行动计划"。

2013 年，欧洲药品管理局提出建议，对使用了 50 年的一种老抗生素——黏菌素采用禁令，禁止将黏菌素作为牲畜预防性用药。

1996 年，美国开始采取行动，由食品与药物管理局等部门协作成立了美国国家抗生素抗药性检控体系，提出一旦发现饲养动物耐药性产生，就启动相应法律，包括收回某种抗生素药物使用许可证。

2012 年 3 月 23 日，美国纽约曼哈顿联邦法院西奥多·卡茨法官做出判决，下令美国食品与药物管理局采取措施，禁止在动物饲料中使用常用抗生素。

2012 年 1 月 4 日，美国食品与药物管理局重新推出这项禁令，被禁用该类抗生素的动物包括牛、猪、鸡及火鸡，执行时间自 4 月 5 日起开始。

2013 年，美国食品与药物管理局公布了一份行业指导性文件，计划从 2014 年起，用 3 年时间禁止在牲畜饲料中使用预防性抗生素，最大限度地减少食用牲畜带给消费者的抗生素耐药性问题。

鉴于此，我国应尽快建立畜禽养殖业抗生素的使用规范，切实加大畜用抗生素监管力度。可以考虑采取加强动物性食品抗生素立法、加强畜禽产品药物残留检测技术的研究普及、加强监督管理、开展宣传教育、普及兽药使用知识、加强研究以寻找替代产品等切实可行的办法。

参 考 文 献

白雪梅, 叶长芸, 张少敏, 赵爱兰, 徐建国. 2009. 猪链球菌的药物敏感性及耐药基因检测. 疾病监测, 24(12):915-917.

白雪梅, 张亚兰, 孙娜, 周永运, 叶长芸, 郑瀚, 杜华茂, 徐建国. 2006. 100 株猪链球菌的生化检测及药物敏感性分析. 中国人兽共患病学报, 22(05):396-398+422.

白雪梅, 赵爱兰, 张少敏, 王忆婷, 孙晖, 叶长芸. 2010. 猪链球菌四环素耐药性与 Tn916 接合型转座子的关系. 中国人兽共患病学报, 26(12):1085-1087.

褚美芬, 倪柏锋, 孙琦, 朱家新, 徐辉, 严杰. 2004. 浙江省某猪场暴发 II 型猪链球菌感染及病原诊断和药敏试验. 微生物学杂志, 24(05):126-128.

丁丹丹. 2014. 猪链球菌 2 型 cps2E 基因缺失株构建及生物学特性研究. 武汉：华中农业大学硕士学位论文.

董瑞萍, 王长军, 程功, 李明, 王晶, 潘秀珍, 唐家琪. 2009. 猪链球菌 2 型唾液酸合成酶 neuB 基因敲除突变株的构建及其生物学特性. 微生物学通报, 36(02):238-244.

段志涛, 何孔旺, 张雪寒, 倪艳秀, 陆承平. 2006. 猪链球菌 2 型次黄嘌呤核苷酸脱氢酶基因的克隆与鉴定. 微生物学报, 46(05):730-733.

方绍庆, 陆承平. 2003. 猪链球菌 2 型溶血素的化学修饰. 微生物学报, 43(03):395-399.

冯晓丹, 程功, 王晶, 王长军, 潘秀珍, 唐家琪. 2009. 猪链球菌 2 型二元信号转导系统 ciaR 基因敲除突变株的构建及生物学功能研究. 中国人兽共患病学报, 25(03):214-219.

鞠爱萍, 王长军, 李明, 程功, 郑峰, 潘秀珍, 陆承平, 唐家琪. 2008. 猪链球菌 2 型反应调控因子 RevS 突变株的构建. 中华流行病学杂志, 29(1):59-64.

李干武, 姚火春, 陆承平. 2003. 在猪链球菌 2 型江苏分离株中发现新的 orf2 毒力相关基因. 农业生物技术学报, 11(3):295-298.

罗隆泽, 王鑫, 崔志刚, 李燕春, 郭宗琪, 金东, 郑瀚, 何树森, 刘学成, 贾勇, 廖安波, 景怀琦. 2009. 四川资阳地区健康猪 2 型猪链球菌分离与分子生物学特征分析. 中国人兽共患病学报, 25(09):842-845.

欧瑜, 陆承平. 2002. 猪链球菌 2 型国内分离株毒力相关蛋白的分析. 微生物学报, 42(01):105-109.

潘寻, 韩哲, 李浩. 2012. 抗生素在畜禽养殖业中的应用、潜在危害及去除. 农业环境与发展, (05):1-6.

齐翀, 刘军, 祝令伟, 王文东, 孟福强, 冯书章. 2009. 抑制性消减杂交技术分析猪链球菌 2 型毒力相关基因. 中国兽医学报, 29(5):588-593.

孙理云, 范红结, 陆承平. 2006. 猪链球菌 2 型的纤连蛋白/血纤维蛋白原结合蛋白基因的序列分析. 微生物与感染, 1(01):28-31+38.

王丹, 隋倩, 赵文涛, 吕树光, 邱兆富, 余刚. 2014. 中国地表水环境中药物和个人护理品的研究进展. 科学通报, 59(09):743-751.

王丽平, 陆承平, 唐家琪. 2004. 猪链球菌对大环内酯类抗生素的耐药性及耐药表型. 南京农业大学学报, 27(04):81-84.

王丽平, 陆承平. 2007. 耐药猪链球菌膜蛋白图谱分析及能量抑制剂对其敏感性的影响. 南京农业大学学报, 30(02):94-97.

魏武, 丁国徽, 王晓婧, 孙景春, 屠康, 郝沛, 王川, 曹志伟, 石铁流, 李亦学. 2006. 猪链球菌全基因组序列比较分析. 科学通报, (07):808-818.

杨华富, 朱凤才, 史智扬, 庄菱, 顾玲, 郭喜玲, 胡晓杼, 汪华. 2001. 人- 猪链球菌感染性综合征的病原特征分析. 中国人兽共患病杂志, 17(6):92-93.

杨建江, 韩文瑜, 雷连成, 杜锐, 王兴龙, 江文正. 2004. 长春地区猪链球菌对大环内酯和林克酰胺类耐药的分子机制研究. 中国人兽共患病杂志, 20(08):698-701.

曾巧英, 陆承平. 2003. 猪链球菌 2 型溶菌酶释放蛋白诱导上皮细胞融合和凋亡. 微生物学报, 43(03):407-412.

张金秋, 陆承平. 2007. 猪链球菌国内分离株精氨酸脱亚氨酶的克隆表达及其活性分析. 微生物学报, 47(05):860-864.

张雪寒, 何孔旺, 周俊明, 俞正玉, 倪艳秀, 陆承平. 2009. 猪链球菌 2 型次黄嘌呤核苷酸脱氢酶缺失株的构建. 中国农业科学, 42(5):1789-1796.

张雨菡, 姚杰, 陆承平, 王丽平. 2009. 人工诱导猪链球菌氟喹诺酮耐药株的靶位突变分析. 南京农业大学学报, 32(04):133-137.

朱静, 胡丹, 刘丽娜, 张锦海, 张凤玉, 郝丽娜, 耿美玲, 郑峰, 朱进. 2013. 荚膜唾液酸对猪链球菌激活巨噬细胞 TLR2-AKT-NF-κB 信号通路影响的研究. 微生物学通报, 40(6):1058-1067.

Aarestrup FM, Jorsal SE, Jensen NE. 1998a. Serological characterization and antimicrobial susceptibility of *Streptococcus suis* isolates from diagnostic samples in Denmark during 1995 and 1996. Vet Microbiol, 60(1):59-66.

Aarestrup FM, Rasmussen SR, Artursson K, Jensen NE. 1998b. Trends in the resistance to antimicrobial agents of *Streptococcus suis* isolates from Denmark and Sweden. Vet Microbiol, 63(1):71-80.

Allen AG, Bolitho S, Lindsay H, Khan S, Bryant C, Norton P, Ward P, Leigh J, Morgan J, Riches H, Eastty S, Maskell D. 2001. Generation and characterization of a defined mutant of *Streptococcus suis* lacking suilysin. Infect Immun, 69(4):2732-2735.

Aranda J, Garrido ME, Fittipaldi N, Cortes P, Llagostera M, Gottschalk M, Barbe J. 2010. The cation-uptake regulators AdcR and Fur are necessary for full virulence of *Streptococcus suis*. Vet Microbiol, 144(1-2):246-249.

Baums CG, Kaim U, Fulde M, Ramachandran G, Goethe R, Valentin-Weigand P. 2006. Identification of a novel virulence determinant with serum opacification activity in *Streptococcus suis*. Infect Immun, 74(11):6154-6162.

Benga L, Goethe R, Rohde M, Valentin-Weigand P. 2004. Non-encapsulated strains reveal novel insights in invasion and survival of *Streptococcus suis* in epithelial cells. Cell Microbiol, 6(9):867-881.

Bentley SD, Aanensen DM, Mavroidi A, Saunders D, Rabbinowitsch E, Collins M, Donohoe K, Harris D, Murphy L, Quail MA, Samuel G, Skovsted IC, Kaltoft MS, Barrell B, Reeves PR, Parkhill J, Spratt BG. 2006. Genetic analysis of the capsular biosynthetic locus from all 90 pneumococcal serotypes. PLoS Genet, 2(3):e31.

Bonifait L, de la Cruz Dominguez-Punaro M, Vaillancourt K, Bart C, Slater J, Frenette M, Gottschalk M, Grenier D. 2010. The cell envelope subtilisin-like proteinase is a virulence determinant for *Streptococcus suis*. BMC Microbiol, 10:42.

Bonifait L, Grignon L, Grenier D. 2008. Fibrinogen induces biofilm formation by *Streptococcus suis* and enhances its antibiotic resistance. Appl Environ Microbiol, 74(15):4969-4972.

Brassard J, Gottschalk M, Quessy S. 2004. Cloning and purification of the *Streptococcus suis* serotype 2 glyceraldehyde-3-phosphate dehydrogenase and its involvement as an adhesin. Vet Microbiol, 102(1-2):87-94.

Broens EM, Espinosa-Gongora C, Graat EA, Vendrig N, Van Der Wolf PJ, Guardabassi L, Butaye P, Nielsen JP, De Jong MC, Van De Giessen AW. 2012. Longitudinal study on transmission of MRSA CC398 within pig herds. BMC veterinary research, 8:58.

Brousseau R, Hill JE, Prefontaine G, Goh SH, Harel J, Hemmingsen SM. 2001. *Streptococcus suis* serotypes characterized by analysis of chaperonin 60 gene sequences. Appl Environ Microbiol, 67(10):4828-4833.

Cain D, Malouin F, Dargis M, Harel J, Gottschalk M. 1995. Alterations in penicillin-binding proteins in strains of *Streptococcus suis* possessing moderate and high levels of resistance to penicillin. FEMS Microbiol Lett, 130(2-3):121-127.

Cantin M, Harel J, Higgins R, Gottschalk M. 1992. Antimicrobial resistance patterns and plasmid profiles of *Streptococcus suis* isolates. J Vet Diagn Invest, 4(2):170-174.

Chabot-Roy G, Willson P, Segura M, Lacouture S, Gottschalk M. 2006. Phagocytosis and killing of *Streptococcus suis* by porcine neutrophils. Microb Pathog, 41(1):21-32.

Chander Y, Oliveira SR, Goyal SM. 2011. Identification of the tet(B) resistance gene in *Streptococcus suis*. Vet J, 189(3):359-360.

Charland N, Harel J, Kobisch M, Lacasse S, Gottschalk M. 1998. *Streptococcus suis* serotype 2 mutants deficient in capsular expression. Microbiology, 144 (Pt 2):325-332.

Charland N, Kellens JT, Caya F, Gottschalk M. 1995. Agglutination of *Streptococcus suis* by sialic acid-binding lectins. J Clin Microbiol, 33(8):2220-2221.

Charland N, Nizet V, Rubens CE, Kim KS, Lacouture S, Gottschalk M. 2000. *Streptococcus suis* serotype 2 interactions with human brain microvascular endothelial cells. Infect Immun, 68(2):637-643.

Chatellier S, Harel J, Zhang Y, Gottschalk M, Higgins R, Devriese LA, Brousseau R. 1998. Phylogenetic diversity of *Streptococcus suis* strains of various serotypes as revealed by 16S rRNA gene sequence comparison. Int J Syst Bacteriol, 48 Pt 2:581-589.

Chen C, Tang J, Dong W, Wang C, Feng Y, Wang J, Zheng F, Pan X, Liu D, Li M, Song Y, Zhu X, Sun H, Feng T, Guo Z, Ju A, Ge J, Dong Y, Sun W, Jiang Y, Wang J, Yan J, Yang H, Wang X, Gao GF, Yang R, Wang J, Yu J. 2007. A glimpse of streptococcal toxic shock syndrome from comparative genomics of *S. suis* 2 Chinese isolates. PLoS One, 2(3).e315.

Chu YW, Cheung TK, Chu MY, Tsang VY, Fung JT, Kam KM, Lo JY. 2009. Resistance to tetracycline, erythromycin and clindamycin in *Streptococcus suis* serotype 2 in Hong Kong. Int J Antimicrob Agents, 34(2):181-182.

Clifton-Hadley FA, Enright MR, Alexander TJ. 1986. Survival of *Streptococcus suis* type 2 in pig carcases. Vet Rec, 118(10):275.

Clifton-Hadley FA, Enright MR. 1984. Factors affecting the survival of *Streptococcus suis* type 2. Vet Rec, 114(24):584-586.

de Greeff A, Buys H, van Alphen L, Smith HE. 2002. Response regulator important in pathogenesis of *Streptococcus suis* serotype 2. Microb Pathog, 33(4):185-192.

de Greeff A, Buys H, Verhaar R, Dijkstra J, van Alphen L, Smith HE. 2002. Contribution of fibronectin-binding protein to pathogenesis of *Streptococcus suis* serotype 2. Infect Immun, 70(3):1319-1325.

de Moor CE. 1963. Septicaemic infections in pigs, caused by haemolytic streptococci of new Lancefield groups designated R, S and T. Antonie van Leeuwenhoek, 29(1):272-280.

Dee SA, Carlson AR, Winkelman NL, Corey MM. 1993. Effect of management practices on the *Streptococcus suis* carrier rate in nursery swine. J Am Vet Med Assoc, 203(2):295-299.

Elliott SD, Tai JY. 1978. The type-specific polysaccharides of *Streptococcus suis*. J Exp Med, 148(6):1699-1704.

Elliott SD. 1966. Streptococcal infection in young pigs. I. An immunochemical study of the causative agent (PM streptococcus). J Hyg (Lond), 64(2):205-212.

Erickson ED, Doster AR, Pokorny TS. 1984. Isolation of *Streptococcus suis* from swine in Nebraska. J Am Vet Med Assoc, 185(6):666-668.

Escudero JA, San Millan A, Catalan A, de la Campa AG, Rivero E, Lopez G, Dominguez L, Moreno MA, Gonzalez-Zorn B. 2007. First characterization of fluoroquinolone resistance in *Streptococcus suis*. Antimicrob Agents Chemother, 51(2):777-782.

Estoepangestie S, Lammler C. 1993. Distribution of capsular types 1 to 28 and further characteristics of *Streptococcus suis* isolates from various European countries. Zentralbl Bakteriol, 279(3):394-403.

Facklam R. 2002. What happened to the streptococci: overview of taxonomic and nomenclature changes. Clin Microbiol Rev, 15(4):613-630.

Feder I, Chengappa MM, Fenwick B, Rider M, Staats J. 1994. Partial characterization of

Streptococcus suis type 2 hemolysin. J Clin Microbiol, 32(5):1256-1260.

Feng Y, Shi X, Zhang H, Zhang S, Ma Y, Zheng B, Han H, Lan Q, Tang J, Cheng J, Gao GF, Hu Q. 2009. Recurrence of human *Streptococcus suis* infections in 2007: three cases of meningitis and implications that heterogeneous *S. suis* 2 circulates in China. Zoonoses Public Health, 56(9-10):506-514.

Field HI, Buntain D, Done JT. 1954. Studies on pig mortality. I. Streptococcal meningitis and arthritis. Vet Rec, 66:453-455.

Fittipaldi N, Gottschalk M, Vanier G, Daigle F, Harel J. 2007. Use of selective capture of transcribed sequences to identify genes preferentially expressed by *Streptococcus suis* upon interaction with porcine brain microvascular endothelial cells. Appl Environ Microbiol, 73(13):4359-4364.

Fontaine MC, Perez-Casal J, Willson PJ. 2004. Investigation of a novel DNase of *Streptococcus suis* serotype 2. Infect Immun, 72(2):774-781.

Ge J, Feng Y, Ji H, Zhang H, Zheng F, Wang C, Yin Z, Pan X, Tang J. 2009. Inactivation of dipeptidyl peptidase IV attenuates the virulence of *Streptococcus suis* serotype 2 that causes streptococcal toxic shock syndrome. Curr Microbiol, 59(3):248-255.

Gottschalk M, Higgins R, Jacques M, Mittal KR, Henrichsen J. 1989. Description of 14 new capsular types of *Streptococcus suis*. J Clin Microbiol, 27(12):2633-2636.

Gottschalk M, Lebrun A, Jacques M, Higgins R. 1990. Hemagglutination properties of *Streptococcus suis*. J Clin Microbiol, 28(9):2156-2158.

Gottschalk M, Lebrun A, Wisselink H, Dubreuil JD, Smith H, Vecht U. 1998. Production of virulence-related proteins by Canadian strains of *Streptococcus suis* capsular type 2. Can J Vet Res, 62(1):75-79.

Gottschalk M, Turgeon P, Higgins R, Beaudoin M, Bourgault AM. 1991. Susceptibility of *Streptococcus suis* to penicillin. J Vet Diagn Invest, 3(2):170-172.

Gottschalk M, Xu J, Calzas C, Segura M. 2010. *Streptococcus suis*: a new emerging or an old neglected zoonotic pathogen? Future Microbiol, 5(3):371-391.

Gottschalk MG, Lacouture S, Dubreuil JD. 1995. Characterization of *Streptococcus suis* capsular type 2 haemolysin. Microbiology, 141 (Pt 1):189-195.

Grenier D, Grignon L, Gottschalk M. 2009. Characterisation of biofilm formation by a *Streptococcus suis* meningitis isolate. Vet J, 179(2):292-295.

Han X, Lu C. 2009. Biological activity and identification of a peptide inhibitor of LuxS from *Streptococcus suis* serotype 2. FEMS Microbiol Lett, 294(1):16-23.

Harel J, Martinez G, Nassar A, Dezfulian H, Labrie SJ, Brousseau R, Moineau S, Gottschalk M. 2003. Identification of an inducible bacteriophage in a virulent strain of *Streptococcus suis* serotype 2. Infect Immun, 71(10):6104-6108.

Harrison EM, Paterson GK, Holden MT, Larsen J, Stegger M, Larsen AR, Petersen A, Skov RL, Christensen JM, Bak Zeuthen A, Heltberg O, Harris SR, Zadoks RN, Parkhill J, Peacock SJ, Holmes MA. 2013. Whole genome sequencing identifies zoonotic transmission of MRSA isolates with the novel mecA homologue mecC. EMBO molecular medicine, 5(4):509-515.

Hendriksen RS, Mevius DJ, Schroeter A, Teale C, Jouy E, Butaye P, Franco A, Utinane A, Amado A,

Moreno M, Greko C, Stärk KD, Berghold C, Myllyniemi AL, Hoszowski A, Sunde M, Aarestrup FM. 2008. Occurrence of antimicrobial resistance among bacterial pathogens and indicator bacteria in pigs in different European countries from year 2002-2004: the ARBAO-II study. Acta Vet Scand, 50:19.

Higgins R, Gottschalk M, Boudreau M, Lebrun A, Henrichsen J. 1995. Description of six new capsular types (29-34) of *Streptococcus suis*. J Vet Diagn Invest, 7(3):405-406.

Hill JE, Gottschalk M, Brousseau R, Harel J, Hemmingsen SM, Goh SH. 2005. Biochemical analysis, cpn60 and 16S rDNA sequence data indicate that *Streptococcus suis* serotypes 32 and 34, isolated from pigs, are *Streptococcus orisratti*. Vet Microbiol, 107(1-2):63-69.

Hoa NT, Chieu TT, Nghia HD, Mai NT, Anh PH, Wolbers M, Baker S, Campbell JI, Chau NV, Hien TT, Farrar J, Schultsz C. 2011. The antimicrobial resistance patterns and associated determinants in *Streptococcus suis* isolated from humans in southern Vietnam, 1997-2008. BMC Infect Dis, 11:6.

Holden MT, Hauser H, Sanders M, Ngo TH, Cherevach I, Cronin A, Goodhead I, Mungall K, Quail MA, Price C, Rabbinowitsch E, Sharp S, Croucher NJ, Chieu TB, Mai NT, Diep TS, Chinh NT, Kehoe M, Leigh JA, Ward PN, Dowson CG, Whatmore AM, Chanter N, Iversen P, Gottschalk M, Slater JD, Smith HE, Spratt BG, Xu J, Ye C, Bentley S, Barrell BG, Schultsz C, Maskell DJ, Parkhill J. 2009. Rapid evolution of virulence and drug resistance in the emerging zoonotic pathogen *Streptococcus suis*. PLoS One, 4(7):e6072.

Hommez J, Devriese LA, Henrichsen J, Castryck F. 1986. Identification and characterization of *Streptococcus suis*. Vet Microbiol, 11(4):349-355.

Hu P, Yang M, Zhang A, Wu J, Chen B, Hua Y, Yu J, Chen H, Xiao J, Jin M. 2011. Comparative genomics study of multi-drug-resistance mechanisms in the antibiotic-resistant *Streptococcus suis* R61 strain. PLoS One, 6(9):e24988.

Huang SH, Stins MF, Kim KS. 2000. Bacterial penetration across the blood-brain barrier during the development of neonatal meningitis. Microbes Infect, 2(10):1237-1244.

Jacobs AA, Loeffen PL, van den Berg AJ, Storm PK. 1994. Identification, purification, and characterization of a thiol-activated hemolysin (suilysin) of *Streptococcus suis*. Infect Immun, 62(5):1742-1748.

Jacobs AA, van den Berg AJ, Baars JC, Nielsen B, Johannsen LW. 1995. Production of suilysin, the thiol-activated haemolysin of *Streptococcus suis*, by field isolates from diseased pigs. Vet Rec, 137(12):295-296.

Jacobs AA, van den Berg AJ, Loeffen PL. 1996. Protection of experimentally infected pigs by suilysin, the thiol-activated haemolysin of *Streptococcus suis*. Vet Rec, 139(10):225-228.

Jacques M, Gottschalk M, Foiry B, Higgins R. 1990. Ultrastructural study of surface components of *Streptococcus suis*. J Bacteriol, 172(6):2833-2838.

Jansen J, van Dorssen CA. 1951. Meningitis en encephalitis bij varkens door streptococcen. Tijdschr Diergeneeskd, 76:815-832.

Jiang H, Fan HJ, Lu CP. 2009. Identification and distribution of putative virulent genes in strains of *Streptococcus suis* serotype 2. Vet Microbiol, 133(4):309-316.

Jing HB, Yuan J, Wang J, Yuan Y, Zhu L, Liu XK, Zheng YL, Wei KH, Zhang XM, Geng HR, Duan

Q, Feng SZ, Yang RF, Cao WC, Wang HL, Jiang YQ. 2008. Proteome analysis of *Streptococcus suis* serotype 2. Proteomics, 8(2):333-349.

Kataoka Y, Yoshida T, Sawada T. 2000. A 10-year survey of antimicrobial susceptibility of *streptococcus suis* isolates from swine in Japan. J Vet Med Sci, 62(10):1053-1057.

Kilpper-Bälz R, Schleifer KH. 1987. *Streptococcus suis* sp. nov., nom. rev. Int J Syst Bacteriol, 37:160-162.

King SJ, Allen AG, Maskell DJ, Dowson CG, Whatmore AM. 2004. Distribution, genetic diversity, and variable expression of the gene encoding hyaluronate lyase within the *Streptococcus suis* population. J Bacteriol, 186(14):4740-4747.

Kutz R, Okwumabua O. 2008. Differentiation of highly virulent strains of *Streptococcus suis* serotype 2 according to glutamate dehydrogenase electrophoretic and sequence type. J Clin Microbiol, 46(10):3201-3207.

Lakkitjaroen N, Takamatsu D, Okura M, Sato M, Osaki M, Sekizaki T. 2011. Loss of capsule among *Streptococcus suis* isolates from porcine endocarditis and its biological significance. J Med Microbiol, 60(Pt 11):1669-1676.

Lalonde M, Segura M, Lacouture S, Gottschalk M. 2000. Interactions between *Streptococcus suis* serotype 2 and different epithelial cell lines. Microbiology, 146 (Pt 8):1913-1921.

Lancini G, Parenti F, Gallo GG. 1995. Antibiotics: A Multidisciplinary Approach. Plenum Press, New York.

Li J, Tan C, Zhou Y, Fu S, Hu L, Hu J, Chen H, Bei W. 2011a. The two-component regulatory system CiaRH contributes to the virulence of *Streptococcus suis* 2. Vet Microbiol, 148(1):99-104.

Li M, Shen X, Yan J, Han H, Zheng B, Liu D, Cheng H, Zhao Y, Rao X, Wang C, Tang J, Hu F, Gao GF. 2011b. GI-type T4SS-mediated horizontal transfer of the 89K pathogenicity island in epidemic *Streptococcus suis* serotype 2. Mol Microbiol, 79(6):1670-1683.

Li M, Wang C, Feng Y, Pan X, Cheng G, Wang J, Ge J, Zheng F, Cao M, Dong Y, Liu D, Wang J, Lin Y, Du H, Gao GF, Wang X, Hu F, Tang J. 2008. SalK/SalR, a two-component signal transduction system, is essential for full virulence of highly invasive *Streptococcus suis* serotype 2. PLoS One, 3(5):e2080.

Li P, Liu J, Zhu L, Qi C, Bei W, Cai X, Sun Y, Feng S. 2010. VirA: a virulence-related gene of *Streptococcus suis* serotype 2. Microb Pathog, 49(5):305-310.

Lun S, Perez-Casal J, Connor W, Willson PJ. 2003. Role of suilysin in pathogenesis of *Streptococcus suis* capsular serotype 2. Microb Pathog, 34(1):27-37.

Marie J, Morvan H, Berthelot-Herault F, Sanders P, Kempf I, Gautier-Bouchardon AV, Jouy E, Kobisch M. 2002. Antimicrobial susceptibility of *Streptococcus suis* isolated from swine in France and from humans in different countries between 1996 and 2000. J Antimicrob Chemother, 50(2):201-209.

Markowska-Daniel I, Urbaniak K, Stepniewska K, Pejsak Z. 2010. Antibiotic susceptibility of bacteria isolated from respiratory tract of pigs in Poland between 2004 and 2008. Pol J Vet Sci, 13(1):29-36.

Martel A, Baele M, Devriese LA, Goossens H, Wisselink HJ, Decostere A, Haesebrouck F. 2001.

Prevalence and mechanism of resistance against macrolides and lincosamides in *Streptococcus suis* isolates. Vet Microbiol, 83(3):287-297.

Martel A, Decostere A, Leener ED, Marien M, Graef ED, Heyndrickx M, Goossens H, Lammens C, Devriese LA, Haesebrouck F. 2005. Comparison and transferability of the erm (B) genes between human and farm animal streptococci. Microb Drug Resist, 11(3):295-302.

Meng X, Shi Y, Ji W, Zhang J, Wang H, Lu C, Sun J, Yan Y. 2011. Application of a bacteriophage lysin to disrupt biofilms formed by the animal pathogen, *Streptococcus suis*. Appl Environ Microbiol, 77(23):8272-8279.

Ngo TH, Tran TB, Tran TT, Nguyen VD, Campbell J, Pham HA, Huynh HT, Nguyen VV, Bryant JE, Tran TH, Farrar J, Schultsz C. 2011. Slaughterhouse pigs are a major reservoir of *Streptococcus suis* serotype 2 capable of causing human infection in southern Vietnam. PLoS One, 6(3):e17943.

Norton PM, Rolph C, Ward PN, Bentley RW, Leigh JA. 1999. Epithelial invasion and cell lysis by virulent strains of *Streptococcus suis* is enhanced by the presence of suilysin. FEMS Immunol Med Microbiol, 26(1):25-35.

Okwumabua O, Chinnapapakkagari S. 2005. Identification of the gene encoding a 38-kilodalton immunogenic and protective antigen of *Streptococcus suis*. Clin Diagn Lab Immunol, 12(4):484-490.

Okwumabua O, O'Connor M, Shull E. 2003. A polymerase chain reaction (PCR) assay specific for *Streptococcus suis* based on the gene encoding the glutamate dehydrogenase. FEMS Microbiol Lett, 218(1):79-84.

Okwumabua O, Persaud JS, Reddy PG. 2001. Cloning and characterization of the gene encoding the glutamate dehydrogenase of *Streptococcus suis* serotype 2. Clin Diagn Lab Immunol, 8(2):251-257.

Orr J, Copeland S, Chirino-Trejo M. 1989. Saskatchewan. *Streptococcus suis* type 9 outbreak in swine. Can Vet J, 30(8):680.

Palavecino EL, Riedel I, Duran C, Bajaksouzian S, Joloba M, Davies T, Appelbaum PC, Jacobs MR. 2002. Macrolide resistance phenotypes in Streptococcus pneumoniae in Santiago, Chile. Int J Antimicrob Agents, 20(2):108-112.

Palmieri C, Princivalli MS, Brenciani A, Varaldo PE, Facinelli B. 2011. Different genetic elements carrying the tet(W) gene in two human clinical isolates of *Streptococcus suis*. Antimicrob Agents Chemother, 55(2):631-636.

Perch B, Pedersen KB, Henrichsen J. 1983. Serology of capsulated streptococci pathogenic for pigs: six new serotypes of *Streptococcus suis*. J Clin Microbiol, 17(6):993-996.

Prieto C, Garcia FJ, Suarez P, Imaz M, Castro JM. 1994. Biochemical traits and antimicrobial susceptibility of *Streptococcus suis* isolated from slaughtered pigs. Zentralbl Veterinarmed B, 41(9):608-617.

Princivalli MS, Palmieri C, Magi G, Vignaroli C, Manzin A, Camporese A, Barocci S, Magistrali C, Facinelli B. 2009. Genetic diversity of *Streptococcus suis* clinical isolates from pigs and humans in Italy (2003-2007). Euro Surveill, 14(33):pii=19310.

Rasmussen SR, Andresen LO. 1998. 16S rDNA sequence variations of some *Streptococcus suis* serotypes. Int J Syst Bacteriol, 48 Pt 3:1063-1065.

Roberts IS. 1996. The biochemistry and genetics of capsular polysaccharide production in bacteria. Annu Rev Microbiol, 50:285-315.

Sanford SE, Tilker AM. 1989. Atlantic Canada. *Streptococcus suis* antimicrobial susceptibility. Can Vet J, 30(8):679.

Sanford SE, Tilker ME. 1982. *Streptococcus suis* type II-associated diseases in swine: observations of a one-year study. J Am Vet Med Assoc, 181(7):673-676.

Schreur PJ, Rebel JM, Smits MA, van Putten JP, Smith HE. 2011. TroA of *Streptococcus suis* is required for manganese acquisition and full virulence. J Bacteriol, 193(19):5073-5080.

Schwarz S, Alesik E, Grobbel M, Lubke-Becker A, Werckenthin C, Wieler LH, Wallmann J. 2007. Antimicrobial susceptibility of streptococci from various indications of swine, horses, dogs and cats as determined in the BfT-GermVet monitoring program 2004-2006. Berl Munch Tierarztl Wochenschr, 120(9-10):380-390.

Segers RP, Kenter T, de Haan LA, Jacobs AA. 1998. Characterisation of the gene encoding suilysin from *Streptococcus suis* and expression in field strains. FEMS Microbiol Lett, 167(2):255-261.

Seol B, Kelneric Z, Hajsig D, Madic J, Naglic T. 1996. Susceptibility to antimicrobial agents of *Streptococcus suis* capsular type 2 strains isolated from pigs. Zentralbl Bakteriol, 283(3):328-331.

Serhir B, Higgins R, Foiry B, Jacques M. 1993. Detection of immunoglobulin-G-binding proteins in *Streptococcus suis*. J Gen Microbiol, 139(12):2953-2958.

Shao J, Zhang W, Wu Z, Lu C. 2014. The truncated major pilin subunit Sbp2 of the srtBCD pilus cluster still contributes to *Streptococcus suis* pathogenesis in the absence of pilus shaft. Curr Microbiol, 69(5):703-707.

Shneerson JM, Chattopadhyay B, Murphy MF, Fawcett IW. 1980. Permanent perceptive deafness due to *Streptococcus suis* type II infection. J Laryngol Otol, 94(4):425-427.

Si Y, Yuan F, Chang H, Liu X, Li H, Cai K, Xu Z, Huang Q, Bei W, Chen H. 2009. Contribution of glutamine synthetase to the virulence of *Streptococcus suis* serotype 2. Vet Microbiol, 139(1-2):80-88.

Smith HE, Buijs H, Wisselink HJ, Stockhofe-Zurwieden N, Smits MA. 2001. Selection of virulence-associated determinants of *Streptococcus suis* serotype 2 by *in vivo* complementation. Infect Immun, 69(3):1961-1966.

Smith HE, Damman M, van der Velde J, Wagenaar F, Wisselink HJ, Stockhofe-Zurwieden N, Smits MA. 1999. Identification and characterization of the cps locus of *Streptococcus suis* serotype 2: the capsule protects against phagocytosis and is an important virulence factor. Infect Immun, 67(4):1750-1756.

Smith HE, de Vries R, van't Slot R, Smits MA. 2000. The cps locus of *Streptococcus suis* serotype 2: genetic determinant for the synthesis of sialic acid. Microb Pathog, 29(2):127-134.

Smith HE, Reek FH, Vecht U, Gielkens AL, Smits MA. 1993. Repeats in an extracellular protein of weakly pathogenic strains of *Streptococcus suis* type 2 are absent in pathogenic strains. Infect Immun, 61(8):3318-3326.

Smith HE, Vecht U, Gielkens AL, Smits MA. 1992. Cloning and nucleotide sequence of the gene encoding the 136-kilodalton surface protein (muramidase-released protein) of *Streptococcus suis* type 2. Infect Immun, 60(6):2361-2367.

Smith HE, Vecht U, Wisselink HJ, Stockhofe-Zurwieden N, Biermann Y, Smits MA. 1996. Mutants of *Streptococcus suis* types 1 and 2 impaired in expression of muramidase-released protein and extracellular protein induce disease in newborn germfree pigs. Infect Immun, 64(10):4409-4412.

Staats JJ, Plattner BL, Nietfeld J, Dritz S, Chengappa MM. 1998. Use of ribotyping and hemolysin activity to identify highly virulent *Streptococcus suis* type 2 isolates. J Clin Microbiol, 36(1):15-19.

Staats JJ, Plattner BL, Stewart GC, Changappa MM. 1999. Presence of the *Streptococcus suis* suilysin gene and expression of MRP and EF correlates with high virulence in *Streptococcus suis* type 2 isolates. Vet Microbiol, 70(3-4):201-211.

Stuart JG, Zimmerer EJ, Maddux RL. 1992. Conjugation of antibiotic resistance in *Streptococcus suis*. Vet Microbiol, 30(2-3):213-222.

Takamatsu D, Nishino H, Ishiji T, Ishii J, Osaki M, Fittipaldi N, Gottschalk M, Tharavichitkul P, Takai S, Sekizaki T. 2009. Genetic organization and preferential distribution of putative pilus gene clusters in *Streptococcus suis*. Vet Microbiol, 138(1-2):132-139.

Takamatsu D, Osaki M, Sekizaki T. 2002. Evidence for lateral transfer of the Suilysin gene region of *Streptococcus suis*. J Bacteriol, 184(7):2050-2057.

Takamatsu D, Osaki M, Sekizaki T. 2000. Sequence analysis of a small cryptic plasmid isolated from *Streptococcus suis* serotype 2. Curr Microbiol, 40(1):61-66.

Tan C, Liu M, Jin M, Liu J, Chen Y, Wu T, Fu T, Bei W, Chen H. 2008. The key virulence-associated genes of *Streptococcus suis* type 2 are upregulated and differentially expressed in vivo. FEMS Microbiol Lett, 278(1):108-114.

Tan C, Liu M, Li J, Jin M, Bei W, Chen H. 2011. SsPep contributes to the virulence of *Streptococcus suis*. Microb Pathog, 51(5):319-324.

Tang Y, Zhao H, Wu W, Wu D, Li X, Fang W. 2011. Genetic and virulence characterization of *Streptococcus suis* type 2 isolates from swine in the provinces of Zhejiang and Henan, China. Folia Microbiol (Praha), 56(6):541-548.

Tarradas C, Arenas A, Maldonado A, Luque I, Miranda A, Perea A. 1994. Identification of *Streptococcus suis* isolated from swine: proposal for biochemical parameters. J Clin Microbiol, 32(2):578-580.

Tian Y, Aarestrup FM, Lu CP. 2004. Characterization of *Streptococcus suis* serotype 7 isolates from diseased pigs in Denmark. Vet Microbiol, 103(1-2):55-62.

Tien le HT, Nishibori T, Nishitani Y, Nomoto R, Osawa R. 2013. Reappraisal of the taxonomy of *Streptococcus suis* serotypes 20, 22, 26, and 33 based on DNA-DNA homology and sodA and recN phylogenies. Vet Microbiol, 162(2-4):842-849.

Turgeon PL, Higgins R, Gottschalk M, Beaudoin M. 1994. Antimicrobial susceptibility of *Streptococcus suis* isolates. Br Vet J, 150(3):263-269.

Van Calsteren MR, Gagnon F, Lacouture S, Fittipaldi N, Gottschalk M. 2010. Structure determination of *Streptococcus suis* serotype 2 capsular polysaccharide. Biochem Cell Biol, 88(3):513-525.

Vanier G, Sekizaki T, Dominguez-Punaro MC, Esgleas M, Osaki M, Takamatsu D, Segura M, Gottschalk M. 2008. Disruption of srtA gene in *Streptococcus suis* results in decreased interactions with endothelial cells and extracellular matrix proteins. Vet Microbiol, 127(3-4):417-424.

Vecht U, Arends JP, van der Molen EJ, van Leengoed LA. 1989. Differences in virulence between two strains of *Streptococcus suis* type II after experimentally induced infection of newborn germ-free pigs. Am J Vet Res, 50(7):1037-1043.

Vecht U, Wisselink HJ, Stockhofe-Zurwieden N, Smith HE. 1996. Characterization of virulence of the *Streptococcus suis* serotype 2 reference strain Henrichsen S 735 in newborn gnotobiotic pigs. Vet Microbiol, 51(1-2):125-136.

Vecht U, Wisselink HJ, van Dijk JE, Smith HE. 1992. Virulence of *Streptococcus suis* type 2 strains in newborn germfree pigs depends on phenotype. Infect Immun, 60(2):550-556.

Vela AI, Moreno MA, Cebolla JA, Gonzalez S, Latre MV, Dominguez L, Fernandez-Garayzabal JF. 2005. Antimicrobial susceptibility of clinical strains of *Streptococcus suis* isolated from pigs in Spain. Vet Microbiol, 105(2):143-147.

Vilaichone RK, Mahachai V, Nunthapisud P. 2000. *Streptococcus suis* peritonitis: case report. J Med Assoc Thai, 83(10):1274-1277.

Vilaichone RK, Vilaichone W, Nunthapisud P, Wilde H. 2002. *Streptococcus suis* infection in Thailand. J Med Assoc Thai, 85 Suppl 1:S109-117.

Wang C, Li M, Feng Y, Zheng F, Dong Y, Pan X, Cheng G, Dong R, Hu D, Feng X, Ge J, Liu D, Wang J, Cao M, Hu F, Tang J. 2009. The involvement of sortase A in high virulence of STSS-causing *Streptococcus suis* serotype 2. Arch Microbiol, 191(1):23-33.

Wang K, Fan W, Wisselink H, Lu C. 2011. The cps locus of *Streptococcus suis* serotype 16: development of a serotype-specific PCR assay. Vet Microbiol, 153(3-4):403-406.

Wang K, Lu C. 2007. Adhesion activity of glyceraldehyde-3-phosphate dehydrogenase in a Chinese *Streptococcus suis* type 2 strain. Berl Munch Tierarztl Wochenschr, 120(5-6):207-209.

Wang Y, Dang Y, Wang X, Lu H, Lang X, Li X, Feng S, Zhang F, Ren L. 2011. Comparative proteomic analyses of *Streptococcus suis* serotype 2 cell wall-associated proteins. Curr Microbiol, 62(2):578-588.

Wang Y, Zhang W, Wu Z, Zhu X, Lu C. 2011. Functional analysis of luxS in *Streptococcus suis* reveals a key role in biofilm formation and virulence. Vet Microbiol, 152(1-2):151-160.

Wasteson Y, Hoie S, Roberts MC. 1994. Characterization of antibiotic resistance in *Streptococcus suis*. Vet Microbiol, 41(1-2):41-49.

Wessels MR, Rubens CE, Benedi VJ, Kasper DL. 1989. Definition of a bacterial virulence factor: sialylation of the group B streptococcal capsule. Proc Natl Acad Sci U S A, 86(22):8983-8987.

Willenborg J, Fulde M, de Greeff A, Rohde M, Smith HE, Valentin-Weigand P, Goethe R. 2011. Role of glucose and CcpA in capsule expression and virulence of *Streptococcus suis*. Microbiology, 157(Pt 6):1823-1833.

Wilson TL, Jeffers J, Rapp-Gabrielson VJ, Martin S, Klein LK, Lowery DE, Fuller TE. 2007. A novel signature-tagged mutagenesis system for *Streptococcus suis* serotype 2. Vet Microbiol, 122(1-2):135-145.

Windsor RS, Elliott SD. 1975. Streptococcal infection in young pigs. IV. An outbreak of streptococcal meningitis in weaned pigs. J Hyg (Lond), 75(1):69-78.

Wisselink HJ, Veldman KT, Van den Eede C, Salmon SA, Mevius DJ. 2006. Quantitative susceptibility of *Streptococcus suis* strains isolated from diseased pigs in seven European countries to antimicrobial agents licensed in veterinary medicine. Vet Microbiol, 113(1-2):73-82.

Witte W. 2000. Selective pressure by antibiotic use in livestock. International Journal of Antimicrobial Agents, 16 Suppl 1:S19-24.

Wu T, Chang H, Tan C, Bei W, Chen H. 2009. The orphan response regulator RevSC21 controls the attachment of *Streptococcus suis* serotype-2 to human laryngeal epithelial cells and the expression of virulence genes. FEMS Microbiol Lett, 292(2):170-181.

Wu T, Zhao Z, Zhang L, Ma H, Lu K, Ren W, Liu Z, Chang H, Bei W, Qiu Y, Chen H. 2011. Trigger factor of *Streptococcus suis* is involved in stress tolerance and virulence. Microb Pathog, 51(1-2):69-76.

Wu Z, Li M, Wang C, Li J, Lu N, Zhang R, Jiang Y, Yang R, Liu C, Liao H, Gao GF, Tang J, Zhu B. 2011. Probing genomic diversity and evolution of *Streptococcus suis* serotype 2 by NimbleGen tiling arrays. BMC Genomics, 12:219.

Wu Z, Zhang W, Shao J, Wang Y, Lu Y, Lu C. 2011. Immunoproteomic assay of secreted proteins of *Streptococcus suis* serotype 9 with convalescent sera from pigs. Folia Microbiol (Praha), 56(5):423-430.

Xiong Z, Wei C, Yang J, Peng J, Xu X, Wang Y, Jin Q. 2008. Comparative analysis of whole genome structure of *Streptococcus suis* using whole genome PCR scanning. Sci China C Life Sci, 51(1):21-26.

Yang W, Cai X, Hao Y, Liu Y, Wang S, Xing R, Gu J, Li C, Yue X, Yuan C, Zhang M, Cui L, Hua X, Yang Z. 2010. Characterization of *Streptococcus suis* serotype 2 blood infections using RT-qPCR to quantify glutamate dehydrogenase copy numbers. J Microbiol Methods, 83(3):326-329.

Zhang A, Chen B, Mu X, Li R, Zheng P, Zhao Y, Chen H, Jin M. 2009. Identification and characterization of a novel protective antigen, Enolase of *Streptococcus suis* serotype 2. Vaccine, 27(9):1348-1353.

Zhang A, Mu X, Chen B, Han L, Chen H, Jin M. 2011. IgA1 protease contributes to the virulence of *Streptococcus suis*. Vet Microbiol, 148(2-4):436-439.

Zhang A, Mu X, Chen B, Liu C, Han L, Chen H, Jin M. 2010. Identification and characterization of IgA1 protease from *Streptococcus suis*. Vet Microbiol, 140(1-2):171-175.

Zhang A, Yang M, Hu P, Wu J, Chen B, Hua Y, Yu J, Chen H, Xiao J, Jin M. 2011. Comparative genomic analysis of *Streptococcus suis* reveals significant genomic diversity among different serotypes. BMC Genomics, 12(1):523.

Zhang C, Ning Y, Zhang Z, Song L, Qiu H, Gao H. 2008. In vitro antimicrobial susceptibility of *Streptococcus suis* strains isolated from clinically healthy sows in China. Vet Microbiol, 131(3-4):386-392.

Zhang H, Fan H, Lu C. 2010. Identification of a novel virulence-related gene in *Streptococcus suis* type 2 strains. Curr Microbiol, 61(6):494-499.

Zhang W, Lu CP. 2007. Immunoproteomic assay of membrane-associated proteins of *Streptococcus suis* type 2 China vaccine strain HA9801. Zoonoses Public Health, 54(6-7):253-259.

Zhang W, Lu CP. 2007. Immunoproteomics of extracellular proteins of Chinese virulent strains of *Streptococcus suis* type 2. Proteomics, 7(24):4468-4476.

Zhao Y, Liu G, Li S, Wang M, Song J, Wang J, Tang J, Li M, Hu F. 2011. Role of a type IV-like secretion system of *Streptococcus suis* 2 in the development of streptococcal toxic shock syndrome. J Infect Dis, 204(2):274-281.

Zheng F, Ji H, Cao M, Wang C, Feng Y, Li M, Pan X, Wang J, Qin Y, Hu F, Tang J. 2011. Contribution of the Rgg transcription regulator to metabolism and virulence of *Streptococcus suis* serotype 2. Infect Immun, 79(3):1319-1328.

Zhu H, Willcox MD, Knox KW. 2000. A new species of oral *Streptococcus* isolated from Sprague-Dawley rats, *Streptococcus orisratti* sp. nov. Int J Syst Evol Microbiol, 50 Pt 1:55-61.

第二章 流 行 病 学

　　猪链球菌病是由猪链球菌引起的一种人兽共患传染性疾病，属国家规定的二类动物疫病。猪链球菌的血清型种类繁多，其感染宿主和致病力亦不尽相同，可致猪、马、羊、猫、狗等动物感染而发病。猪感染后发病率和死亡率均较高，给养猪业造成了巨大的经济损失。人主要由破损皮肤接触被猪链球菌感染的生猪和未加工的猪肉制品等而感染猪链球菌。本病呈世界性分布，在养殖业高度密集的地区，伴随着动物猪链球菌病疫情而出现人感染猪链球菌病高度散发或流行。

第一节　猪链球菌病在动物群体中的流行概况

一、猪感染猪链球菌病的流行概况

　　猪只不分品种、年龄、性别均可感染。发病没有明显的季节性，一年四季皆可发生，但夏、秋季多发，潮湿闷热的天气多发。猪群中一旦发生猪链球菌病流行，往往病死率很高，对养猪产业造成严重的冲击。猪链球菌病呈全球性分布。迄今为止，已有六大洲近 20 个国家先后报道过猪链球菌病，包括北美洲(美国和加拿大)、南美洲(巴西)、欧洲(英国、荷兰、法国、丹麦、挪威、西班牙和德国)、亚洲(中国、泰国、越南和日本)、大洋洲(澳大利亚和新西兰)。

　　(一)欧洲

　　猪链球菌引起猪的感染暴发可以追溯到 20 世纪 50 年代，主要来自欧洲养猪业发达的国家，最早是由荷兰学者 Jansen 和 van Dorssen 于 1951 年报道了由溶血性链球菌引起的 1～6 月龄猪的脑膜脑炎(Jansen and van Dorssen，1951)；英国学者 Field 等于 1954 年报道的，由溶血性链球菌引起的 2～6 周龄猪的脑膜炎和关节炎暴发(Field et al.，1954)；1963 年，荷兰学者 de Moor 报道了由 R 群、S 群和 T 群链球菌引起的猪败血症(de Moor，1963)；1966 年，Elliott 在世界上首次正式报道了英国由猪链球菌 1 型引起的关节炎和脑膜炎暴发(Elliott，1966)；1975 年，Windsor 和 Elliott 报道了猪链球菌 2 型引起的 10～14 周龄猪脑膜炎暴发(Windsor and Elliott，1975)；1973～1977 年，英国因猪链球菌 2 型引起的猪脑膜炎显著上升(Lamont et al.，1980)；1990 年初，荷兰乌德勒支省的一个农场暴发了由猪链球菌 1 型引起的许多未成年猪死亡(van der Giessen et al.，1992)；东欧的保加利亚也在患肾盂肾炎、膀胱炎、子宫炎的母猪中分离到猪链球菌(Iurukov and Ganovski，1981)。

(二)北美洲

在北美洲，对猪链球菌的认识也经历了一个较长的过程。1969 年，Brown 在美国艾奥瓦州患有急性肺炎和败血症的猪体内分离到与猪链球菌特征一致的病原体(Brown，1969)。但真正报道猪链球菌则在 1979 年，Koehne 等自患肺炎的猪体内分离到兰氏分类 R 群链球菌，即现在的荚膜多糖 2 型猪链球菌(Koehne et al.，1979)。直到 20 世纪 80 年代初期，研究人员才在美国内布拉斯加州和加拿大安大略省开展的研究中证实了猪链球菌感染与猪罹患脑膜炎有关(Erickson et al.，1984；Sanford and Tilker，1982)。加拿大的另一个研究小组还同时证实了该菌与猪患化脓性支气管肺炎、胸膜肺炎、瓣膜性心内膜炎、关节炎、阴道炎和流产等疾病相关(John et al.，1982)。

(三)南美洲

巴西有报道从病猪体内分离到了猪链球菌(Martinez et al.，2003；Costa et al.，2005)。

(四)大洋洲

引起猪链球菌病的主要是血清型 2 型，1 型引起的猪链球菌脑膜炎和关节炎则在新西兰有过报道(Buddle et al.，1981；Ossowicz et al.，1989；Robertson，1985)。

(五)亚洲

1979 年，日本的岛根县猪场首次暴发流行性疾病，病猪大多为 35～67 日龄，受感染猪群患病率为 20%～30%，病死率为 0.2%～3.6%，病理学和细菌学研究证明是由 R 群链球菌引起的脑膜炎和败血症，伴发心内膜炎或肺炎，暴发流行一直持续到 1982 年(Azuma et al.，1983)。

(六)中国

猪链球菌病在我国也广泛流行，20 世纪 70 年代发病增加，70 年代末到 80 年代初在我国南方、西南局部地区呈流行状态。80 年代后期发病更趋严重。1993 年，林荣泉等在对来自江苏北部的个别产区生猪在宰前检疫和屠宰检验过程中，从病猪体内分离到了猪链球菌；1995 年，黄毓茂和黄引贤对从病猪中分离到的链球菌进行鉴定，首次发现我国也存在猪链球菌 2 型；1994 年，由湖南攸县调往深圳的生猪中有猪链球菌病暴发(梁木寿,1996);1997 年猪链球菌病在河南开封近郊几个养猪场流行，引起大批猪死亡(李水信和李瑞君，1997);1998 年、1999年江苏部分猪饲养集中地区的猪群中连续 2 年在盛夏季节出现猪链球菌 2 型引起的猪链球菌病疫情，数万头生猪死亡(汪华等，2000);2004 年，浙江某猪场暴发猪链球菌 2 型感染(褚美芬等，2004)。迄今已有 13 个省市报道了猪链球菌病，并在华南、西南和华东等地造成大面积的流行。该病是多年以来一直困扰我国养猪业的主要传染病之一，其发病率和死亡率均高于其他疾病。张家峥等(2001)对河南许昌范围内的 4 个年产 1000~3000 头育肥猪的发病猪场调查,此病发病率平均为 32.28%，平均致死率为 83.34%。

二、猪群中猪链球菌的携带率

猪链球菌是多种哺乳动物中非常重要的一种机会致病菌，其感染谱非常广，可致猪、马、羊、猫、狗等动物感染而发病。猪链球菌最重要的储存宿主和传染源是猪，广泛存在于猪的呼吸道中，在机体抵抗力降低和外部环境变化诱导下，可致猪发病。

病猪或健康猪的鼻腔、扁桃体、上呼吸道能携带猪链球菌，造成传播。在有过暴发史的猪群中,不足 8 周龄病猪携带率可达100%,无症状猪的携带率是61%,而母猪的携带率只有 7%(Elliott et al.，1966)。也有调查显示，从被屠宰生猪的扁桃体中分离的猪链球菌率也可高达 100%(Clifton-Hadley et al.，1986a；Mwaniki et al.，1994)。4~12 周龄的猪最易感染，多发生于断乳与混养期间，一旦感染，发病率和死亡率极高(Clifton-Hadley et al.，1984a)。

一般认为，猪群是否会发生猪链球菌病与其猪链球菌携带率的高低并无直接的关系，携带率与发病不呈正相关，可能与不同菌株表达的毒力因子不同、致病力各异有关。感染猪链球菌的猪可表现为无症状携带、少数表现为有症状的感染或者表现为恢复期携带。偶尔出现暴发，疫情可以持续数周甚至更长。携带率与感染水平、养猪规模或管理系统关系不大(Clifton-Hadley et al.，1986a)。

(一)欧 洲

在欧洲相关报道较多,英国有几个调查与研究表明携带率低于1%至高于50%不等，但多数猪场携带率不超过 5%(Clifton-Hadley and Alexander，1980；Clifton-Hadley et al.，1984a；Windsor，1977)。在有脑膜炎病史的猪群中，扁桃体猪链球菌携带率通常较高，为 20%~90%，同一猪群内的个体猪链球菌携带率也相差甚远。携带率和发病水平、猪群规模或管理系统无明显相关性。无猪链球菌病病史的猪群中的猪链球菌携带率较低(Clifton-Hadley et al.，1984a)。也有人认为临床健康(clinical healthy)和感染猪群(affected)的猪链球菌携带率无明显区别(van Leengoed et al., 1987)。在 4～10 周龄的哺乳仔猪中最高，且局限在扁桃体隐窝部位，取屠宰后猪扁桃体深层刮取物培养，检出率要高于生猪扁桃体拭子(Arends et al., 1984；Clifton-Hadley et al., 1984b；van Leengoed et al., 1987)。断奶前后仔猪带菌谱和猪链球菌携带率没有显著变化(38% vs 45%)(Baele et al., 2001)。通过定期对链球菌脑膜炎发病率高的农场进行研究，发现 9 周龄猪中 27% 携带猪链球菌 2 型(van Leengoed et al., 1987)。

（二）北美洲

在加拿大，Breton 等(1986)历时 4 个月，随机调查了安大略省西南部的 413 头猪扁桃体，发现猪链球菌的携带率达 43.6%，猪链球菌 2 型达 7.0%。美国一项研究表明，该国 36.7%的猪携带猪链球菌，以 1 型和 2 型分离率最高，携带率高于平均水平的猪场中大部分曾有过猪链球菌病病史(Dee et al., 1993)。也有携带率大于 50%的报道(Lowe et al., 2011)。

（三）大洋洲

澳大利亚和新西兰屠宰场正常宰杀的猪群中猪链球菌 1 型的携带率是 54%，2 型的携带率是 73%。携带率的变化与猪群中猪只的数量呈正相关，不同的性别、猪龄之间感染率相似。出生后 38 天和 25 天内，所有仔猪都分别感染过猪链球菌 1 型和猪链球菌 2 型，感染率不受猪舍条件和猪只密度影响。子宫和阴道带菌的母猪产下的仔猪在出生时和出生后不久即感染该菌(Robertson et al., 1991)。该研究之所以感染率较高，笔者推测可能与研究人员采用了较为敏感的间接免疫荧光抗体技术有关。

在巴布亚新几内亚，两个农村家养猪的猪链球菌 2 型携带率分别为 0.5%和 2.5%，而两处集中饲养的养猪场的携带率则分别高达 39%和 43%；酶联免疫吸附试验(ELISA)血清学调查也显示相似的结果，猪链球菌 2 型在集中饲养的猪中阳性率达 87%，而家养的猪中仅有 8%，说明病原体在集中饲养的猪舍中持续循环存在，而在散养的村庄里，则因为猪只的密度低和恶劣的环境条件而阻断了病原体在猪只之间的循环(Paterson et al., 1993)。

（四）中国

用 PCR 方法研究江苏地区的正常猪群中猪链球菌 2 型的携带率，除少数猪群外，普遍较高，为 10%～77%，平均为 40.9%，疫区与非疫区之间差异不明显(何孔旺等，2002)；福建 9 个地区 65 家养殖场的猪血清学调查显示，78.46%被检猪场的猪中猪链球菌 2 型抗体阳性；抗体阳性猪群中个体阳性率为 7.14%～100%不等，平均阳性率为34.82%，阳性率≥50%的猪场数占检出阳性场总数的37.25%。说明所有地区普遍存在猪链球菌2型血清抗体阳性猪场，且部分猪群隐性感染率较高(郭长明等，2009)；Zhao等(2001b)历时6年，在14个省份、2903个养猪点，采集了3506头患有呼吸系统疾病的猪的肺组织，用PCR方法得出猪链球菌的携带率平均为29.9%。在养猪业发达的上海、浙江、湖北和江西等4个省市，在有猪繁殖与呼吸综合征(porcine reproductive and respiratory syndrome virus，PRRSV)感染的猪场，病猪中猪链球菌的携带率可高达77.92%(Zhao et al.，2011a)。

需要说明的是，不同的研究小组对同一地区的研究结果有时差异很大，可能是多种原因造成的，其中一个主要的原因可能是使用了灵敏度不同的检测方法(MacInnes et al.，2008)。例如，PCR方法要高于血清学方法，后者又高于传统的分离培养方法。

三、猪群中猪链球菌的血清型分布情况

根据荚膜多糖抗原的不同，猪链球菌至少有35个血清型。从全球范围来看，不同国家和地区猪群中猪链球菌优势血清型分布变化较大，但仍以2型最为多见。不同健康状态的猪携带的猪链球菌谱也不一样。

(一)欧洲

1. 病猪

在西班牙的病猪不同组织中，1型～22型和1/2型占所有分离菌株的96%。2型为优势菌株，占所有分离株的53.8%，其次分别为1型、1/2型和8型(Prieto et al.，1993)；从德国脑膜炎败血症型病猪中分离概率较高的是2型和1型，其次是9型；从肺炎型病猪分离到的血清型主要为1/2型、3型、4型、5型和7型(Allgaier et al.，2001)；法国猪群中2型、1/2型、9型、7型和3型较为常见(93%)，又以2型最多，占69%。病猪中分离率由高到低依次是2型、1/2型、9型、7型、3型、1型、4型、8型、18型、10型和12型(Berthelot-Herault et al.，2000)。

对7个欧洲国家(比利时、英国、法国、意大利、德国、西班牙、荷兰)的病猪中分离菌株的研究表明，最常见的为猪链球菌2型(占32%)，其次是9型和1型，分别占20%和12%。但欧洲各国猪链球菌的优势菌株分布并不一致。如前所述，法国、意大利和西班牙的病猪中最常见的为2型；在比利时、荷兰和德国以9型多见；在芬兰则以7型最常见；在英国1型和14型分离率最高(Wisselink et al.，2000)(表2-1)。

表 2-1　欧洲部分国家病猪中分离出的猪链球菌不同血清型分布

血清型	比利时分离数(百分比)	法国分离数(百分比)	德国分离数(百分比)	意大利分离数(百分比)	西班牙分离数(百分比)	荷兰分离数(百分比)	英国分离数(百分比)	合计分离数(百分比)
1	6(10.0)			7(14.6)	4(8.5)	3(3.8)	30(38.0)	50(12.2)
2	10(16.7)	30(58.9)	5(10.4)	13(27.1)	24(51.1)	22(28.2)	28(35.4)	132(32.1)
1/2	2(3.3)		3(6.3)	4(8.3)	4(8.5)	2(2.6)	1(1.3)	16(3.9)
3	1(1.7)		8(16.7)	2(4.2)	2(4.3)			13(3.2)
4		4(7.8)	5(10.4)	5(10.4)				14(3.4)
5			3(6.3)		1(2.1)			4(1.0)
7	5(8.3)	6(11.8)	5(10.4)	2(4.2)	1(2.1)	3(3.8)	1(1.3)	23(5.6)
8	4(3.7)	4(7.8)	1(2.1)	1(2.1)	1(2.1)			11(2.7)
9	14(23.3)	6(11.8)	9(18.8)	7(14.6)	2(4.3)	45(57.7)	1(1.3)	84(20.4)
10					1(2.1)		1(1.3)	2(0.5)
12	1(1.7)							1(0.2)
14							13(17)	13(3.2)
15							1(1.3)	1(0.2)
16			1(2.1)					1(0.2)
22	2(3.3)					3(3.8)		5(1.2)
25	2(3.3)		1(2.1)	1(2.1)				4(1.0)
未分型	13(21.7)	1(2.0)	7(14.6)	6(12.5)	7(14.9)		3(3.8)	37(9.0)
合计	60	51	48	48	47	78	79	411

　　丹麦位于斯堪的纳维亚半岛，地域特征显著，以 2 型和 7 型为主，随后是 3 型、4 型和 8 型（Aarestrup et al.，1998；Boetner et al.，1987；Perch et al.，1983）；苏格兰的病猪中以 7 型、8 型和 14 型为主（MacLennan et al.，1996）。

　　虽然不同的研究小组得出的结论不尽一致，但总的构成和比例比较接近，可能与采样的地点、季节、数量有关系。

　　2. 健康猪

　　1993 年，Estoepangestie 和 Lammler 报道称大多欧洲国家猪群中猪链球菌的主要血清型依次是 2 型、1/2 型、5 型、11 型、13 型、23 型、3 型和 15 型；法国一项研究表明，健康猪中则以 2 型、7 型、9 型、1/2 型和 3 型为主（Berthelot-Herault et al.，2000）。另一项从屠宰场中猪扁桃体分离到的菌株中，最常见的猪链球菌是 4 型，其次是 3 型和 2 型（Prieto et al.，1994）。但 Allgaier 等（2001）研究表明从健康猪分离到的主要是其他型（未分型、其他罕见型）。

(二)北美洲

1. 病猪

加拿大 Touil 等在 20 世纪 90 年代以前,对历时 9 年收集到的 260 株分离自病猪的链球菌分析显示,58%的菌株(151 株)可以用当时仅有的 9 个血清型(1~8 型和 1/2 型)分型,2 型所占比例最高,达 33%,其后依次是 3 型、5 型和 7 型(Touil et al.,1988)。

从 20 世纪 90 年代开始,Higgins 和 Gottschalk 研究团队对北美洲(主要是加拿大)病猪中猪链球菌的血清型分布进行了为期 10 年的系统研究,分别如下。

1990 年,2 型分离率最高,占 23%,其余依次是 3 型、1/2 型、8 型和 4 型,需要指出的是,只有 48%的菌株能用当时已有的血清分型(Higgins et al.,1990b)。

1991 年,以 2 型为多,占 32%,其余依次是 3 型、1/2 型、8 型和 4 型。病猪的肺、脑和脑脊膜中分离率较高(Higgins et al.,1992)。

1992 年,以 2 型为主(23%),其余依次是 1/2 型、3 型、7 型和 8 型,未发现 14 型、20 型和 26 型(Higgins and Gottschalk,1993)。

1993 年,2 型是最常见的血清型(19%),其余依次是 3 型、1/2 型、8 型、23 型、4 型和 9 型。没有发现 14 型、24 型和 27 型(Higgins and Gottschalk,1994)。

1994 年,2 型为主(24%),其余依次是 3 型、1/2 型、8 型、7 型、9 型、4 型和 5 型(Higgins and Gottschalk,1995)。

1995 年,2 型为主(18%),其余依次是 1/2 型、3 型、4 型、7 型和 8 型,未发现 15 型、20 型、32 型和 33 型(Higgins and Gottschalk,1996)。

1996 年,2 型为主(18%),其余依次是 3 型、7 型、1/2 型、8 型、23 型和 4 型,未发现 6 型、14 型、15 型、20 型、25 型、26 型、32 型和 33 型(Higgins and Gottschalk,1997)。

1997 年,2 型为主(18%),其余依次是 3 型、1/2 型、7 型、8 型、4 型和 1 型,未发现 6 型、12 型、19 型、20 型、24 型、26 型、32 型和 33 型(Higgins and Gottschalk,1998)。

1998 年,2 型为主(22%),其余依次是 1/2 型、3 型、1 型、7 型、8 型、4 型和 9 型,相比 1997 年,1 型增加到 6%;然而,未检测到 10 型、12 型、13 型、15 型、17 型、18 型、20 型、24 型、26 型和 33 型(Higgins and Gottschalk,1999)。

1999 年,2 型为主,但其携带率与前 10 年相比最低仅为 15%,其余依次是 1/2 型、3 型、8 型和 5 型(Higgins and Gottschalk,2000)。

2000 年,荚膜 2 型占 16%,与 1999 年报道的 15%相似。1990 年,这个流行的血清型是 32%,荚膜 1/2 型和 3 型分别占 10%和 13%,随后为荚膜 7 型和 8 型。3 种荚膜型 4 型、5 型和 9 型,流行率是 4%。未发现 6 型、13 型、17 型、29 型、30 型和 32 型。未能分型的占 15%(Higgins and Gottschalk,2001)。

归纳见表 2-2。

表 2-2　1990～2000 年北美病猪中猪链球菌血清型分布

血清型	年度感染率/%										
	1990[a] (561)[bc]	1991 (663)[d]	1992 (591)[e]	1993 (461)[f]	1994 (638)[g]	1995 (659)[h]	1996 (385)[i]	1997 (450)[j]	1998 (332)[k]	1999 (344)[l]	2000 (600)
2 型	32	21	23	19	24	18	18	18	22	15	16
1/2 型	9	12	13	8	9	14	8	11	13	13	10
3 型	14	12	13	10	10	12	14	11	12	10	13
4 型	4	4	5	3	5	8	5	5	3	4	4
7 型	3	7	7	7	6	8	10	7	6	4	7
8 型	7	6	7	8	7	7	6	7	6	7	7
未分型	17	11	8	20	15	17	16	24	14	11	15

a. 代表年代

b. 代表分离到的菌株总数

c. 97 株分离自加拿大其他省份

d. 183 株分离自加拿大其他省份

e. 124 株分离自加拿大其他省份

f. 119 株分离自加拿大其他省份和美国

g. 251 株分离自加拿大其他省份和美国

h. 251 株分离自加拿大其他省份和美国

i. 115 株分离自加拿大其他省份和美国

j. 92 株分离自加拿大其他省份和美国

k. 11 株分离自加拿大其他省份和美国

l. 少部分菌株分离自加拿大其他省份和美国

另一研究小组对 2001～2007 年加拿大魁北克省病猪体内分离到的菌株研究，得出与 Higgins 和 Gottschalk 报道类似的结果(Messier et al., 2008)(表 2-3)。

表 2-3　2001～2007 年加拿大魁北克省病猪中猪链球菌血清型分布

血清型	年度感染率/%						
	2001[a](600)[b]	2002(537)	2003(367)	2004(647)	2005(677)	2006(486)	2007(359)
2 型	16	17	25	22	14	13	12.5
1/2 型	10	5	8	7	8	13	11
3 型	13	12	14	10	22	16	11
4 型	4	7	6	4	7	6	6
7 型	7	5	5	7	8	5	7.5
8 型	7	7	5	6	8	7	6
未分型	20	26	21	18	18	15	12

a. 代表年代

b. 代表分离到的菌株总数

美国 Reams 等(1993)对 1985～1989 年间的 256 只病猪体内分离的猪链球菌用当时仅有的 9 种标准血清型(1 型～8 型和 1/2 型)分型后得出结论,血清型分布依次是 2 型、3 型、4 型、7 型、8 型、1 型、5 型、1/2 型和 6 型。小于 12 周龄的猪易感,75%以上感染 1 型、6 型、7 型和 1/2 型的猪小于 12 周龄,50%感染 1 型和 1/2 型的猪为 3～10 周龄,50%感染 2 型的是 6～14 周龄,50%感染 3 型、4 型、5 型、7 型、8 型的是 2～16 周龄,与加拿大研究小组得出的结论基本相近。但该研究小组在 1996 年报道从病猪中分离到的 46 株菌中,比例最高的是 3 型;其次是 8 型;再者是 2 型、4 型、6 型;再次是 1 型和 1/2 型;最低是 5 型。此外还发现了同一动物体内分离出两种血清型菌株的现象(Reams et al., 1996)。另一研究小组对病猪中分离到的 100 株菌株的血清型研究后发现,血清型 3 型和血清型 2 型最为多见,其后依次是 7 型、8 型、6 型和 1/2 型,还包括 5 型 4 株;1 型、9 型、23 型各 3 株;18 型 2 株;10 型、12 型、14 型和 30 型各 1 株(Fittipaldi et al., 2009)。

2. 健康猪

1990 年,Brisebois 等对加拿大魁北克省 4～8 周龄健康小猪鼻腔中携带的猪链球菌研究后发现,94%小猪和 98%农场都能分离到和猪链球菌生化特征一致的菌株。最常见的依次是 3 型、4 型、8 型和 2 型,未见 1 型。此外,32%的仔猪被发现同时感染 2 个血清型,1%同时感染 3 个血清型(Brisebois et al., 1990);在 4～8 周健康仔猪上呼吸道中 2 型的携带率是 2%～4%(Brisebois et al., 1990;Moreau et al., 1989),而在屠宰场猪中高达 7%(Breton et al., 1986),说明随着猪龄的上升,2 型的感染率也在上升。健康猪中则以 17 型、18 型、19 型、21 型分离率最高;31%的仔猪中分离到一种,38%的仔猪中有 2～3 种,6%的仔猪携带 4 种以上。另一小组得出了类似的研究结果,4～8 周健康仔猪鼻拭子(piglet)10 型、11 型、20 型、24 型未能检测到,6 种主要分布的型别从高到低依次是 19 型、21 型、7 型、3 型、8 型和 28 型,而 2 型仅有 1.5%,说明健康猪鼻腔中的天然猪链球菌群可以和毒力较强的型别菌群竞争(Flores et al., 1993)。

(三)南美洲

在巴西,从患脑膜炎和败血症病的病猪中分离到猪链球菌,2 型最多,其次是 3 型、7 型和 1 型(Martinez et al., 2003);也有报道,2 型最常见,其次是 14 型、9 型、7 型、11 型、8 型、1 型、1/2 型、3 型、5 型、6 型和 10 型(Costa et al., 2005)。

(四)大洋洲

1. 病猪

在对澳大利亚 1979～1983 年的 9 起断乳仔猪败血症和脑膜炎暴发的病原学调查中,从 7 起暴发中分离到 15 株猪链球菌 9 型,从 3 起暴发中分离到 3 株 2 型,此外，Gogolewski 等(1990)还在患有支气管肺炎的断乳仔猪中分离到了 3 株 2 型和 1 株 3 型。

2. 健康猪

澳大利亚猪链球菌 2 型猪扁桃体携带率达 76%，没有脑膜炎发病史的猪群的携带率比有发病史的猪群的携带率要低(Davies and Ossowicz，1991)。

(五)亚洲

1. 病猪

在日本，引起猪心肌炎的猪链球菌中，以 2 型最多，达 35.4%，其次是 1/2 型和 9 型(Katsumi et al.，1997)；对 1987~1991 年从病猪、病牛和病马体内分离到的猪链球菌菌株用当时已有的 1 型~22 型血清型分析显示，2 型最多(占 28.2%)，其余依次是 7 型、1/2 型、3 型和 4 型。在分离自牛的菌株中，有 8 株 9 型、1 株 10 型、5 株 18 型、1 株 20 型及 5 株未分型(Kataoka et al.，1993)；韩国学者从患多发性浆膜炎猪体内分离的 24 株猪链球菌血清型依次是 3 型、4 型、2 型、8 型、33 型、16 型和 22 型(Kim et al.，2010)。

2. 健康猪

泰国学者在对泰国清迈周边地区健康猪的猪链球菌携带率研究中得出了与欧美地区不同的结论，养猪场中猪的携带率是 8%，家养猪的携带率是 10%。43% 健康猪携带 2 型菌株，而病猪中只有 10%；所有菌株都携带溶菌酶释放蛋白和溶血素基因，病猪中分离的菌株 80%携带细胞外因子，而健康猪中分离的菌株只有 57%。但总体上讲，健康猪中分离到携带细胞外因子的猪链球菌 2 型菌株的概率比病猪高，提示在该地区健康猪对人的威胁可能比病猪大(Padungtod et al.，2010)；韩国学者研究后发现，屠宰场宰杀的健康猪只中 13.8%携带猪链球菌。分离率由高到低依次是 9 型、16 型、4 型和 7 型，2 型只占所有菌株的 3.6%(Han et al.，2001)。

(六)中国

1. 病猪

我国学者对 2003~2007 年 16 省市病猪中分离到的猪链球菌研究表明，2 型最普遍，其次是 3 型、4 型、8 型、5 型、7 型、1/2 型、16 型和 17 型(Wei et al.，2009)。

2. 健康猪

对健康猪携带猪链球菌的研究，因采样地区、时间和研究方法的不同而结论各异。罗隆泽等(2009)对 2007 年 6~9 月四川省资阳市屠宰场正常屠宰的无症状猪的猪链球菌携带情况调查发现，健康猪中猪链球菌 2 型携带率为 14.93%，未分离到其他血清型,菌株全部集中在 7 月检出,皆属于强毒型菌株。且与 2005～2007 年患者分离株完全同源。说明健康猪带菌也是导致猪发病并引起屠宰工人继发感染的潜在危险因素。鞠爱萍等(2008)用 PCR 检测了苏中地区健康生猪的猪链球菌携带率,其得出的结果与四川省差别较大,在 2005 年,携带率高达 88%,其中 1 型(或 14 型)、2 型(或 1/2 型)、7 型和 9 型所占的百分率分别是 9.6%、8.5%、11.3% 和 29.5%;2006 年携带率为 82.5%,1 型(或 14 型)、2 型(或 1/2 型)、7 型和 9 型携带率分别为 17.6%、2.4%、25.8%、20.0%。但 2 型菌株为无毒株,毒力因子表型与流行毒力株有显著差异。与鞠爱萍等的研究结果类似,杨珍等(2009)对从我国 20 个不同地区屠宰场采集的扁桃体携带的猪链球菌分离后鉴定,检出率仅为 5.65%,其中 3 株为猪链球菌 2 型,2 株为猪链球菌 7 型,1 株为猪链球菌 9 型,8 株未分型,分离到的猪链球菌 2 型均为弱毒株。差异的存在缘于罗隆泽等采样的地区比较局限,且是 2005 年猪链球菌人间疫情暴发地,表明 2 型强毒型菌株可能是该地区的优势菌株,在该地区持续存在。此外,PCR 方法较传统的病原菌分离鉴定灵敏度高。

四、其他动物感染猪链球菌病的流行概况

猪链球菌在健康的牛、羊、马等的肠道中也均可以生存,从这些动物的扁桃体中可以分离到猪链球菌(Baums et al.,2007;Cruz Colque et al.,1993;Devriese et al.,1991,1992;Higgins et al.,1990a)。

除猪以外,猪链球菌还可感染其他动物使其发病。

Hommez 等(1988)报道从牛、绵羊和山羊的化脓性疾患部位分离到猪链球菌 2 型和 5 型;猪链球菌 20 型参考菌株就是从美国病牛体内分离得到的,从患心内膜炎的美洲野牛和羔羊体内也有过分离的报道(Gottschalk et al.,1989);Higgins 等(1990a)从罹患肺炎、大肠急性出血性坏死、慢性化脓性支气管肺炎的 6 周龄牛犊的肺部分离到猪链球菌 16 型,从 4.5 月龄牛流产胚胎肺、肾和胎盘中分离到猪链球菌 2 型。Wilson 和 Griffith(2000)报道从患有瓣膜细菌性心内膜炎和脑膜脑炎绵羊的血液和尸检组织中分离到猪链球菌。

加拿大有报道从患有化脓性支气管肺炎并伴有局灶出血点和纤维素样渗出的野猪肺部分离到猪链球菌 2 型(Higgins et al.,1997);Seol 等(1998)则在一头未成年野猪身上分离到猪链球菌 3 型。

Deviese 等于 1990 年报道了三匹马和一匹斑马感染猪链球菌引起死亡的动物病例。第一例是一匹出生后不久就感染猪链球菌而患败血症伴发多发性关节炎的 5 月龄幼驹;第二例是咽喉部感染;第三例是因化脓性胸膜炎而死亡的 10 日龄幼驹。前两匹病马中均分离出了猪链球菌,第三例病马肺内还发现伴有肺炎克雷伯

氏杆菌感染。此外，他们还从一匹患锁骨骨髓炎的成年斑马的骨组织内分离出猪链球菌（Devriese et al.，1990）；次年，他们从一匹患有脑膜炎的马脑组织分离到一株猪链球菌（Devriese et al.，1991；Devriese and Haesebrouck，1992）；其后，该研究小组再次报道马感染猪链球菌患脑膜炎、喉部感染、化脓性肺炎和骨髓炎的个案病例（Devriese and Haesebrouck，1992）。Hayakawa 等（1993）也报道过从一匹因长途运输而罹患肺炎的赛马肺部分离到了猪链球菌。

猫感染猪链球菌最常见的症状为肺炎和（或）湿疹性皮炎（Devriese and Haesebrouck，1992）。Roels 等（2009）在一只患有脑膜炎的猫体内分离到猪链球菌，但用 28 种血清型未能分型，也不携带 MRP、EPF 和 SLY 3 种毒力因子。

Keymer 等（1993）报道了狗因吃未经加工处理的猪链球菌污染的生猪肉或内脏时，能致狗发病死亡，并从狗的大脑和肝脏中分离到 2 型猪链球菌；而 Muckle 等（2010）则在一只病犬尿液中分离到 8 型猪链球菌。

Devriese 研究小组还报道鹿感染猪链球菌而导致腹膜炎和败血症死亡，可能是由于在捕获和运输过程中，发生腹膜外伤从而造成机会感染（Devriese et al.，1993）。

此外，海狸感染猪链球菌 2 型也有报道（Keymer et al.，1983）。更有报道从鸟类中发现有猪链球菌感染，表现为雏鸟和成鸟因败血症突然死亡。Devriese 等（1994）在鹦鹉、红腹灰雀、金丝雀和鸭子体内分离到了 9 型猪链球菌。

与猪群中疫情不同的是，其他动物感染猪链球菌主要以散发为主，未见有暴发类似的报道。除前述的一只狗可能因吃猪肉感染猪链球菌而死亡以外（Keymer et al.，1983），尚无证据显示这些动物的发病和猪有任何联系。

第二节　人感染猪链球菌病的流行概况

如前所述，猪是猪链球菌主要的天然宿主，可以引起包括猪在内的多种动物致病，人感染猪链球菌的来源主要为患有猪链球菌病的病猪。多数学者倾向认为，人猪链球菌病是人类的一种动物源性职业病，绝大多数病例具有职业暴露史，或患者发病前有与猪和猪肉的密切接触史。直接接触生猪及其制品的人群，如屠夫、屠宰场的工人、生肉加工/销售人员、兽医和养猪的农民等为高危人群。人发生感染的危险因素为宰杀、洗切、销售病死猪，通过皮肤黏膜的伤口而感染，也有盗猎野猪者发病的报道，目前尚无报道有人传人现象。

本病具有一定的季节性，江苏和四川两次暴发均发生在盛夏季节。

本病主要发生于北欧和南亚一些养殖和食用猪肉的国家和地区。从 1968 年丹麦学者首次报道人感染猪链球菌病至今，已在欧洲（丹麦、荷兰、英国、德国、法国、比利时、西班牙、瑞典、意大利、克罗地亚)、美洲(加拿大、美国、巴西)、大洋洲(澳大利亚和新西兰)和亚洲(泰国、越南、日本、中国)先后有过病例报道。截至2012年年底，全球已报道了1584例人感染猪链球菌病病例，报告病例主要分布于欧洲、东南亚和中国大陆等国家或地区(Huong et al.，2014)(图2-1)。

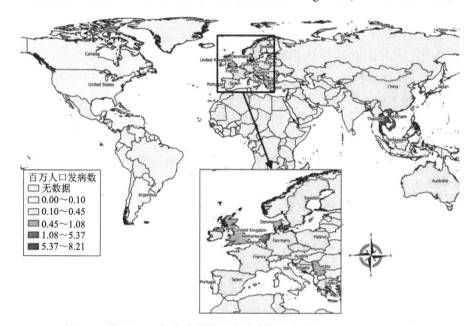

图 2-1 截至 2012 年全球累计链球菌感染患病率(Huong et al.，2014)

一、人感染猪链球菌病的地区、时间分布特征

人感染猪链球菌病具有明显的国家或地区分布特征，报道感染病例较多的国家或地区普遍养殖业发达或具有食用猪肉的生活习惯。早期病例报道最多的荷兰和中国香港就完全符合以上地区分布特征，病例呈高度散发态势。易感人群主要是那些接触生猪、病死猪和猪肉制品的人群。

(一)欧洲

1968 年至今，13 个欧洲国家[丹麦、荷兰、英国、西班牙、法国、奥地利、德国(含联邦德国和民主德国)、克罗地亚、希腊、意大利、瑞典、比利时、塞尔维亚和黑山]共计报道了 112 例人感染猪链球菌病患者。

欧洲国家中报道病例数最多的要数荷兰，与该国发达的养猪业有关。早在1968 年，Perch 等首次报道在丹麦 2 例脑膜炎患者和 1 例败血症患者(Perch et al.，1968)，病原与 de Moor 从猪体内分离到的 R 群菌株的生化和血清学特征相同。1968~1984 年，荷兰共报道 30 例人感染猪链球菌脑膜炎病例，2 例死亡，分离到的 30 株猪链球菌中,28 株是 2 型、1 株 4 型及 1 株未分型(Arends and Zanen,1988;Koldkjaer and Nielsen, 1972;Zanen and Engel,1975);1990 年和 1995 年又各报道 1 例(van Jaarsveld et al., 1990);2000 年,报道一名盗猎和贩卖野猪的偷猎者患猪链球菌引起的脑膜炎(Halaby et al.,2000);1998~2007 年发现了 9 例患者(van de Beek et al., 2008)。

英国最早报道人感染猪链球菌病是在 1976 年(Hickling and Cormack,1976),到 2008 年,总计报道了 14 例患者(Agass et al., 1977;Doube and Calin, 1988;Hay et al., 1989;Maher, 1991;McLendon et al., 1978;McNeil and Gordon, 1986;Meecham and Worth, 1992;Rao et al., 2008;Shneerson et al., 1980;Twort, 1981;Watkins et al., 2001),其中包括 2001 年 1 例猪链球菌 14 型感染死亡病例,该患者 3 年前曾有脾切除史(Watkins et al., 2001)

西班牙报道了 12 例人感染猪链球菌病患者(Alonso-Socas Mdel et al., 2006;Asensi et al., 2001;Aspiroz et al., 2009;de la Hoz Adame et al., 2005;Galbarro et al., 2009;Geffner Sclarsky et al., 2001;Hidalgo et al., 2007;Juncal et al., 1997;Luengo-Alvarez et al., 2006;Riquelme et al., 2008;Tarradas et al., 2001)。

法国自 1996 年报道首发病例以来,累计报道了 9 例(Bahloul et al., 2008;Bensaid et al., 2003;Caumont et al., 1996;Dupas et al., 1992;Durand et al., 2001;Fauveau et al., 2007;Francois et al., 1998;Pedroli et al., 2003;Tayoro et al., 1996),其中也有 1 例是因为猎杀野猪而导致感染发病的(Bensaid et al., 2003)。

德国(含联邦德国和民主德国)自 1986 年报道首发病例以来,累计报道 9 例患者(Braun et al., 2007;Bungener and Bialek, 1989;Grebe et al., 1997;Heidt et al., 2005;Kaufhold et al., 1988;Kohler et al., 1989;Lutticken et al., 1986;Rosenkranz et al.,2003),其中也有 1 例是因为猎杀野猪而导致感染发病的(Grebe et al.,1997)。

此外,塞尔维亚和黑山报道过 5 例患者(Dragojlovic et al., 2005);比利时 4 例(Cammaert et al., 1990;Colaert et al., 1985;Coolen et al., 1989;Hantson et al., 1991);意大利 3 例(Camporese et al., 2007;Manzin et al., 2008;Perseghin et al., 1995);瑞典 2 例,其中 1 例是猪链球菌 14 型引起的(Christensen and Kronvall, 1985;Poggenborg et al., 2008);希腊 2 例(Mazokopakis et al., 2005;Voutsadakis, 2006);克罗地亚报道过 2 例猪链球菌 1 型感染(Kopic et al., 2002);奥地利 1999 年报道了 1 例(Spiss et al., 1999);葡萄牙 1 例(Taipa et al., 2008)。

(二)美　洲

加拿大有 4 个病例报道(Haleis et al., 2009;Sanford and Tilker, 1982;Trottier et al., 1991),其中 1 例是由猪链球菌 14 型导致脑膜炎(Haleis et al., 2009);美国有 3 个病例报道(Lee et al., 2008;Willenburg et al., 2006;Fittipaldi et al., 2009),

其中 1 例 60 岁老人怀疑是在菲律宾旅游时吃了未加工的猪肉所致(Lee et al.,2008)。

南美洲有过 2 例猪链球菌感染引起的脑膜炎报道(Lopreto et al.,2005；Nagel et al.,2008)。

（三）大洋洲

大洋洲报道过 4 例人感染猪链球菌病，其中 3 例在澳大利亚(Kennedy et al.,2008；Tramontana et al.,2008)、1 例在新西兰(Dickie et al.,1987)。

（四）亚洲

泰国是东南亚国家中人感染猪链球菌病发病率较高的地区之一，最早发现于 1987 年(Chotmongkol et al.,1999；Leelarasamee et al.,1997；Vilaichone et al.,2000)。几次大的回顾性调查显示，1987~2000 年发现 27 例(Teekakirikul and Wiwanitkit,2003)；2000 年 5 月至 2002 年 12 月发现 41 例(Wangkaew et al.,2006)；2005~2007 年发现 66 例(Wangsomboonsiri et al.,2008)；2006~2008 年对患者血液和脑脊液中分离的链球菌鉴定后，发现 177 例感染猪链球菌患者，除 12 人为猪链球菌血清型 14 型引起外，其余皆为 2 型(Kerdsin et al.,2009)。加之其他的研究报道(Donsakul et al.,2003；Fongcom et al.,2001；Navacharoen et al.,2009；Rusmeechan and Sribusara,2008；Suankratay et al.,2004)，泰国人感染猪链球菌病例数量很大，但确切的数字未见述及。

在越南，猪链球菌 2 型是细菌性脑膜炎最常见的致病原，Mai 等(2008)回顾性调查了越南南部 1996~2005 年 450 例疑似细菌性脑膜炎患者,有 151 例由感染猪链球菌所致；2007 年，光河内 1 家国有大型医院仅实验室就确诊了 50 例猪链球菌感染患者(Wertheim et al.,2009)；另一项 2007~2010 年中南部 13 所医院中枢神经系统感染病例的回顾性调查,发现了 147 例由猪链球菌 2 型感染的患者(Ho Dang Trung et al.,2012)。此外，还报道过 1 例由猪链球菌 16 型引起的感染病例(Nghia et al.,2008)。

泰国和越南人感染猪链球菌病高发，可能与该地区养猪业比较普遍且大多以散养为主有关，还和独特的气候特征有关，因为病例大多出现在气温较高的 5~7 月。

日本在 1994~2009 年共发生 9 例人感染猪链球菌病患者(Chang et al.,2006；Ibaraki et al.,2003；Ishigaki et al.,2009；Matsuo and Sakamoto,2003)。

韩国 2011 年报道 2 例人感染猪链球菌病患者(Huh et al.,2011；Kim et al.,2011)。

此外，新加坡也有过人感染猪链球菌病的报道(Tambyah et al.,1997)。

（五）中国

香港地区首次报道人感染猪链球菌病例在 1983 年，1978～1981 年玛丽医院收治了 8 例患者（Chau et al.，1983）；1981～1984 年伊丽莎白医院收治了 30 例患者（Ma et al.，2008）；1984～1993 年，Kay 等（1995）报道香港 2 家医院收治了 25 例猪链感染病例（Kay et al.，1995）；1994～2005 年，威尔士王子医院共收治了 17 例患者（Ip et al.，2007）。澳门也有 1 例报道（http://www.chinacdc.cn/mtdx/crbxx/201010/t20101014_38291.htm）。

台湾地区报道了 4 例猪链球菌 2 型感染致脑膜炎病例（Huang et al.，2005；Tsai et al.，2005；Yen et al.，1994）

内地在 1999 年，董德平等报道了 1998 年收治的第一例人感染猪链球菌 2 型败血症病例。患者在发病之前曾屠宰过一头病死猪，从同一地区不同的病死猪中也分别分离出 3 株猪链球菌 2 型菌株，但其同源性未证实（董德平等，1999）。随后陆续有 14 个省有病例报道。

较为严重的当属 1998 年的江苏疫情和 2005 年的四川疫情。

1998 年，时值盛夏，江苏苏中地区发生了一起因接触病、死猪而引起重症链球菌感染的疫情，符合链球菌中毒性休克综合征（streptococcal toxic shock syndrome，STSS）诊断标准的病例有 16 例，其中 13 例死亡，病死率为 81.25%。病例分布于相邻的 4 个县（市），23 个乡（镇），25 个村庄。各病例间无明显的接触史，病例的地区分布相对集中，高度散发（胡晓抒等，2000；汪华等，2000）。次年在如皋和靖江又出现了由猪链球菌 2 型引起的疫情（杜亚平等，2000；徐晓风等，2000；孙建中等，1999）；此后，几乎每年都有零星的散发病例出现，主要以苏中地区为主（孔繁才，2007；王宏军等，2009；彭维斌和杨开玺，2005；刘文娟和周冰，2009），苏南（王宏军等，2009；周莉芸，2009；林玉娣等，2011；常伟冰等，2006）、苏北（Zhu et al.，2008）相对较少。

2005 年 6～8 月，四川暴发的人感染猪链球菌病疫情，为国内外迄今为止见于报道的最大规模的人间疫情。疫情始发于四川资阳市，逐渐扩散至周边地区。截至 8 月 21 日，确定发病数合计为 204 例，死亡 38 例。该起疫情波及 12 个地市，30 余个县（区），呈高度散发（杨维中等，2006；Yu et al.，2006；祝小平等，2005；吕强等，2005）。2005 年 9 月 21 日，四川遂宁市人民医院感染科收治 1 例人感染猪链球菌 2 型脑膜炎型病例（杨国富，2006）。

几乎在同一时间段，2005 年 7 月 25 日至 8 月 11 日，紧邻四川的重庆也报道了人感染猪链球菌病疫情，4 个区市县报告的疑似猪链球菌感染病例 11 例（吴国辉等，2006）。

2005 年 10 月 22 日，贵州黔西南州贞丰县沙坪乡龙伦村发生 1 起村民因宰杀和食用病猪而感染猪链球菌 2 型疫情，共有 8 人发病（陆洪潮等，2007），其后在黎平县(杨科等，2007)和罗甸县又有病例报道(张成宇等，2007)。

广西是继江苏和四川两省之后，内地报道人感染猪链球菌病例较多的地区，首次报道是在1999年7月(陈月新等，2000)，截至2009年年底，达30例左右(俸军林等，2007；梁翠玲和吕善东，2009；董柏青等，2008；卢耀娟等，2009)，分布在玉林、桂林、南宁、河池、钦州、防城港等地。

2005年广东首次报道人感染猪链球菌病例(何剑峰等，2006；张耀林等，2005)，截至2010年，共报道了13例患者，分布在开平(梁坚忠等，2006)、深圳(孔东锋等，2009)、广州(李美霞等，2009；蔡衍珊等，2008；杨丽莉，2011)、台山(徐涛等，2010)等地。

浙江报道的病例数也较多，病例主要来自宁波(方挺等，2007；李重茂等，2009；徐景野等，2008)、温州(周祖木等，2009，2011)、东阳(韦俊超等，2009)、衢州(杨瑞军等，2011；赵瑞芳等，2010)。

其他有报道的省份包括江西(吴景文等，2006)、湖南(成凌志等，2007；湛志飞等，2007；吴登科等，2009；陈伟南等，2007)、河北(刘新桥，2011)、湖北(宋觉非和左芳，2010)、福建(陈健等，2010)、吉林(呼显生等，2006)、辽宁(郑伟等，2009)等。

二、人感染猪链球菌的血清型分布特征

猪链球菌35个血清型中，引起人感染的主要是2型(Arends and Zanen，1988)，也是最常分离到的猪链球菌型。从1968年荷兰发现人感染猪链球菌病以来，几乎所有的病例都是猪链球菌2型引起的；其次是14型，主要见于东南亚国家，欧洲也有数个病例报道(Haleis et al.，2009；Heath et al.，1996；Kerdsin et al.，2009；Poggenborg et al.，2008；Watkins et al.，2001)；2000年，克罗地亚报道2例猪链球菌1型感染病例，1例败血症休克、多重器官衰竭死亡，另1例为化脓性脑膜炎伴耳聋(Kopic et al.，2002)；偶有4型(Arends and Zanen，1988)和16型(Nghia et al.，2008)、5型和24型(Kerdsin et al.，2011b)感染的报道，其中16型、5型和24型感染引起的3个患者皆有肝硬化史，临床表现为败血症和细菌性腹膜炎。

由于人们对猪链球菌认识仍然不足，且该菌的形态和生化特征易发生改变，给该菌的分离鉴定及病例的诊断带来了很大的困难。据此，国外一些学者认为人群中猪链球菌感染的发病率比报道的要高得多，感染猪链球菌血清型别也比文献报道要复杂得多。

三、易感或多发人群

人感染猪链球菌病多发生于青壮年男性，与职业暴露有关，尤其是皮肤破损

的职业人群，极易发病（Baddeley，1995；Bartelink and van Kregten，1995；Kaufhold et al.，1988；Kohler et al.，1989；Robertson and Blackmore，1989）。据 Arends 等报道，1968～1984 年荷兰发生的 30 例猪链球菌所致的脑膜炎患者中，平均年龄是 49 岁（年龄范围为 21～76 岁）；男性与女性所占比例之比是 6.5。25 例患者（83%）从事猪肉业。据估计，屠宰场工人和生猪饲养员的年发病率为 3.0/100 000，比不在生猪相关行业工作的人员的危险度高 1500 倍（Arends and Zanen，1988）；也有报道估计职业性接触猪群和生猪肉的人群发病率可能高达 32/100 000（Ma et al.，2008）。越南的一项回顾性调查表明，151 个患者平均年龄在 55 岁（19～84 岁），其中男性 117 例（77.5%），33.1%的患者有过生猪和猪肉接触史（Mai et al.，2008）。泰国对 2005～2007 年在泰国北部的三级护理医院共 66 例患者进行回顾性队列研究表明，患者平均年龄 52.9 岁，68%为男性，最常见的风险是吃未煮熟的猪肉（59%）（Wangsomboonsiri et al.，2008）。我国香港 1984～1993 年收治 25 例猪链球菌感染病例中的 15 人有明确的猪或猪肉接触史（Kay et al.，1995）；1982～1993 年，香港 2 所医院报道 55 例猪链球菌感染病例，19 例女性病例，其中有 15 例是家庭主妇。这可能与香港地区偏食猪肉，家庭主妇在清洗或加工生猪肉过程中受感染。1998 年江苏人感染猪链球菌病疫情中，16 例 STSS 和 9 例链球菌脑膜炎型综合征均为男性，最小年龄 29 岁，最长者 75 岁，以青壮年男性为主。25 例患者均居住农村，25 例患者有 5 人为职业屠夫，有 3 人为销售猪肉者，其余是当地的农民（汪华等，2000）；2005 年四川人感染猪链球菌病疫情中，发病年龄中位数为 54 岁，最小 26 岁，最大 82 岁。男、女性别比为 5.4。绝大多数病例为农民，另外有 5 例为个体屠夫，兽医、小商贩、民工各 1 例（杨维中等，2006）。

研究表明野猪也是一个潜在的传染源（Baums et al.，2007；Higgins et al.，1997）。在欧洲有猎杀野猪进而感染猪链球菌的报道（Bensaid et al.，2003；Grebe et al.，1997；Halaby et al.，2000），因此欧洲也将偷猎者、猎人和护林人作为可能的职业危险人群。

四、人感染猪链球菌病的危险因素

人感染猪链球菌病伴随猪感染猪链球菌病的暴发而高度散发，影响猪或其他动物感染猪链球菌的因素，也是间接导致人间病例发病增加的因素。在养猪业高度密集的地区，伴随着猪群中猪链球菌病疫情，而出现人感染猪链球菌病的高度散发或流行。

宰杀猪链球菌感染病死猪，卖生死猪肉会引起本病流行。急性死亡的病猪内脏污染传播能力特别强，所以在猪链球菌病流行期间，应严格处理死亡病猪。

人感染猪链球菌主要通过直接接触感染的病猪及其肉制品经皮肤破损的伤口

或眼结膜而感染。污染的器具（如刀）也可把病原体带入伤口。人破损伤口一旦接触未经无害化处理的病猪/死猪肉、内脏及废弃物，污染的运输工具及场地、极易造成本病感染。

越南的研究表明，人感染猪链球菌的危险因素包括：食用高风险食物，如未完全煮熟的猪血和猪肠、猪或猪肉行业的职业暴露、皮肤损伤情况下加工和处理猪肉（Nghia et al.，2011）。泰国的研究结果与越南类似，主要的危险因素包括有酗酒习惯、有生猪肉或猪血消费食用历史和接触猪产品（Navacharoen et al.，2009）；Wangsomboonsiri 等（2008）也认为吃未煮熟的猪肉是猪链球菌感染的最常见的危险因素。我国也有居民因食用猪肝而感染猪链球菌的报道（孔繁才，2007）。所以要加强对居民的健康教育。

其他的危险因素还包括以下几方面。

有报道 1 例 50 岁的奶农，感染源可能是他的牛群，因为小牛经常咬他的手指（Ishigaki et al.，2009）。

对于人感染猪链球菌，社会因素也非常关键。例如，我国和东南亚地区，因为当地居民生活水平较低，猪的饲养大多以散养为主，居民缺少防范意识，常常出现宰杀病死猪而食用猪肉的现象。1998 年，江苏发生的人感染猪链球菌病疫情，患者在发病前 1 周内均与病、死猪或来源不明的猪肉有直接接触史（汪华等，2000）；2005 年四川人感染猪链球菌疫情分析显示，病前 1 周内曾屠宰过和洗切加工过病（死）猪是发病的主要危险因素。估计屠宰和洗切加工暴露的归因危险度百分比分别为 91.65% 和 66.76%。而喂养、销售、埋葬和食用等暴露因素不是发病的危险因素（余宏杰等，2005）；疫情主要发生在饲养卫生条件较差的散养农户中，相比之下四川当地的大中型机械化生猪养殖、屠宰、加工厂中的高危职业人群未见发病，应该与大中型工厂具有严格的检疫、防护措施和良好的卫生条件有关。此外，在北美地区，虽然血清学数据显示人感染猪链球菌的概率比之前报道的要高（Smith et al.，2008），但鲜有病例报道。丹麦的一项研究也未发现暴露于猪的环境会导致脑膜炎、败血症和心内膜炎发病率的整体性的增加，可能与该国养猪业比较发达及规模化和现代化程度较高有关（Petersen et al.，2011）。

但也有学者认为，人类被健康猪的猪链球菌感染的风险要比病猪的高，因为健康猪也携带使人致病的菌株（Padungtod et al.，2010）。香港的一项研究显示，地方性超市或生肉市场上的生猪肉中有猪链球菌的存在（Cheung et al.，2008）。因此加强猪肉制品的检验检疫就显得尤为重要。

在我国和东南亚地区，人间疫情与猪群内疫情波动基本一致，伴随着后者的暴发而出现高度散发病例，具有夏、秋季多发，潮湿闷热的天气多发的特点。

有报道显示，人感染猪链球菌多为亚临床感染，发生临床病例非常少见，研究人员用 ELISA 方法研究了 4 个职业群体血液中猪链球菌 2 型抗体滴度，兽医专业的学生中未见阳性，牛奶厂工人阳性率 9%，肉品检查员 10%，最高的是猪农，达 21%；抗体的产生与职业接触猪或猪肉制品有关，猪农年隐性感染率在 28%（Robertson and Blackmore，1989）。但另一项研究表明 6%的兽医体内有溶菌酶释放蛋白（MRP）而普通的猪场人员只有 1%（Elbers et al.，1999）；针对美国成人体内猪链球菌 2 型抗体，研究了 73 名猪暴露者和 67 名非暴露者的血清学数据，表明人感染猪链球菌病的发生要比文献报道中的更多（Smith et al.，2008）。

　　免疫功能缺陷的人群感染猪链球菌，往往病症较重。克罗地亚曾于 2000 年报道两例因猪链球菌 1 型感染的病例，1 例败血症休克、多重器官衰竭死亡，另 1 例为化脓性脑膜炎伴耳聋，被感染前两人均有免疫功能缺陷（Kopic et al.，2002）。1998 年法国报道了 1 例再发败血症型猪链球菌病病例，经抢救无效后死亡，患者具有外伤性脾切除史，曾于 15 年前因感染猪链球菌 2 型而致败血症休克和化脓性脑膜炎，经治疗后完全康复。调查分析表明该病例为猪链球菌的再次感染而非既往感染的复发（Francois et al.，1998）。我国也报道有 1 例有脾切除史的人感染猪链球菌病患者（周祖木等，2011）；2001 年，英国报道的 1 例猪链球菌 14 型感染所致休克型多脏器衰竭死亡病例，该病例 3 年前也有脾切除史（Watkins et al.，2001）。可能是脾切除改变了机体的免疫状态。因此建议有免疫缺陷和脾切除的人不要从事猪或猪肉制品相关产业。

第三节　传　播　途　径

一、猪群中的传播

　　在自然状况下，大多数健康猪的鼻道或者扁桃体携带多种型别的猪链球菌。猪链球菌病的传染源主要是感染猪链球菌的病（死）猪及带菌猪。病猪的鼻液、唾液、尿、血液、肌肉、内脏、肿胀的关节内均可检出猪链球菌。带菌猪能感染其他猪，进入猪群中常致暴发，在传播疾病中有重要的作用（Clifton-Hadley and Alexander，1980；van Leengoed et al.，1987；Windsor，1977）。猪链球菌在猪—猪的传播中有多种途径，最常见的途径是带菌猪通过呼吸道传播，通过气溶胶短距离传播，其次是密切接触传播，还可经猪的子宫、生殖道传染垂直感染仔猪。

　　（一）呼吸道传播

　　Vecht 等（1996）、Robertson 和 Blackmore（1990）、Seitz（2012）等先后通过猪鼻内接种猪链球菌的方式获得呼吸道感染猪链球菌的动物模型，但接种猪链球菌的剂量与实际感染的情况可能并不一致。

在健康猪群的扁桃体中分离培养的猪链球菌 2 型与从病猪体内分离到的猪链球菌 2 型的毒力是不同的,前者的毒力较低,后者的毒力较高。Berthelot-Herault 等(2001)用两种毒力不同的猪链球菌在不同猪群间进行自然状态下的呼吸道途径的感染研究,不仅证实自然状态下猪—猪的呼吸道传播途径,而且通过自然感染研究,间接证实猪与猪之间可通过"鼻—鼻"近距离接触而感染。

(二)接触传播

早在 1954 年,Field 等发现由溶血性链球菌引起的猪脑膜炎和关节炎常常局限于同一窝仔猪,因此他们认为母猪可能是传染源;Elliott 等(1966)还用实验证实了病原可能从母猪的鼻部和喉部传播到仔猪的上呼吸道。

猪与猪之间可通过鼻子和鼻子接触而感染。猪密集圈养,如通风差、尘埃多、过度拥挤和其他不良条件都能诱发猪的暴发。猪群中猪链球菌的无症状携带率非常高,在暴发期间动物的携带率能够达到 50%或更高,猪链球菌在猪群间可通过带菌猪的转群、混养、大规模圈养而传播到其他猪群中。

(三)垂直传播

子宫和(或)阴道带菌的母猪也是传染的重要来源,可通过垂直传播传染给仔猪(Fablet et al.,2011)。子宫和阴道携带猪链球菌的妊娠母猪在分娩仔猪时,仔猪可通过接触和(或)吞咽阴道分泌物而感染。Robertson 等(1991)发现阴道感染猪链球菌 2 型的母猪产下的仔猪比阴道未感染猪链球菌 2 型的母猪产下的仔猪感染要早,说明猪链球菌 2 型的感染很可能发生在母猪产仔过程中;分子流行病学研究也证实了猪链球菌感染中垂直传播的存在(Amass et al.,1997;Cloutier et al.,2003)。

(四)其他传播途径

1. 生物媒介传播

生物媒介在猪链球菌传播中起重要作用。家蝇可连续携带猪链球菌 2 型达 5 天之久,作为传染源,它能在 4 天之内将病原从一个农场传播至 1~2 英里[①]外的另一个农场,造成猪场间猪链球菌的传播(Enright et al.,1987)。Williams 等(1988)认为猪链球菌 2 型可在老鼠和猪间传播。

2. 消化道传播

动物通过吞食猪链球菌污染的食物经消化道而感染。用猪链球菌 2 型菌株经口攻毒老鼠后可使其发病,并能从老鼠体内分离、培养到猪链球菌 2 型菌株(Williams et al.,1988;Robertson and Blackmore,1990b)。

---

① 1 英里≈1.609 344km。

3. 其他

由于病原体能够在粪便、尘埃、尸体内长期存活，因此环境条件也可能参与传播作用。未经无害化处理的病猪和死猪肉、内脏及废弃物，猪链球菌污染的运输工具、场地、用具（如污染的长筒靴和注射器）等，也易造成本病的传播与扩散（Dee and Corey，1993）。伤口是本病非常重要的传播途径，外科性创伤，如断脐、剪牙、断尾、阉割、打耳号等，在消毒不严的情况下易发生感染，外环境中的猪链球菌通过伤口可直接感染猪或其他动物。

第四节　流行的影响因素

影响猪链球菌病的流行因素非常复杂，既有自然因素，也有社会因素，甚至仍有许多因素至今不明。一般认为，猪群是否会发生猪链球菌病与其携带率的高低并无直接的关系，携带率、感染率与发病不呈正相关。Clifton-Hadley 及其同事研究认为携带率与感染水平、养猪规模或管理系统无关。带菌的猪并不是感染的唯一来源。尽管带菌猪在疾病的传播过程中很重要，但在猪群中携带率并不是临床发病的一个很好的指示指标。即使携带率达到 100%，发病率也不超过 5%（Clifton-Hadley et al.，1986a）。感染猪链球菌 2 型的猪可表现为无症状的携带者，少数表现为有症状的感染或者恢复期的携带者。偶尔出现暴发，感染少数猪持续数周的情况。

一、病原学因素

人和动物对猪链球菌普遍易感。健康猪的鼻腔、扁桃体、上呼吸道能携带猪链球菌，造成传播。有调查显示，被屠宰生猪的扁桃体猪链球菌分离率甚至可高达 100%（Clifton-Hadley et al.，1986b）。当然，不同猪群猪链球菌分离率差异较大。

猪链球菌在猪群中的分布谱较广，至目前为止，已发现 35 个血清型。不同地区的优势血清型也不一样。猪链球菌可以污染粪便、尘土和水，对外环境的抵抗力较强。在水中，猪链球菌 2 型在 60℃存活 10min，50℃存活 2h。4℃时，在尸体中存活 6 周（Clifton-Hadley et al.，1986b）。0℃时，在尘土中存活 1 个月，在粪便中存活 3 个多月。25℃时，在尘土中存活 24h，在粪便中存活 8 天（Clifton-Hadley and Enright，1984）。

二、自然因素

本病流行无明显季节性，但有夏、秋季多发，潮湿闷热的天气多发的特点，高温潮湿的环境可增加猪链球菌的繁殖，也利于在猪间扩散。气候的突然变化、拥挤、通风差、气候骤变、混养、转群、接种、疾病的流行及其他各种应激因素等都可诱发猪链球菌病的发生与流行(Power，1978)。温度波动大、相对湿度高、拥挤和大于2周龄的同舍猪猪链球菌携带率普遍高，有过猪链球菌病发生的猪场中猪的携带率亦高(Dee et al.，1993)。但也有报道认为猪群的感染率与圈养和猪群密度无关(Robertson et al.，1991)。

国内江苏和四川人感染猪链球菌病疫情出现时正值盛夏(6～8月)，当地在人间疫情出现之前，已有大量生猪病死。

三、饲养管理模式

从育种场向养猪场转群被认为是引起流行的主要因素(Azuma et al.，1983)，断乳后的带菌猪和之前未感染的猪混栏后可以传播给后者(Clifton-Hadley et al.，1984b)。荷兰研究小组发现，有英国进口猪的农场和无进口猪的农场的猪链球菌检出率分别为17%和1%(van der Velden et al.，1987)。

不同猪群的养殖模式不同，其猪链球菌的感染也不一致。单纯的商品猪养殖场，猪苗全靠市场采购，猪苗的免疫接种的质量和可靠性都不确定，再加上长途贩运等应激因素，使得仔猪的抵抗力下降，猪苗的发病机会增多。在防疫相对有计划、措施较严格的基础上，采取自繁自养的养殖模式是减少猪链球菌病发生与流行的一项有效的措施。猪场应实行多点式饲养，坚持"全进全出"制度，防止各类猪只交叉感染，特别要注意母猪对仔猪的传染。

仔猪断脐、剪牙、断尾、打耳号、阉割等要严格用碘酊消毒，当发生外伤时要及时按外科方法进行处理，防止从伤口感染病菌，引发本病。此外，阉割也能引起本病的传染，接触了猪链球菌病死亡猪内脏的阉割员，手未经消毒，会引起当天阉的猪全部发病死亡。

利用间接荧光抗体技术进行研究，结果表明，在巴布亚新几内亚，两个村庄家养猪的猪链球菌2型携带率分别为0.5%和2.5%，而两处集中饲养的养猪场的携带率则分别高达39%和43%；ELISA血清学调查也显示出相似的结果，猪链球菌2型在集中饲养的猪中阳性率达87%，家养的猪中仅有8%，说明病原体在集中饲养的猪舍中持续循环存在，而村庄里，则因为猪只的密度低和恶劣的环境条件而阻断了病原体在猪只之间的循环(Paterson et al.，1993)。

此外，养猪人员的专业知识和技能，防疫观念和意识，规范猪舍的管理等对猪群中猪链球菌病的流行具有非常关键的作用。勤检查猪群，发现可疑病猪立即隔离治疗。定期对猪舍进行彻底清扫、冲洗和消毒，消毒不严和消毒不彻底是导致猪链球菌病复发的主要原因。

　　猪场应严禁饲养猫、犬和其他动物，彻底消灭鼠类和吸血昆虫(蚊、蝇等)，控制传递媒介传播病原体，可有效地防止本病的发生与流行。

　　在全美国选了 35 个猪场，通过保育期健康仔猪的扁桃体拭子来取样并进行直接观察。过度的温度波动、相对湿度高、拥挤、混养是 4 个最普遍存在的问题。这些农场中的 50% 有持续的气流设备，以及各种各样的疾病问题，维生素 E 及硒的缺失，还存在不合理的疫苗免疫程序方法(归结于非典型血清型的存在)等。总体上讲，携带率高于均值的农场中的 83%(15/18)曾有猪只患病史。

四、饲料中抗生素的影响

　　由于猪长期被饲以含抗生素的饲料，当猪群在接种猪链球菌弱毒菌苗后，饲料中的抗生素就能杀死或抑制疫苗中的链球菌，抗体产生水平较低，使猪得不到疫苗的保护。因此，在疫苗接种前后，无论是在饲料中还是在饮水中都应严禁添加抗生素。当然，为了完全克服饲料中抗生素对疫苗的影响，也可采用猪链球菌灭活菌苗来预防接种。此外，饲料中抗生素的添加还能导致耐药菌株的流行。

五、猪的健康状态

　　健康猪携带被认为是传播本病的一个重要因素。

　　猪群的发病不只受到一种致病因素的作用，而是受几种致病因素共同作用的结果。巴斯德菌、大肠杆菌、胸膜肺炎放线杆菌属和化脓放线菌、支气管败血性博代杆菌、伪狂犬病病毒、猪繁殖与呼吸综合征病毒等与猪链球菌混合感染或继发感染时，可诱发猪链球菌病的发生与流行。

　　猪群中由于弓形体病、蓝耳病、圆环病毒感染等疾病的隐性感染比例比较大，大部分猪群都处在一种亚健康状态水平。这样的猪群在接种疫苗后，猪所产生的抗体水平与健康猪群相比要低，从而导致疫苗的保护率下降。处于亚健康状态的猪群对外界环境条件变化的应激能力也低，受到一点外界刺激就能诱发疾病的流行。

第五节　分子流行病学

　　分子流行病学是从分子水平研究人群中疾病与健康状况的分布及其影响因素，并制订有针对性的防治疾病及促进健康的策略和措施的科学。对于传染病而言，分子流行病学可以应用于确定传染病的病原及其来源、生物学联系、传播途径及毒力基因、抗原决定簇和抗药性基因(Levin et al., 1999)。后来拓展到利用分子技术和进化生物学手段定义、鉴别和追踪相关病原的种、亚种、菌株、克隆和基因，评价病原的遗传多样性对其相关致病特征的影响(Tibayrenc，2005)。与传统流行病学相比，分子流行病学对传播与流行范围、传播途径、传播媒介与因子及传染源的推断更为精确，提出的控制措施更有针对性。

对分离自不同地域、不同时间和不同来源的病原体进行分子分型是分子流行病学研究的主要手段。常用的分子分型方法除了普通 PCR 或多重 PCR 外，还有基因组指纹图谱(genomic DNA fingerprinting)、核糖体分型(ribotyping)、限制性片段长度多态性(restriction fragment length polymorphism，RFLP)、随机扩增多态性 DNA(random amplified polymorphic DNA，RAPD)分型、脉冲场凝胶电泳(pulsed-field gel electrophoresis，PFGE)分型、多位点可变数目串联重复序列分析(multiple-loci VNTR analysis，MLVA)、多位点序列分型(multilocus sequence typing，MLST)和全基因组序列分析等其他方法，这些方法可以从不同的层面上阐述猪链球菌菌株在特定血清型内/间的多样性及基因型和致病性之间的关系。本节就对这些代表性的技术在猪链球菌分子流行病学中的应用逐一介绍。

一、基因组指纹图谱

基因组指纹图谱是指同一种属细菌的基因组在 DNA 限制性核酸内切酶作用后，经电泳分离会呈现出特异性的电泳图谱。流行病学调查中将其和血清学方法相结合可以对不同时间、地点和病例分离的菌株之间的关系进行评估，还可以区分同种血清型或者流行病学上不相关的暴发菌株和非暴发菌株，是一种可靠的分辨率较高的方法。

用不同的限制性核酸内切酶可以有效地区分不同时间和地点的猪链球菌分离株和一些用已有血清学方法无法区分的菌株(Mogollon et al.，1991，1990)；该方法曾被用来分析分离自母猪和其初生仔猪的猪链球菌 5 型菌株，证实其存在垂直传播(Amass et al.，1997)；我国学者通过对分离自患者和猪的猪链球菌 2 型菌株的基因组指纹图谱研究，推测这些菌株可能来自共同的传染源，先在猪群中造成流行，再感染有密切接触史的人，造成当地的暴发流行(董德平等，2000)。

二、核糖体分型

核糖体 RNA(ribosomal RNA，rRNA)在不同的细胞中发挥相同的功能且序列非常保守，因此比较 rRNA 可以揭示微生物之间的进化关系，获得相关的遗传多态性信息。

早期的核糖体分型采用 Southern blotting 方法，首先对细菌基因组 DNA 用限制性核酸内切酶进行酶切，凝胶电泳分离不同长度的片段；电转移到膜上，再用标记的 16S rRNA 基因探针杂交。由于细菌的基因组中通常有多个核糖体基因，分别存在于不同长度的酶切片段中，因此可以得到含有不同数量和长度酶切片段的核糖体型别，类似人体的指纹。

使用不同的限制性核酸内切酶，产生的指纹图谱也不一样，分辨力也各异（Harel et al., 1994；Staats et al., 1998）。研究发现血清型相同的菌株之间（型内）和血清型不同的菌株之间（型外），其核糖体型别均存在遗传异质性。相同血清型的有毒株和无毒株之间图谱变化较大（Okwumabua et al., 1995；Smith et al., 1997；Staats et al., 1998），无毒株（MRP-EF-）的型别变化最大（Smith et al., 1997）。至于图谱与细菌产生溶血素之间的相关性，不同的研究小组得出的结论也不同（Okwumabua et al., 1995；Staats et al., 1998）。

同样是利用核糖体分型，Rasmussen 等（1999）研究 122 株丹麦猪链球菌 2 型菌株后发现与前述研究不同的结果，有毒和无毒的菌株图谱非常接近，但图谱和耐药谱及临床特征之间有明显的相关性。

之所以不同的研究小组得出不尽相同的研究结论，主要与限制性核酸内切酶的选择和菌株的来源有关，因为不同的酶可以产生不同的酶切产物，从而呈现出不同的图谱，其分辨力也就不同，实际工作中需同时结合现场流行病学资料，方能得出正确的判断。

由于 Southern 杂交要求的 DNA 纯度高，实验操作较繁琐，检测周期长，实验的过程难以标化，可重复性差。加之，成本费用也很高，同时还存在着放射性污染及放射核素发生衰变所产生的不稳定性两大缺点，现在已很少使用。

三、随机扩增多态性

RAPD 是由 Williams（Williams et al., 1990）和 Welsh（Welsh and McClelland, 1990）两个研究小组在 1990 年分别独立发现的一种 DNA 多态性检测技术。该技术是建立于 PCR 技术基础之上，利用一系列不同的随机排列碱基序列的寡核苷酸单链（通常长度为 9～10 个碱基）为引物，在低退火温度时有足够的亲和力结合于目的基因组并启动某些区域的扩增反应，产物经电泳分离后显色，分析扩增产物 DNA 片段的多态性。由于碱基发生缺失、插入、突变、重排等所引发的 DNA 多态性，扩增产物经电泳分离后可检测出反映菌株特征的条带图谱。

用该方法对来自北美和欧洲的猪链球菌 2 型的多态性研究发现，在人源和猪源菌株中发现有共同的图谱，表型一致的菌株比分离自不同地域的菌株更容易通过 RAPD 聚类。例如，毒力表型为 MRP+EF+HLY+ 和 MRP-EF-HLY- 的菌株的图谱均表现出明显聚类，说明 RAPD 法和表型分析结合可以评估引起人和猪感染的菌株，尤其是毒力菌株之间的克隆关系。来自不同国家甚至是大洲的菌株图谱聚成一簇，反映出欧洲和北美的菌株有着共同的祖先（Chatellier et al., 1999）。

1998 年江苏暴发人感染猪链球菌病疫情后，朱凤才等(2000)对分离自病死猪、患者血液和脑脊液的猪链球菌和猪链球菌 2 型标准株用 RAPD 技术分析后发现，自动物和人分离的猪链球菌与标准株图谱一致，确定了人感染源于接触病死猪。其克服了因当时国内尚无猪链球菌诊断标准血清，而对分离的链球菌菌株难以鉴定的困难，为追踪疫情的传染源提供了有力依据。

不同血清型和不同来源的猪链球菌经 RAPD 分析后，其图谱呈现出不同的特征。对比分析从屠宰场健康猪扁桃体分离到的猪链球菌 1/2 型和 2 型菌株的图谱后，发现 1/2 型分离株的差异较小，从病猪分离到的代表株与健康猪携带的菌株的图谱相似度高达 85%。而 2 型分离株，则显示出较大的差异。从病猪分离的代表株和同一猪群中健康猪携带的菌株聚成关系紧密的一簇。无猪链球菌病病史猪场的分离株有着很高的相似度(90%)，但与有病史猪场的分离株有着完全不同的图谱(Martinez et al.，2002)。

倪宏波等(2002)利用 100 条 10 聚核苷酸随机引物对分离的猪链球菌 RAPD 图谱比较分析后，对实验条件进行优化，发现 27 条引物用于 RAPD 分析表现出良好的多态性和稳定性，为猪链球菌的分子流行病学研究提供了有益的参考。

RAPD 方法的优点是快速简单，实验所用的时间较脉冲场凝胶电泳较短，且 RAPD 对 DNA 的要求不高，只需要少量的模板就可以进行扩增反应。从问世一开始就受到生物学家的青睐，在种属鉴定、分类研究、系谱分析、遗传图谱构建、突变体检测、基因定位等方面得到广泛应用。但是 RAPD 分析的重复性和标准性较差，引物不能直接与一些特殊的基因位点结合使得引物与模板位点间发生不完全性杂交，加之扩增过程敏感性极高，在退火温度下的轻微变化都能导致图谱条带的改变，在一定程度上阻碍了其推广。

四、限制性片段长度多态性

RFLP 全称是聚合酶链式反应-限制性核酸片段长度多态性(PCR-RFLP)，是不同基因组或某个基因的限制性核酸内切酶的酶切位点之间发生了碱基的替换、重叠、插入、缺失等，导致产生新的限制性酶切位点或丢失某些酶切位点。新位点的出现可以使限制性片段的长度缩短，而旧位点的丢失可以使限制性片段的长度增大。通过 PCR 反应扩增目的片段后用限制性核酸内切酶消化，再比较酶切后的图谱，可以反映不同菌株基因水平的差异，从而用于流行病学分析。

该方法早期被用于分析溶血素基因多样性并和序列分析结合研究其在核苷酸水平等位基因的变异度(King et al.，2001)。

Marois 等则通过 PCR 扩增大片段的 rRNA 基因，包括部分 16S 和 23S 基因和 16S-23S 基因间隔区(ISR)，然后用 *Rsa* I 或 *Mbo* II 核酸内切酶作用后，观察其图谱的差异来对猪链球菌进行分型研究。显示该方法的区分能力高于 0.95，体外重复率达到 100%，人源株比猪源株的基因变异率要小，在进行猪链球菌流行病学调查时具有应用价值(Marois et al.，2006)。次年，他们又将该方法和多重 PCR 法及脉冲场凝胶电泳相比较，发现将这些方法用于猪链球菌的研究都十分有价值(Marois et al.，2007)。

五、扩增片段长度多态性

AFLP 是通过 PCR 扩增基因组 DNA 限制性片段并进行电泳分析。该方法结合了 RFLP 和 RAPD 的特点，利用两种或两种以上的酶切割 DNA 形成不同酶切位点的限制性酶切片段，在所得的酶切片段上加上双链人工接头，连接后的产物作为 PCR 的模板，接头序列和相邻的限制性位点序列作为引物结合位点，通过引物及 DNA 扩增后得到的 DNA 多态性可作为一种分子标记应用于各种基因组的指纹分析(图 2-2)。其成为了研究原核生物属乃至种间亲缘关系的一种有效方法。因其重复性和分辨率较高，应用的范围也越来越广。

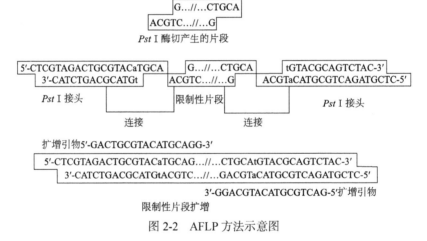

图 2-2　AFLP 方法示意图

AFLP 与毒力基因分析、临床特征结合可以鉴定猪链球菌菌株的来源(Rehm et al.，2007)。对野猪、患者和家猪分离的菌株分析后，发现 95%的 cps2+的野猪携带的菌株表达 *mrp*、*sly* 和 *epf**，野猪中猪链球菌 2 型 *epf**(*表示大分子量变异体)携带率比家猪要高，而欧洲患者分离株也携带 *epf**。德国西北部至少 10%的野猪携带可以使人致病的菌株，野猪是猪链球菌的重要传染源之一，人狩猎野猪是感染猪链球菌的高危因素。

六、脉冲场凝胶电泳分型

PFGE 是用限制性核酸内切酶直接作用于基因组 DNA，产生少量的限制性大分子 DNA 片段(通常是 10～20 个)。通过有规律地改变电场的方向使常规琼脂糖凝胶电泳难以分离的大分子 DNA 得以分离，呈现出特征性的图谱，最终达到分型的目的(Schwartz and Cantor，1984)。与 RAPD 和 ALFP 相比，PFGE 具有重复性好和分辨率高的优点，是一种非常有效的分子分型技术，在国内外有很多报道。

首先利用 PFGE 方法对猪链球菌分型的研究始于 2001 年，Allgaier 等利用不同的限制性核酸内切酶(Sma I 和 Apa I)分析不同血清型的猪链球菌，发现菌株呈现丰富的遗传多态性，PFGE 型别和致病性表型有一定的联系。分离自德国的猪链球菌菌群与其他欧洲国家的分离株相比，表现出更大的遗传多样性和表型特征；某种表型特征，如含有 2 型、1 型、9 型的荚膜抗原，表达 MRP 和 EF，溶血活性等，与脑膜炎和败血症的临床背景非常相关；从患脑膜炎和败血症病猪中分离到的菌株与从患肺炎或健康猪中分离到的菌株相比具有明显的遗传同质性(Allgaier et al.，2001)。与 Allgaier 等的结果类似，Berthelot-Herault 等还发现分离自脑膜炎和败血症的猪链球菌菌株比分离自肺炎的菌株同源性更高；分离自人体的菌株比分离自猪体的同源性高，可能意味着只有某些特殊的菌株才能使人致病；一些 PFGE 型别中包含有分离自猪和患者的菌株，可以很好地解释猪链球菌由猪感染人的传播途径(Berthelot-Herault et al.，2002)。

对不同猪场之间及同一猪场内分离的菌株用 PFGE 分析后，发现其表现出复杂的种群多样性，但某些型别的菌株出现频率高并且广泛分布于多个猪场，并且为一些猪场所特有，说明存在具有致病优势的菌株(Vela et al.，2003)。对从猪不同生长阶段分离到的猪链球菌用血清型分型、PFGE 和毒力基因谱分析后发现，源自不同生长阶段猪的分离株具有相似的表型和基因型特征，证明了健康猪在维持能够引起疾病暴发的菌株中的重要性，应加强其携带菌株的监测(Luque et al.，2010)。

在传染源追踪方面，PFGE 显示了独特的优势。2005 年，四川暴发人感染猪链球菌病疫情后，Ye 等(2008，2006)利用 MLST 和 PFGE 等方法揭示引起 2005年四川疫情的菌株和 1998 年江苏疫情的菌株属于同一个克隆株；对从香港的败血症或脑膜炎患者中分离到的猪链球菌 2 型菌株与从猪肉分离到的菌株 PFGE 分析后发现相似的型别，说明了人感染猪链球菌与猪源猪链球菌的关系(Ip et al.，2007)；罗隆泽等(2009)分析了四川地区分离的猪链球菌的毒力基因和 PFGE 型别，发现健康猪携带的猪链球菌 2 型与 2005～2007 年患者分离株型别相同，进一步说明健康猪持续携带的致病性猪链球菌可能是重要的传染源，需加强健康猪携带的猪链球菌监测。

与抗生素耐药谱、毒力基因分型、MLST 等方法的分型能力比较，PFGE 具有更好的分辨力(Kerdsin et al.，2009；Luey et al.，2007)。PFGE 通常被认为是菌株分子分型的"金标准"，但也存在着一定的缺点，PFGE 耗时比较长，仪器昂贵，对操作的技术要求也很高，电泳条带易受到人为等因素的影响；不能同时优化胶的每个部分的条带分布；不能确切地认为相同大小的条带就是相同的 DNA 片段；不同条带之间并不是无关的、相互独立的，而是互相联系的；一个酶切位点的变化可能引起不止一个条带的变化；结果不易分析，不易于在实验室之间进行比较。该分子分型的方法仍有待进一步地完善与分析。

七、多位点可变数目串联重复序列分析

随着真核生物基因组中的可变数目串联重复序列（variable number tandem repeat，VNTR）在原核生物基因组中的发现，MLVA 从最初用于哺乳动物的亲缘关系分析拓展到用于细菌多态性检测。

Li 等对国内分离到的猪链球菌的 9 个等位基因（*TR1*～*TR9*）进行 PCR 扩增，分析出每株菌 9 个等位基因的串联数后，将串联数作为字符型数据导入 BioNumerics 4.6 软件，进行聚类分析。发现源自 1998 年江苏南通的菌株被分成 5 个 MLVA 型，而 4 个 MLVA 型在 2005 年四川分离株中亦有发现（但不完全相同），从另一角度说明引起 1998 年江苏和 2005 年的暴发疫情的病原菌有共同的起源。结合现场流行病学调查，推断江西的一例人感染猪链球菌病患者的传染源很可能通过猪肉贸易自江苏流入（Li et al.，2010）。

MLVA 具有与 PFGE 相近的灵敏度和特异性，且具有独特的优势，第一，该法重复性好，即使不同实验者也可得到相同的条带形式；第二，可制定统一标准，易于各实验室间进行比较；第三，能在较短时间内处理大量样品。可能更适于对猪链球菌的区分，对猪链球菌感染的溯源和监测亦具有重要作用。

八、多位点序列分型

MLST 是一种以核苷酸序列为基础的病原菌分型方法，通过对多个管家基因（一般为 6～11 个位点）进行测序，比较不同样本的等位基因多样性并将每一组不同的等位基因的排列组合作为一个基因型。它是高通量测序技术与成熟的群体遗传学相结合的产物。该方法简单易行，重复性好，可以通过国际互联网对某一病菌株在全球范围内的传播情况进行追踪监测。目前，MLST 技术已被广泛应用于病原菌的分型鉴定中。MLST 具有很多优点，其一，MLST 是高度自动化的，所以数据清晰，可以进行不同实验室之间的数据参比，有利于在全球范围内进行流行病学的比较与分析；其二，MLST 方法不需要参考菌株对实验室间和实验室内的结果进行标准化，减少了工作量；其三，对于难以培养的微生物，MLST 可以通过互联网进行快速的数据共享，而且随着相应数据库的建立，MLST 将在全球的流行病学研究调查中起到重要的作用。

2002 年，King 等首先利用 MLST 方法描述猪链球菌的种群结构、血清型与

ST 型别及特定的克隆群与致病性的关系,并建立相应的数据交换平台(http://ssuis.mlst.net/)(King et al.,2002)。在其研究中,对猪链球菌 7 个管家基因(*dpr*、*thrA*、*cpn60*、*recA*、*gki*、*aroA* 和 *mutS*)进行 PCR 扩增,并测定其序列,将猪链球菌被分为 92 个 ST(sequence type)型,其中 18 个 ST 型包括多株菌。ST1、ST27 和 ST87 3 个型别的菌株为优势群;ST1 型更容易引起侵袭性病症(表现为败血症、脑膜炎、关节炎),而 ST87 群和 ST27 群更多地分离自肺组织,尽管分离自败血症和脑膜炎的菌株也在该群出现,但 ST27 和 ST87 型引起侵袭性病症较 ST1 型弱。总体上看,多数强毒株属于 ST1 型,而其他 ST 型别的菌株属于弱毒株。ST1 型分布最广,说明 ST1 型菌株代表了一种近期出现并很快波及全球的克隆群,这个克隆群的扩散可能与菌株的侵袭力和菌株适应性有关,也使这些菌株容易引发人或动物致病。ST1 型主要包括血清 2 型菌株,而 ST27 型主要是血清 7 型。属于同一个血清型的菌株也可以出现在不同的型别中,如有 9 个 ST 型包含有多个不同的血清型,血清 2 型菌株分布于 16 个 ST 型中,而血清 9 和 7 型分别分布于 7 个和 5 个 ST 型中。和血清分型方法相比,MLST 分型方法反映菌株的进化关系,但使用目前的 MLST 方法有 7 个血清型的代表菌株(20 型、21 型、22 型、26 型、32 型、33 型和 34 型)在 1 个或多个管家基因上没有扩增产物,因此无法明确其 MLST 型。这也说明上述血清型菌株遗传距离较主群远,与 16S rRNA 和 *cpn60* 基因测序分析的结果类似(Brousseau et al.,2001;Gottschalk et al.,2007)。

现在,世界各地研究人员都可以将自己的研究结果上传到该共享数据库,迄今已发现 497 个 ST 型别。ST1 型菌株分布最广,为高致病性的世界流行型,欧洲(英国、法国、西班牙、荷兰和丹麦)、北美(美国和加拿大)、东南亚(泰国)及中国(香港、广西和贵州)均有报道(Chang et al.,2006;Kerdsin et al.,2011a;King et al.,2002;Mai et al.,2008;Maneerat et al.,2013;Ngo et al.,2011;Ye et al.,2006)。

在我国广泛分布并引起人和动物间疫情的主要是 ST7(Ye et al.,2008,2006),还有 ST1、ST29、ST128(王洪敏等,2008;杨珍等,2009)。

Blume 等分析了从西班牙各地得到的猪链球菌 2 型和 9 型分离株的遗传特征和毒力表型。PFGE 分型鉴定出 97 种型别,其中 68%的型别只含有一株菌,说明菌株间有很大的基因差异;5 种 PFGE 型别约占所有分离株的 33.3%,这些菌株分离自 9 个省、38%的猪场,说明优势菌株在西班牙分布广泛。对两种血清型中主要 PFGE 型代表株用 MLST 分析,结果显示 2 型和 9 型具有明显不同的遗传背景。2 型分离株属于 ST1,大部分具有 MRP+EF+SLY+表型,在大多数欧洲国家流行。9 型分离株属于 ST61,与在欧洲广泛传播的 ST87 型相关。不同的是,ST87 表达大量的 MRP 变异体,而大多数的 9 型分离株(97.9%)不表达该蛋白质(Blume et al.,2009)。

Kerdsin 等(2009)用 MLST 和 PFGE 两种分析方法，发现泰国有 ST105 菌株的传播。2011 年，他们对 2006～2008 年的病例进行了回顾。从 165 位患者中分离的猪链球菌 2 型菌株主要的 ST 型为 ST1(占 62.4%)和 ST104(占 25.5%)，后者为泰国所特有。ST1 型与脑膜炎显著相关，ST104 型与非脑膜炎症状相关。两个型别的菌株都能引起败血症(Kerdsin et al.，2011a)。

随着测序的费用的降低和通量的加大，该方法一定会普及和推广。

九、毒力基因谱

已知毒力因子很多，包括荚膜多糖(CPS)、毒力相关蛋白(MRP 和 EF)、溶血素或猪溶素(HLY 或 SLY)、蛋白质片段(44kDa 细胞壁蛋白、免疫球蛋白连接蛋白、硅铝质酸)、纤毛及黏附素等，其中最为重要的是 MRP 和 EF，可作为判定菌株毒力的指标。但对猪链球菌毒力株的定义存在争议，比较公认的是在鉴别菌株荚膜血清型(或相符的 CPS 型)的基础上，再看其主要的毒力因子，如 MRP、EF 和 SLY，其中 MRP 和 EF 还有分子量不同的变异体(*表示分子量大的变异体，^{S} 表示分子量小的变异体)(注：下面叙述中毒力因子缩写字母用大写表示研究的对象为蛋白质，小写表示研究的对象为基因)。不同地区、不同来源(健康猪、病猪和患者)、不同血清型之间，毒力因子分布也不相同。

(一)欧洲

在荷兰，从病猪脏器分离出来的 2 型菌株大多表现为 MRP+EF+；相反，从健康猪扁桃体中分离的菌株极少为该表现型(占 2%)，大部分表现为 MRP–EF–；分离自人的菌株 89%表达 MRP，74%呈 MRP+EF–表型，但用抗 EF 的单克隆抗体可以检测到分子量较大的条带(即 MRP+EF*)(Vecht et al.，1991)；从西班牙病猪分离的 2 型菌株中 84%表型属于 MRP+EF+，从健康猪分离的 2 型菌株中 26%表型属于 MRP+EF+，比荷兰的要高(Luque et al.，1999)；法国从病猪分离的 2 型菌株中，46%表型为 MRP+EF–SLY–、28%表型为 MRP+EF+SLY+。从健康猪分离的 2 型菌株中，67%表型为 MRP+EF–SLY–(Berthelot-Herault et al.，2000)。

对欧洲 7 国病猪的不同血清型菌株进行表型分析，得到 8 种 MRP/EF 表型，分别是 MRP+EF+、MRP^{S}EF+、MRP–EF+、MRP–EF–、MRP+EF*、MRP^{S}EF*、MRP*EF–、MRP^{S}EF–，1 型和 1/2 型血清型均发现了 EF*菌株，EF–、MRP*和MRP^S 在所有的血清型中均有发现。其中血清 1 型(66%)和 2 型(71%)的 MRP/EF表型主要表现为 MRP+EF+、MRP^{S}EF+或 MRP–EF+，96%的 7 型菌株表型为MRP–EF–，81%的 9 型菌株表型属于 MRP*EF–(Wisselink et al.，2000)。如果把 SLY 考虑进来，从患败血症、脑膜炎、肺炎和胸膜炎的猪体内也分离到表型为MRP–EF–SLY–的 2 型、3 型和 9 型菌株；无论从健康猪还是病猪中分离的

1/2 型、9 型、7 型和 3 型菌株，很少携带毒力相关蛋白；所有的 1/2 型菌株表型都是 MRP+EF-SLY-，7 型都是 MRP-EF-SLY-表型（Berthelot-Herault et al.，2000）。一方面说明了猪链球菌表型的复杂性，另一方面也说明除了公认的毒力因子外，猪链球菌还应有其他毒力因子的存在。

（二）北美洲

美国从病猪分离的菌株研究表明，分离自猪脑膜炎的 34 株猪链球菌 2 型菌株中 19 株呈 MRP+EF+、5 株表型为 MRP*EF-、4 株表型为 MRP-EF+、6 株表型为 MRP-EF-；从肺部分离的 7 株猪链球菌 2 型菌株中有 5 株 MRP*EF-和 2 株 MRP-EF-。从健康猪中分离的 6 株 2 型菌株有 1 株 MRP*EF-和 5 株 MRP-EF-。

在加拿大，大多数分离自病死猪的菌株表型为 MRP-EF-，MRP+EF+表型较少见。来源于临床症状健康猪、一头牛和 2 个人分离株有相同的 MRP-EF-表型（Gottschalk et al.，1998）。

美国菌株最普遍的表现型为 MRP+EF-SLY-和 MRP-EF-SLY+。血清型分布和毒力基因表型，特别是 2 型与几个欧洲国家相比有明显不同。但与加拿大的报道类似（Fittipaldi et al.，2009）。但在美国和加拿大患者及病猪中也分离到表型为 MRP+EF+SLY+和 MRP-EF-SLY-的 2 型菌株，分子流行病学研究显示它们可能有相同的来源（Chatellier et al.，1999）。2 型以外的所有型别菌株，包括从患脑膜炎猪分离到的菌株，都表现为 MRP-EF-（Galina et al.，1996）。

（三）南美洲

巴西病猪分离的 2 型菌株表现为不典型的 MRP+EF*SLY+表型，与已知的欧洲株及北美株的优势表型都不同（Martinez et al.，2003）。

（四）亚洲

泰国的一项研究发现，所有的菌株（1 型、2 型、7 型、9 型和未分型）都携带 mrp 和 sly，63%的菌株携带 epf，病猪携带 epf 的比例高于健康猪，但从健康猪分离的 2 型菌株携带 epf 的比例远高于病猪，说明在泰国健康猪也是引起猪链球菌病的重要危险因素（Padungtod et al.，2010）。

（五）中国

猪链球菌的毒力因子表型主要与血清型别和分离的区域有关，疫区的健康猪携带链球菌 2 型大多表现为 mrp+epf+sly+，与同期患者分离株一致（欧瑜和陆承平，2002；罗隆泽等，2009；赵冉等，2006）。和西班牙和荷兰的报道相近（Vecht et al.，1991；Luque et al.，1998），比其他地区报道的要高（Galina et al.，1996；

Berthelot-Herault et al., 2000）。非疫区的 2 型菌株绝大多数都表现为对猪无毒力的 *mrp-epf-* 表现型，极少表现为 *mrp+epf+*（何孔旺等，2002；杨珍等，2009）。说明在疫区，健康猪可携带的高致病性 2 型猪链球菌是引起猪或人发病的重要传染源。

十、基因组序列分析

上述各种分子流行病学研究手段，各有优劣，对实验室仪器设备和操作人员有特殊的要求。客观上讲，不同的方法各有优劣，没有一种方法可以回答所有问题。

2005 年在中国四川暴发了人感染猪链球菌病的疫情后，研究人员用全基因组 PCR 扫描（WGPS）、毒力因子基因的比较和 MLST 分析对人源和动物源性四川分离株与其他国内分离株及国外分离株进行了比较。3 种方法均未能在暴发的分离株中检出基因组结构的改变（Xiong et al., 2008）。

对菌株的全基因组序列分析可以全景比较不同菌株间的遗传关系，更好地区分人源和非人源菌株以及暴发相关和非暴发相关菌株（Chen et al., 2013）。比较基因组分析应用于猪链球菌研究领域，促进了其致病机制、进化历史等相关研究工作的开展。未来对其他菌株基因组的测定和比较分析将极大地丰富对各种群间关系的认识，有助于发现不同种群的特异遗传成分和特征，并且提高猪链球菌病的防治水平。另外，作为猪链球菌研究的活跃领域，比较基因组学必将与新的测序技术、新的生物信息学工具相结合，为发现新的药物靶位和保护性抗原提供更大的可能。第二代测序技术的问世，可以在较短时间内同时获得多个未测序菌株的基因组序列信息，相对成本较低，研究结果可靠性较高，具有良好的应用前景。但序列分析需要生物信息学方面专门的人才，其推广也局限于高级的机构。

需要说明的是，即便如此，在实际工作中，实验室结果的分析仍需和现场流行病学资料相结合，才能作出科学的判断。

参 考 文 献

蔡衍珊, 刘于飞, 梁振波, 李凯, 沈秋逢, 李孝权, 邓志爱. 2008. 广州市首例人感染猪链球菌病例的调查处理. 华南预防医学, 34(02):43-44.

常伟冰, 吴国强, 宋逸萍. 2006. 一起猪链球菌病小型爆发的病原学调查. 上海预防医学杂志, 18(09):445-446.

陈健, 郭志南, 王明斋, 林敏珍, 郑智民. 2010. 厦门市首例人感染猪链球菌病例的流行病学调查. 海峡预防医学杂志, 16(06):36-37.

陈伟南, 付仁和, 刘富强, 胡世雄, 肖立军. 2007. 湖南省首例人猪链球菌感染病例的流行病学调查及预防控制. 实用预防医学, 14(03):708-710.

陈月新, 赵桂兰, 张勇昌. 2000. 猪链球菌 Ⅱ 型 1 例报道. 临床检验杂志, 18(03):138.

成凌志, 王继杰, 赵树海, 颜天强, 许宁湘, 肖力军, 卢毅. 2007. 湖南省首例人感染猪链球菌病调查报告. 现代预防医学, 34(19):3771+3773.

褚美芬, 倪柏锋, 孙琦, 朱家新, 徐辉, 严杰. 2004. 浙江省某猪场暴发 II 型猪链球菌感染及病原诊断和药敏试验. 微生物学杂志, 24(05):126 128.

董柏青, 林玫, 杨进业, 王鸣柳, 龚健, 李翠云, 张杰, 秦卫文, 吴兴华, 杨进, 梁大斌, 廖和壮, 谭冬梅, 权怡, 周凌云. 2008. 广西21例人感染猪链球菌病例的流行病学分析. 应用预防医学, 14(02):65-69.

董德平, 韩立中, 项明洁, 于垠坤, 倪语星. 2000. 猪链球菌II型流行菌株同源性分析. 上海医学检验杂志, 15(02):99-100.

董德平, 韩立中, 项明洁, 于垠坤, 倪语星. 1999. 猪链球菌II型致败血症一例. 中华医学检验杂志, 22(02):73.

杜亚平, 钱卫娟, 徐国彬. 2000. 猪链球菌2型菌株引起8例化脓性脑膜炎调查. 中华预防医学杂志, 34(05):305.

方挺, 董红军, 周爱明, 许国章, 徐景野, 金春光, 陆怀初, 沈鹏. 2007. 浙江省首例人感染猪链球菌病的流行病学调查. 疾病监测, 22(11):788.

俸军林, 李浩, 吴岚, 刘开祥, 曾爱源, 唐永刚. 2007. 表现为化脓性脑膜炎的人感染猪链球菌病1例. 广东医学, 28(12):1960.

郭长明, 俞伏松, 方勤美, 黄绍谦, 林天龙. 2009. 福建猪群猪链球菌2型血清学调查与分析. 中国人兽共患病学报, 25(04):338-339+343.

何剑峰, 康敏, 陈经雕, 梁文佳, 柯碧霞, 刘少群, 李文杰, 吴能简, 马汉武, 胡国超, 罗会明. 2006. 广东省五例人感染猪链球菌病例流行特征分析. 中华流行病学杂志, 27(10):864.

何孔旺, 倪艳秀, 王继春, 何家惠, 王伟峰, 杨瑛, 陆承平, 林继煌. 2002. 猪链球菌2型的分子流行病学研究. 中国人兽共患病杂志, 18(05):45-47.

呼显生, 彭召玲, 李静姬, 马玉敏, 姜成. 2006. 1株猪源性链球菌的分离鉴定及药敏试验. 中国公共卫生, 22(10):1247-1248.

胡晓抒, 朱凤才, 汪华, 陈宋义, 王广和, 孙建中, 华春涛, 杨华富. 2000. 人猪链球菌感染性综合征研究. 中华预防医学杂志, 34(03):150-152.

黄毓茂, 黄引贤. 1995. 2 型猪链球菌的血清学鉴定. 中国兽医学报, 15(01):63-65.

鞠爱萍, 王长军, 郑峰, 潘秀珍, 董亚青, 葛俊超, 陆承平, 唐家琪. 2008. 江苏省中部地区猪链球菌主要致病血清型分子流行病学调查. 中华流行病学杂志, 29(2):151-154.

孔东锋, 张小岚, 梅树江. 2009. 深圳市 4 例人感染猪链球菌病例流行病学分析. 热带医学杂志, 9(03):320-321+340.

孔繁才. 2007. 食用猪肝感染猪链球菌致死 1 例报告. 上海预防医学杂志, 19(05):249-250.

李美霞, 杨智聪, 汤国球, 沈秋逢. 2009. 广州市 2 例人感染猪链球菌病的流行病学调查. 热带医学杂志, 9(12):1438-1439+1442.

李水信, 李瑞君. 1997. 猪链球菌病的特征及处理意见. 肉品卫生, (04):17-18.

李重茂, 程继伟, 李琴. 2009. 腰骶椎猪链球菌感染 1 例. 中国脊柱脊髓杂志, 19(06):415+420.

梁翠玲, 吕善东. 2009. 3 例人感染猪链球菌病临床分析. 右江民族医学院学报, 31(03):423.

梁坚忠, 司徒荣阮, 陈缘超, 吴若宁. 2006. 一起人感染猪链球菌病疫情的流行病学和病原学研究. 热带医学杂志, 6(10):1111-1112.

梁木寿. 1996. 一起暴发性猪链球菌病. 肉品卫生, (03):23-24.

林荣泉, 朱慧芬, 陈红妹, 陈平芳, 冯明. 1994. 猪链球菌病的检验与处理. 肉品卫生, (05):11-13.

林玉娣, 缪小兰, 肖勇, 董美华, 钱燕华, 傅景春. 2011. 一例猪链球菌2型死亡病例流行病学溯源调查. 江苏预防医学, 22(05):29-30+60.

刘文娟, 周冰. 2009. 人猪链球菌Ⅱ型重症感染2例. 临床荟萃, 24(13):1125.

刘新桥. 2011. 猪链球菌致人重症化脓性脑膜炎1例. 中国药业, 20(11):78.

卢耀娟, 梁炯明, 刘义威, 杨成志, 詹晓瑜, 胡昱. 2009. 五起人感染猪链球菌病病例的流行病学调查及控制效果分析. 公共卫生与预防医学, 20(01):70.

陆洪潮, 杜晖, 胡静英, 娄红霞, 蒙泽舟, 周兴国. 2007. 一起屠宰病猪致猪链球菌感染的流行病学调查. 职业与健康, 23(10):837-838.

吕强, 吴建林, 袁珩, 罗隆泽, 刘学成, 欧阳兵, 刘莉, 刘伦光, 黄燕. 2005. 四川省人感染猪链球菌病流行病学调查分析. 预防医学情报杂志, 21(04):379-383.

罗隆泽, 王鑫, 崔志刚, 李燕春, 郭宗琪, 金东, 郑翰, 何树森, 刘学成, 贾勇, 廖安波, 景怀琦. 2009. 四川资阳地区健康猪2型猪链球菌分离与分子生物学特征分析. 中国人兽共患病学报, 25(09):842-845.

倪宏波, 欧阳素贞, 王兴龙, 鲁会军, 雷连成. 2002. 利用随机扩增多态性DNA指纹技术对猪链球菌进行基因分型. 中国兽医科技, 32(7):9-12.

欧瑜, 陆承平. 2002. 猪链球菌2型国内分离株毒力相关蛋白的分析. 微生物学报, 42(01):105-109.

彭维斌, 杨开玺. 2005. 一起人感染猪链球菌疫情的调查与处理. 江苏预防医学, 16(04):25-26.

宋觉非, 左芳. 2010. 人感染猪链球菌病一例报告. 临床误诊误治, 23(11):1067-1068.

孙建中, 沈健, 尤玉民, 柏亚军, 王春林, 张莉, 陈绍元. 1999. 如皋市人—猪链球菌感染综合征防制效果分析. 江苏预防医学, 10(04):37-38.

汪华, 胡晓抒, 朱凤才, 陈宋义, 孙建中, 华春涛. 2000. 人-猪链球菌感染性综合征的流行病学调查. 现代预防医学, 27(03):312-314.

王宏军, 秦才珍, 张翔, 卞红益, 朱凤才. 2009. 姜堰市首起人感染猪链球菌暴发疫情的流行病学调查及预防控制. 现代预防医学, 36(22):4353-4354.

王洪敏, 柯昌文, 潘武滨, 柯碧霞, 陈经雕, 邓小玲, 刘美真, 陈国仁, 杨杏芬, 朱振宇. 2008. 2005年广东省临床分离猪链球菌的MLST分子分型研究. 南方医科大学学报, 28(08):1438-1441+1445.

韦俊超, 朱水荣, 杨婷婷. 2009. 东阳市一例人感染猪链球菌病的病原学及分子生物学鉴定分析. 中国卫生检验杂志, (07):1641-1642+1646.

吴登科, 刘桂云, 熊桃菊, 陈开军, 吴昌金. 2009. 一起人猪链球菌感染病例流行病学调查. 实用预防医学, 16(01):135-136.

吴国辉, 王豫林, 肖邦忠, 段刚, 赵波, 王红, 刘晓鹏, 廖春艳, 王玲, 王文斟. 2006. 重庆市人感染猪链球菌病的病原分离与鉴定. 现代预防医学, 33(8):1348-1350.

吴景文, 刘云, 涂正波, 吴玉铮. 2006. 江西省一例人感染猪链球菌病的流行病学调查. 中华流行病学杂志, 27(11):1011.

徐景野, 许国章, 金春光, 宋启发, 方挺, 毛国华. 2008. 宁波市首例人感染猪链球菌2型的实验室鉴定. 中国卫生检验杂志, 18(11):2216-2217+2252.

徐涛, 陈玉莲, 翁杏华, 郑兆富. 2010. 2 型猪链球菌致脑膜炎败血症 1 例. 临床检验杂志, 28(06):412.

徐晓风, 肖巧云, 黄丽娟, 陈沛文. 2000. 脑脊液中分离出猪链球菌Ⅱ型 5 株报道. 临床检验杂志, 18(05):319.

杨国富. 2006. 职业暴露感染猪链球菌病一例调查. 中华流行病学杂志, 27(02):141.

杨科, 杨继宝, 姜永全, 罗永平, 杨正培, 杨军, 康中菊. 2007. 人感染猪链球菌病例 1 例报告. 疾病监测, 22(04):285.

杨丽莉, 罗雷, 袁俊, 刘青连, 周勇, 杨翠辉. 2011. 广州市荔湾区首例人感染猪链球菌病的流行病学调查. 华南预防医学, 37(02):46-48.

杨瑞军, 尹志英, 张建民, 姚苹苹. 2011. 一例人感染猪链球菌病流行病及病原学调查. 中国公共卫生管理, 27(02):208-210.

杨维中, 余宏杰, 景怀琦, 徐建国, 陈志海, 祝小平, 汪华, 刘学成, 王世文, 刘伦光, 祖荣强, 罗隆泽, 向妮娟, 刘红露, 钟文君, 刘莉, 孟玲, 袁珩, 高永军, 杜化茂, 欧阳宾, 叶长芸, 金冬, 吕强, 崔志刚, 黄燕, 张守印, 安向东, 黄婷, 周兴余, 冯燎, 庞启迪, 舒跃龙, 王宇. 2006. 四川省一起伴中毒性休克综合征的人感染猪链球菌 2 型暴发. 中华流行病学杂志, 27(03):185-191.

杨珍, 王楷宬, 范伟兴, 姜平. 2009. 表观健康猪群携带猪链球菌情况流行病学调查. 中国人兽共患病学报, 25(10):977-979+999.

余宏杰, 刘学成, 王世文, 刘伦光, 祖荣强, 钟文君, 祝小平, 向妮娟, 袁珩, 孟玲, 欧阳兵, 高永军, 吕强, 黄燕, 安向东, 黄婷, 周兴余, 冯燎, 庞启迪, 杨维中. 2005. 四川省人感染猪链球菌病危险因素的匹配病例对照研究. 中华流行病学杂志, 26(09):636-639.

湛志飞, 张红, 胡世雄, 李俊华, 夏昕, 覃迪, 刘运芝. 2007. 湖南省首例人感染猪链球菌病的病原分离与鉴定. 中国热带医学, 7(05):702-703.

张成宇, 田克诚, 杜会礼. 2007. 贵州省罗甸县人感染猪链球菌病例的调查. 实用预防医学, 14(05):1464-1465.

张家峥, 程根生, 刘小燕, 易延彬, 毛建辉. 2001. 集约化猪场发生猪链球菌病的调查与防制. 中国预防兽医学报, 23(4):306-308.

张耀林, 郑惠波, 张若钦, 汤镇波. 2005. 广东省首例人-猪链球菌感染病例的流行病学调查及预防控制. 华南预防医学, 31(05):23-24.

赵冉, 孙建和, 陆承平. 2006. 猪链球菌国内分离株毒力因子的分布特征. 上海交通大学学报, 24(6):495-498.

赵瑞芳, 叶剑华, 李智岳, 余新. 2010. 浙江省衢州市衢江区一起人感染猪链球菌病例流行病学调查. 疾病监测, 25(10):844-845.

郑伟, 孙继梅, 周秀珍, 张智洁. 2009. 人感染猪链球菌Ⅱ型化脓性脑膜炎 1 例分析. 中国误诊学杂志, 9(03):724-725.

周莉芸. 2009. 一起人感染猪链球菌疫情的处置报告. 社区医学杂志, 7(06):47-48.

周祖木, 马洪波, 谢海斌, 吕华坤. 2011. 温州市鹿城区人感染猪链球菌病一例调查. 上海预防医学, 23(04):172-173.

周祖木, 章显传, 缪仁潮, 朱善冰, 杨道余, 郭智胜. 2009. 浙江省温州市首例人感染猪链球菌病调查报告. 中国媒介生物学及控制杂志, 20(05):448.

朱凤才, 杨华富, 胡晓抒, 汪华, 王广和, 宋亚军, 杨瑞馥. 2000. 人源和猪源猪链球菌的同源性研究. 中华流行病学杂志, 21(6):427-429.

祝小平, 祖荣强, 陈志海, 刘学成, 刘伦光, 钟文君, 王世文, 向妮娟, 袁珩, 孟玲, 欧阳兵, 高永军, 吕强, 黄燕, 安向东, 黄婷, 周兴余, 冯燎, 庞启迪, 杨维中. 2005. 四川省人感染猪链球菌病死亡病例特征分析. 中华流行病学杂志, 26(09): 633-635.

Aarestrup FM, Jorsal SE, Jensen NE. 1998. Serological characterization and antimicrobial susceptibility of *Streptococcus suis* isolates from diagnostic samples in Denmark during 1995 and 1996. Vet Microbiol, 60(1):59-66.

Agass MJ, Willoughby CP, Bron AJ, Mitchell CJ, Mayon-White RT. 1977. Meningitis and endophthalmitis caused by *Streptococcus suis* type II (group R). Br Med J, 2(6080):167-168.

Allgaier A, Goethe R, Wisselink HJ, Smith HE, Valentin-Weigand P. 2001. Relatedness of *Streptococcus suis* isolates of various serotypes and clinical backgrounds as evaluated by macrorestriction analysis and expression of potential virulence traits. J Clin Microbiol, 39(2):445-453.

Alonso-Socas Mdel M, Aleman-Valls R, Roldan-Delgado H, Gomez-Sirvent JL. 2006. Endocarditis and spondylodiscitis caused by *Streptococcus suis*. Enferm Infecc Microbiol Clin, 24(5):354-355.

Amass SF, SanMiguel P, Clark LK. 1997. Demonstration of vertical transmission of *Streptococcus suis* in swine by genomic fingerprinting. J Clin Microbiol, 35(6):1595-1596.

Arends JP, Hartwig N, Rudolphy M, Zanen HC. 1984. Carrier rate of *Streptococcus suis* capsular type 2 in palatine tonsils of slaughtered pigs. J Clin Microbiol, 20(5):945-947.

Arends JP, Zanen HC. 1988. Meningitis caused by *Streptococcus suis* in humans. Rev Infect Dis, 10(1):131-137.

Asensi JM, Asensi V, Arias M, Moreno A, Perez F, Navarro R. 2001. *Streptococcus suis* meningitis. Report of two cases and literature review. Enferm Infecc Microbiol Clin, 19(4):186-188.

Aspiroz C, Vela AI, Pascual MS, Aldea MJ. 2009. Acute infective endocarditis due to *Streptococcus suis* serotype 2 in Spain. Enferm Infecc Microbiol Clin, 27(6):370-371.

Azuma R, Hara F, Oonuma Y, Sugimoto C. 1983. *Streptococcus* R (*Streptococcus suis* type II) infection in pigs in Japan. Natl Inst Anim Health Q (Tokyo), 23(4):117-126.

Baddeley PG. 1995. *Streptococcus suis* infection. Occup Med (Lond), 45(4):222.

Baele M, Chiers K, Devriese LA, Smith HE, Wisselink HJ, Vaneechoutte M, Haesebrouck F. 2001. The gram-positive tonsillar and nasal flora of piglets before and after weaning. J Appl Microbiol, 91(6):997-1003.

Bahloul H, Mofredj A, Mrabet A, Gineyt G, Rousselier P. 2008. *Streptococcus suis* meningitis after oral contamination?. Med Mal Infect, 38(5):281-282.

Bartelink AK, van Kregten E. 1995. *Streptococcus suis* as threat to pig-farmers and abattoir workers. Lancet, 346(8991-8992):1707.

Baums CG, Verkuhlen GJ, Rehm T, Silva LM, Beyerbach M, Pohlmeyer K, Valentin-Weigand P. 2007. Prevalence of *Streptococcus suis* genotypes in wild boars of Northwestern Germany. Appl Environ Microbiol, 73(3):711-717.

Bensaid T, Bonnefoi-Kyriacou B, Dupel-Pottier C, Bellon O, Lagier E, Chardon H. 2003. *Streptococcus suis* meningitis following wild boar hunting. Presse Med, 32(23):1077-1078.

Berthelot-Herault F, Gottschalk M, Labbe A, Cariolet R, Kobisch M. 2001. Experimental airborne transmission of *Streptococcus suis* capsular type 2 in pigs. Vet Microbiol, 82(1):69-80.

Berthelot-Herault F, Marois C, Gottschalk M, Kobisch M. 2002. Genetic diversity of *Streptococcus suis* strains isolated from pigs and humans as revealed by pulsed-field gel electrophoresis. J Clin Microbiol, 40(2):615-619.

Berthelot-Herault F, Morvan H, Keribin AM, Gottschalk M, Kobisch M. 2000. Production of muraminidase-released protein (MRP), extracellular factor (EF) and suilysin by field isolates of *Streptococcus suis* capsular types 2, 1/2, 9, 7 and 3 isolated from swine in France. Vet Res, 31(5):473-479.

Blume V, Luque I, Vela AI, Borge C, Maldonado A, Dominguez L, Tarradas C, Fernandez-Garayzabal JF. 2009. Genetic and virulence-phenotype characterization of serotypes 2 and 9 of *Streptococcus suis* swine isolates. Int Microbiol, 12(3):161-166.

Boetner AG, Binder M, Bille-Hansen V. 1987. *Streptococcus suis* infections in Danish pigs and experimental infection with *Streptococcus suis* serotype 7. Acta Pathol Microbiol Immunol Scand B, 95(4):233-239.

Braun S, Jechart G, Emmerling U, Ehret W. 2007. Meningitis caused by *Streptococcus suis*. Dtsch Med Wochenschr, 132(20):1098-1100.

Breton J, Mitchell WR, Rosendal S. 1986. *Streptococcus suis* in slaughter pigs and abattoir workers. Can J Vet Res, 50(3):338-341.

Brisebois LM, Charlebois R, Higgins R, Nadeau M. 1990. Prevalence of *Streptococcus suis* in four to eight week old clinically healthy piglets. Can J Vet Res, 54(1):174-177.

Brousseau R, Hill JE, Prefontaine G, Goh SH, Harel J, Hemmingsen SM. 2001. *Streptococcus suis* serotypes characterized by analysis of chaperonin 60 gene sequences. Appl Environ Microbiol, 67(10):4828-4833.

Brown LN. 1969. Alpha hemolytic *streptococci* isolated from acute pneumonia and septicemia of Iowa swine. Proceedings, annual meeting of the United States Animal Health Association, 73:589-595.

Buddle JR, Jones JE, Pass DA, Robertson J. 1981. The isolation of *Streptococcus suis* type II from a pig with meningitis. Aust Vet J, 57(9):437-438.

Bungener W, Bialek R. 1989. Fatal *Streptococcus suis* septicemia in an abattoir worker. Eur J Clin Microbiol Infect Dis, 8(4):306-308.

Cammaert T, Verstraete W, Baeck E. 1990. Deafness-blindness caused by *Streptococcus suis* meningitis--epidemiology and rehabilitation. Acta Otorhinolaryngol Belg, 44(1):37-41.

Camporese A, Tizianel G, Bruschetta G, Cruciatti B, Pomes A. 2007. Human meningitis caused by *Streptococcus suis*: the first case report from north-eastern Italy. Infez Med, 15(2):111-114.

Caumont H, Gerard N, Depernet B, Brasme L, Eschard JP, Etienne JC. 1996. *Streptococcus suis* L3-L4 spondylodiscitis in a butcher. Presse Med, 25(29):1348.

Chang B, Wada A, Ikebe T, Ohnishi M, Mita K, Endo M, Matsuo H, Asatuma Y, Kuramoto S,

Sekiguchi H, Yamazaki M, Yoshikawa H, Watabe N, Yamada H, Kurita S, Imai Y, Watanabe H. 2006. Characteristics of *Streptococcus suis* isolated from patients in Japan. Jpn J Infect Dis, 59(6):397-399.

Chatellier S, Gottschalk M, Higgins R, Brousseau R, Harel J. 1999. Relatedness of *Streptococcus suis* serotype 2 isolates from different geographic origins as evaluated by molecular fingerprinting and phenotyping. J Clin Microbiol, 37(2):362-366.

Chau PY, Huang CY, Kay R. 1983. *Streptococcus suis* meningitis. An important underdiagnosed disease in Hong Kong. Med J Aust, 1(9):414-416, 417.

Chen C, Zhang W, Zheng H, Lan R, Wang H, Du P, Bai X, Ji S, Meng Q, Jin D, Liu K, Jing H, Ye C, Gao GF, Wang L, Gottschalk M, Xu J. 2013. Minimum core genome sequence typing of bacterial pathogens: a unified approach for clinical and public health microbiology. J Clin Microbiol, 51(8):2582-2591.

Cheung PY, Lo KL, Cheung TT, Yeung WH, Leung PH, Kam KM. 2008. *Streptococcus suis* in retail markets: how prevalent is it in raw pork? Int J Food Microbiol, 127(3):316-320.

Chotmongkol V, Janma J, Kawamatawong T. 1999. *Streptococcus suis* meningitis: report of a case. J Med Assoc Thai, 82(9):922-924.

Christensen P, Kronvall G. 1985. A case of *Streptococcus suis* meningitis--a new occupational disease in Sweden?. Lakartidningen, 82(3):119.

Clifton-Hadley FA, Alexander TJ, Enright MR, Guise J. 1984. Monitoring herds for *Streptococcus suis* type 2 by sampling tonsils of slaughter pigs. Vet Rec, 115(22):562-564.

Clifton-Hadley FA, Alexander TJ, Enright MR. 1986. Monitoring herds for *Streptococcus suis* type 2: chance contamination of slaughter pigs. Vet Rec, 118(10):274.

Clifton-Hadley FA, Alexander TJ, Upton I, Duffus WP. 1984. Further studies on the subclinical carrier state of *Streptococcus suis* type 2 in pigs. Vet Rec, 114(21):513-518.

Clifton-Hadley FA, Alexander TJ. 1980. The carrier site and carrier rate of *Streptococcus suis* type II in pigs. Vet Rec, 107(2):40-41.

Clifton-Hadley FA, Enright MR, Alexander TJ. 1986. Survival of *Streptococcus suis* type 2 in pig carcases. Vet Rec, 118(10):275.

Clifton-Hadley FA, Enright MR. 1984. Factors affecting the survival of *Streptococcus suis* type 2. Vet Rec, 114(24):584-586.

Cloutier G, D'Allaire S, Martinez G, Surprenant C, Lacouture S, Gottschalk M. 2003. Epidemiology of *Streptococcus suis* serotype 5 infection in a pig herd with and without clinical disease. Vet Microbiol, 97(1-2):135-151.

Colaert J, Allewaert M, Magerman H, Vandeven J, Vandepitte J. 1985. *Streptococcus suis* meningitis in man. First reported observation in Belgium. Acta Clin Belg, 40(5):314-317.

Coolen L, Dens J, Baeck E, Claes C, Lins RL, Verbraeken H, Daelemans R. 1989. *Streptococcus suis* meningitis, permanent perceptive deafness and endophthalmitis. Intensive Care Med, 15(8):545.

Costa AT, Lobato FC, Abreu VL, Assis RA, Reis R, Uzal FA. 2005. Serotyping and evaluation of the virulence in mice of *Streptococcus suis* strains isolated from diseased pigs. Rev Inst Med Trop Sao Paulo, 47(2):113-115.

Cruz Colque JI, Devriese LA, Haesebrouck F. 1993. *Streptococci* and *enterococci* associated with tonsils of cattle. Lett Appl Microbiol, 16(2):72-74.

Davies PR, Ossowicz CJ. 1991. Evaluation of methods used for detecting *Streptococcus suis* type 2 in tonsils, and investigation of the carrier state in pigs. Res Vet Sci, 50(2):190-194.

de la Hoz Adame ME, de la Rubia Martin F, Dominguez Fuentes B, Garcia Gil D. 2005. Acute meningitis caused by *Streptococcus suis*: review of a case in a splenectomized patient. An Med Interna, 22(10):507.

de Moor CE. 1963. Septicaemic infections in pigs, caused by haemolytic streptococci of new Lancefield groups designated R, S and T. Antonie van Leeuwenhoek, 29(1):272-280.

Dee SA, Carlson AR, Winkelman NL, Corey MM. 1993. Effect of management practices on the *Streptococcus suis* carrier rate in nursery swine. J Am Vet Med Assoc, 203(2):295-299.

Dee SA, Corey MM. 1993. The survival of *Streptococcus suis* on farm and veterinary equipment. Swine Health and Production, 1(1):17-20.

Devriese LA, Ceyssens K, Hommez J, Kilpper-Balz R, Schleifer KH. 1991. Characteristics of different *Streptococcus suis* ecovars and description of a simplified identification method. Vet Microbiol, 26(1-2):141-150.

Devriese LA, Cruz Colque JI, De Herdt P, Haesebrouck F. 1992. Identification and composition of the tonsillar and anal enterococcal and streptococcal flora of dogs and cats. J Appl Bacteriol, 73(5):421-425.

Devriese LA, Desmidt M, Roels S, Hoorens J, Haesebrouck F. 1993. *Streptococcus suis* infection in fallow deer. Vet Rec, 132(11):283.

Devriese LA, Haesebrouck F, de Herdt P, Dom P, Ducatelle R, Desmidt M, Messier S, Higgins R. 1994. *Streptococcus suis* infections in birds. Avian Pathol, 23(4):721-724.

Devriese LA, Haesebrouck F. 1992. *Streptococcus suis* infections in horses and cats. Vet Rec, 130(17):380.

Devriese LA, Sustronck B, Maenhout T, Haesebrouck F. 1990. *Streptococcus suis* meningitis in a horse. Vet Rec, 127(3):68.

Dickie AS, Bremner DA, Wong PY, North JD, Robertson ID. 1987. *Streptococcus suis* bacteraemia. N Z Med J, 100(835):677-678.

Donsakul K, Dejthevaporn C, Witoonpanich R. 2003. *Streptococcus suis* infection: clinical features and diagnostic pitfalls. Southeast Asian J Trop Med Public Health, 34(1):154-158.

Doube A, Calin A. 1988. Bacterial endocarditis presenting as acute monoarthritis. Ann Rheum Dis, 47(7):598-599.

Dragojlovic J, Milosevic B, Sasic N, Pelemis M, Sasic M. 2005. *Streptococcus suis* infection--clinical manifestations. Med Pregl, 58(5-6):236-239.

Dupas D, Vignon M, Geraut C. 1992. *Streptococcus suis* meningitis. A severe noncompensated occupational disease. J Occup Med, 34(11):1102-1105.

Durand F, Perino CL, Recule C, Brion JP, Kobish M, Guerber F, Croize J. 2001. Bacteriological diagnosis of *Streptococcus suis* meningitis. Eur J Clin Microbiol Infect Dis, 20(7):519-521.

Elbers AR, Vecht U, Osterhaus AD, Groen J, Wisselink HJ, Diepersloot RJ, Tielen MJ. 1999. Low prevalence of antibodies against the zoonotic agents Brucella abortus, Leptospira spp., *Streptococcus suis* serotype II, hantavirus, and lymphocytic choriomeningitis virus among veterinarians and pig farmers in the southern part of The Netherlands. Vet Q, 21(2):50-54.

Elliott SD, Alexander TJ, Thomas JH. 1966. Streptococcal infection in young pigs. II. Epidemiology and experimental production of the disease. J Hyg (Lond), 64(2):213-220.

Elliott SD. 1966. Streptococcal infection in young pigs. I. An immunochemical study of the causative agent (PM *streptococcus*). J Hyg (Lond), 64(2):205-212.

Enright MR, Alexander TJ, Clifton-Hadley FA. 1987. Role of houseflies (Musca domestica) in the epidemiology of *Streptococcus suis* type 2. Vet Rec, 121(6):132-133.

Erickson ED, Doster AR, Pokorny TS. 1984. Isolation of *Streptococcus suis* from swine in Nebraska. J Am Vet Med Assoc, 185(6):666-668.

Estoepangestie S, Lammler C. 1993. Distribution of capsular types 1 to 28 and further characteristics of *Streptococcus suis* isolates from various European countries. Zentralbl Bakteriol, 279(3):394-403.

Fablet C, Marois C, Kuntz-Simon G, Rose N, Dorenlor V, Eono F, Eveno E, Jolly JP, Le Devendec L, Tocqueville V, Queguiner S, Gorin S, Kobisch M, Madec F. 2011. Longitudinal study of respiratory infection patterns of breeding sows in five farrow-to-finish herds. Vet Microbiol, 147(3-4):329-339.

Fauveau L, Mourtada Y, Hazouard E. 2007. Meningoencephalitis related-to *Streptococcus suis* in a butcher: relevance of occupational questionnaire at emergency room. Ann Fr Anesth Reanim, 26(9):814-815.

Field HI, Buntain D, Done JT. 1954. Studies on pig mortality. I. Streptococcal meningitis and arthritis. Vet Rec, 66:453-455.

Fittipaldi N, Fuller TE, Teel JF, Wilson TL, Wolfram TJ, Lowery DE, Gottschalk M. 2009. Serotype distribution and production of muramidase-released protein, extracellular factor and suilysin by field strains of *Streptococcus suis* isolated in the United States. Vet Microbiol, 139(3-4):310-317.

Flores JL, Higgins R, D'Allaire S, Charette R, Boudreau M, Gottschalk M. 1993. Distribution of the different capsular types of *Streptococcus suis* in nineteen swine nurseries. Can Vet J, 34(3):170-171.

Fongcom A, Pruksakorn S, Mongkol R, Tharavichitkul P, Yoonim N. 2001. *Streptococcus suis* infection in northern Thailand. J Med Assoc Thai, 84(10):1502-1508.

Francois B, Gissot V, Ploy MC, Vignon P. 1998. Recurrent septic shock due to *Streptococcus suis*. J Clin Microbiol, 36(8):2395.

Galbarro J, Franco-Alvarez de Luna F, Cano R, Angel Castano M. 2009. Acute meningitis and spondylodiscitis due to *Streptococcus suis* in a patient who had no contact with pigs or porcine products. Enferm Infecc Microbiol Clin, 27(7):425-427.

Galina L, Vecht U, Wisselink HJ, Pijoan C. 1996. Prevalence of various phenotypes of *Streptococcus suis* isolated from swine in the U.S.A. based on the presence of muraminidase-released protein and extracellular factor. Can J Vet Res, 60(1):72-74.

Geffner Sclarsky DE, Moreno Munoz R, Campillo Alpera MS, Pardo Serrano FJ, Gomez Gomez A,

Martinez-Lozano MD. 2001. *Streptococcus suis* meningitis. An Med Interna, 18(6):317-318.

Gogolewski RP, Cook RW, O'Connell CJ. 1990. *Streptococcus suis* serotypes associated with disease in weaned pigs. Aust Vet J, 67(6):202-204.

Gottschalk M, Higgins R, Jacques M, Mittal KR, Henrichsen J. 1989. Description of 14 new capsular types of *Streptococcus suis*. J Clin Microbiol, 27(12):2633-2636.

Gottschalk M, Lebrun A, Wisselink H, Dubreuil JD, Smith H, Vecht U. 1998. Production of virulence-related proteins by Canadian strains of *Streptococcus suis* capsular type 2. Can J Vet Res, 62(1):75-79.

Gottschalk M, Segura M, Xu J. 2007. *Streptococcus suis* infections in humans: the Chinese experience and the situation in North America. Anim Health Res Rev, 8(1):29-45.

Grebe T, Bergenthal D, Fahr AM, Scheja HW. 1997. Meningitis caused by *Streptococcus suis* type 2 in an adult. Dtsch Med Wochenschr, 122(41):1244-1247.

Halaby T, Hoitsma E, Hupperts R, Spanjaard L, Luirink M, Jacobs J. 2000. *Streptococcus suis* meningitis, a poacher's risk. Eur J Clin Microbiol Infect Dis, 19(12):943-945.

Haleis A, Alfa M, Gottschalk M, Bernard K, Ronald A, Manickam K. 2009. Meningitis caused by *Streptococcus suis* serotype 14, North America. Emerg Infect Dis, 15(2):350-352.

Han DU, Choi C, Ham HJ, Jung JH, Cho WS, Kim J, Higgins R, Chae C. 2001. Prevalence, capsular type and antimicrobial susceptibility of *Streptococcus suis* isolated from slaughter pigs in Korea. Can J Vet Res, 65(3):151-155.

Hantson P, Vekemans MC, Gautier P, Mahieu P, Sindic CJ, Guerit JM, Wauters G, Nannan M. 1991. Fatal *Streptococcus suis* meningitis in man. Acta Neurol Belg, 91(3):165-168.

Harel J, Higgins R, Gottschalk M, Bigras-Poulin M. 1994. Genomic relatedness among reference strains of different *Streptococcus suis* serotypes. Can J Vet Res, 58(4):259-262.

Hay PE, Cunniffe JG, Kramer G, France AJ, Gray JA, Watt B. 1989. Two cases of *Streptococcus suis* meningitis. Br J Ind Med, 46(5):352-353.

Hayakawa Y, Komae H, Ide H, Nakagawa H, Yoshida Y, Kamada M, Kataoka Y, Nakazawa M. 1993. An occurrence of equine transport pneumonia caused by mixed infection with *Pasteurella caballi*, *Streptococcus suis* and Streptococcus zooepidemicus. J Vet Med Sci, 55(3):455-456.

Heath PJ, Hunt BW, Duff JP, Wilkinson JD. 1996. *Streptococcus suis* serotype 14 as a cause of pig disease in the UK. Vet Rec, 139(18):450-451.

Heidt MC, Mohamed W, Hain T, Vogt PR, Chakraborty T, Domann E. 2005. Human infective endocarditis caused by *Streptococcus suis* serotype 2. J Clin Microbiol, 43(9):4898-4901.

Hickling P, Cormack FC. 1976. Meningitis caused by group R haemolytic *streptococci*. Br Med J, 2(6047):1299-1300.

Hidalgo A, Ropero F, Palacios R, Garcia V, Santos J. 2007. Meningitis due to *Streptococcus suis* with no contact with pigs or porcine products. J Infect, 55(5):478.

Higgins R, Gottschalk M, Beaudoin M, Rawluk SA. 1992. Distribution of *Streptococcus suis* capsular types in Quebec and western Canada. Can Vet J, 33(1):27-30.

Higgins R, Gottschalk M, Fecteau G, Sauvageau R, De Guise S, Du Tremblay D. 1990. Quebec. Isolation of *Streptococcus suis* from cattle. Can Vet J, 31(7):529.

Higgins R, Gottschalk M, Mittal KR, Beaudoin M. 1990. *Streptococcus suis* infection in swine. A sixteen month study. Can J Vet Res, 54(1):170-173.

Higgins R, Gottschalk M. 1994. Distribution of *Streptococcus suis* capsular types in 1993. Can Vet J, 35(4):245.

Higgins R, Gottschalk M. 1995. Distribution of *Streptococcus suis* capsular types in 1994. Can Vet J, 36(5):320.

Higgins R, Gottschalk M. 1996. Distribution of *Streptococcus suis* capsular types in 1995. Can Vet J, 37(4):242.

Higgins R, Gottschalk M. 1997. Distribution of *Streptococcus suis* capsular types in 1996. Can Vet J, 38(5):302.

Higgins R, Gottschalk M. 1998. Distribution of *Streptococcus suis* capsular types in 1997. Can Vet J, 39(5):299-300.

Higgins R, Gottschalk M. 1999. Distribution of *Streptococcus suis* capsular types in 1998. Can Vet J, 40(4):277.

Higgins R, Gottschalk M. 2000. Distribution of *Streptococcus suis* capsular types in 1999. Can Vet J, 41(5):414.

Higgins R, Gottschalk M. Quebec. 1993. Distribution of *Streptococcus suis* capsular types in Canada in 1992. Can Vet J, 34(7):442.

Higgins R, Lagace A, Messier S, Julien L. 1997. Isolation of *Streptococcus suis* from a young wild boar. Can Vet J, 38(2):114.

Ho Dang Trung N, Le Thi Phuong T, Wolbers M, Nguyen Van Minh H, Nguyen Thanh V, Van MP, Thieu NT, Van TL, Song DT, Thi PL, Thi Phuong TN, Van CB, Tang V, Ngoc Anh TH, Nguyen D, Trung TP, Thi Nam LN, Kiem HT, Thi Thanh TN, Campbell J, Caws M, Day J, de Jong MD, Van Vinh CN, Van Doorn HR, Tinh HT, Farrar J, Schultsz C, Network VCI. 2012. Aetiologies of central nervous system infection in Viet Nam: a prospective provincial hospital-based descriptive surveillance study. PLoS One, 7(5):e37825.

Hommez J, Wullepit J, Cassimon P, Castryck F, Ceyssens K, Devriese LA. 1988. *Streptococcus suis* and other streptococcal species as a cause of extramammary infection in ruminants. Vet Rec, 123(24):626-627.

Huang YT, Teng LJ, Ho SW, Hsueh PR. 2005. *Streptococcus suis* infection. J Microbiol Immunol Infect, 38(5):306-313.

Huh HJ, Park KJ, Jang JH, Lee M, Lee JH, Ahn YH, Kang CI, Ki CS, Lee NY. 2011. *Streptococcus suis* meningitis with bilateral sensorineural hearing loss. Korean J Lab Med, 31(3):205-211.

Huong VT, Ha N, Huy NT, Horby P, Nghia HD, Thiem VD, Zhu X, Hoa NT, Hien TT, Zamora J, Schultsz C, Wertheim HF, Hirayama K. 2014. Epidemiology, clinical manifestations, and outcomes of *Streptococcus suis* infection in humans. Emerg Infect Dis, 20(7):1105-1114.

Ibaraki M, Fujita N, Tada M, Ohtaki O, Nagai H. 2003. A Japanese case of *Streptococcus suis* meningitis associated with lumbar epidural abscess. Rinsho Shinkeigaku, 43(4):176-179.

Ip M, Fung KS, Chi F, Cheuk ES, Chau SS, Wong BW, Lui S, Hui M, Lai RW, Chan PK. 2007. *Streptococcus suis* in Hong Kong. Diagn Microbiol Infect Dis, 57(1):15-20.

Ishigaki K, Nakamura A, Iwabuchi S, Kodera S, Ooe K, Kataoka Y, Aida Y. 2009. A case of *Streptococcus suis* endocarditis, probably bovine-transmitted, complicated by pulmonary embolism and spondylitis. Kansenshogaku Zasshi, 83(5):544-548.

Iurukov M, Ganovski D. 1981. Isolation of group D *streptococci* in pyelitis cystica of swine. Vet Med Nauki, 18(3):28-32.

Jansen J, van Dorssen CA. 1951. Meningitis en encephalitis bij varkens door streptococcen. Tijdschr Diergeneeskd, 76:815-832.

John VS, Wilcock B, Kierstead M. 1982. *Streptococcus suis* Type 2 Infection in Swine in Ontario: A Review of Clinical and Pathological Presentations. Can Vet J, 23(3):95-97.

Juncal AR, Pardo F, Rodriguez I, Perez del Molino ML. 1997. Meningitis by *Streptococcus suis*. Enferm Infecc Microbiol Clin, 15(2):120-121.

Kataoka Y, Sugimoto C, Nakazawa M, Morozumi T, Kashiwazaki M. 1993. The epidemiological studies of *Streptococcus suis* infections in Japan from 1987 to 1991. J Vet Med Sci, 55(4):623-626.

Katsumi M, Kataoka Y, Takahashi T, Kikuchi N, Hiramune T. 1997. Bacterial isolation from slaughtered pigs associated with endocarditis, especially the isolation of *Streptococcus suis*. J Vet Med Sci, 59(1):75-78.

Kaufhold A, Lutticken R, Litterscheid S. 1988. Systemic infection caused by *Streptococcus suis*. Dtsch Med Wochenschr, 113(42):1642-1643.

Kay R, Cheng AF, Tse CY. 1995. *Streptococcus suis* infection in Hong Kong. QJM, 88(1):39-47.

Kennedy KJ, Jadeer AA, Ong CW, Senanayake SN, Collignon PJ. 2008. Two cases of *Streptococcus suis* endocarditis in Australian piggery workers. Med J Aust, 189(7):413.

Kerdsin A, Dejsirilert S, Puangpatra P, Sripakdee S, Chumla K, Boonkerd N, Polwichai P, Tanimura S, Takeuchi D, Nakayama T, Akeda Y, Gottschalk M. 2011. Genotypic profile of *Streptococcus suis* serotype 2 and clinical features of infection in humans, Thailand. Emerg Infect Dis, 17(5):835-842.

Kerdsin A, Dejsirilert S, Sawanpanyalert P, Boonnark A, Noithachang W, Sriyakum D, Simkum S, Chokngam S, Gottschalk M, Akeda Y, Oishi K. 2011. Sepsis and spontaneous bacterial peritonitis in Thailand. Lancet, 378(9794):960.

Kerdsin A, Oishi K, Sripakdee S, Boonkerd N, Polwichai P, Nakamura S, Uchida R, Sawanpanyalert P, Dejsirilert S. 2009. Clonal dissemination of human isolates of *Streptococcus suis* serotype 14 in Thailand. J Med Microbiol, 58(Pt 11):1508-1513.

Keymer IF, Heath SE, Wood JG. 1983. *Streptococcus suis* type II infection in a raccoon dog (*Nyctereutes procyonoides*) family Canidae. Vet Rec, 113(26-27):624.

Kim D, Han K, Oh Y, Kim CH, Kang I, Lee J, Gottschalk M, Chae C. 2010. Distribution of capsular serotypes and virulence markers of *Streptococcus suis* isolated from pigs with polyserositis in Korea. Can J Vet Res, 74(4):314-316.

Kim H, Lee SH, Moon HW, Kim JY, Hur M, Yun YM. 2011. *Streptococcus suis* causes septic arthritis and bacteremia: phenotypic characterization and molecular confirmation. Korean J Lab Med, 31(2):115-117.

King SJ, Heath PJ, Luque I, Tarradas C, Dowson CG, Whatmore AM. 2001. Distribution and genetic diversity of suilysin in *Streptococcus suis* isolated from different diseases of pigs and characterization of the genetic basis of suilysin absence. Infect Immun, 69(12):7572-7582.

King SJ, Leigh JA, Heath PJ, Luque I, Tarradas C, Dowson CG, Whatmore AM. 2002. Development of a multilocus sequence typing scheme for the pig pathogen *Streptococcus suis*: identification of virulent clones and potential capsular serotype exchange. J Clin Microbiol, 40(10):3671-3680.

Koehne G, Maddux RL, Cornell WD. 1979. Lancefield group R *streptococci* associated with pneumonia in swine. Am J Vet Res, 40(11):1640-1641.

Kohler W, Queisser H, Kunter E, Sawitzki R, Frach G. 1989. Type 2 *Streptococcus suis* (R-Streptococci) as pathogens of occupational diseases. Report of a case and a review of the literature. Z Gesamte Inn Med, 44(5):144-148.

Koldkjaer O, Nielsen G. 1972. Haemolytic *streptococcus* group R infection. Br Med J, 3(5829):765.

Kopic J, Paradzik MT, Pandak N. 2002. *Streptococcus suis* infection as a cause of severe illness: 2 cases from Croatia. Scand J Infect Dis, 34(9):683-684.

Lamont MH, Edwards PT, Windsor RS. 1980. Streptococcal meningitis in pigs: results of a five-year survey. Vet Rec, 107(20):467-469.

Lee GT, Chiu CY, Haller BL, Denn PM, Hall CS, Gerberding JL. 2008. *Streptococcus suis* meningitis, United States. Emerg Infect Dis, 14(1):183-185.

Leelarasamee A, Nilakul C, Tien-Grim S, Srifuengfung S, Susaengrat W. 1997. *Streptococcus suis* toxic-shock syndrome and meningitis. J Med Assoc Thai, 80(1):63-68.

Levin BR, Lipsitch M, Bonhoeffer S. 1999. Population biology, evolution, and infectious disease: convergence and synthesis. Science, 283(5403):806-809.

Li W, Ye C, Jing H, Cui Z, Bai X, Jin D, Zheng H, Zhao A, Xu Y, Gottschalk M, Xu J. 2010. *Streptococcus suis* outbreak investigation using multiple-locus variable tandem repeat number analysis. Microbiol Immunol, 54(7):380-388.

Lopreto C, Lopardo HA, Bardi MC, Gottschalk M. 2005. Primary *Streptococcus suis* meningitis: first case in humans described in Latin America. Enferm Infecc Microbiol Clin, 23(2):110.

Lowe BA, Marsh TL, Isaacs-Cosgrove N, Kirkwood RN, Kiupel M, Mulks MH. 2011. Microbial communities in the tonsils of healthy pigs. Vet Microbiol, 147(3-4):346-357.

Luengo-Alvarez J, Martin-Ruiz C, Sanchez Munoz-Torrero JF, Iniguez-Ovando R. 2006. Meningitis due to *Streptococcus suis*: a case report. Enferm Infecc Microbiol Clin, 24(5):352-354.

Luey CK, Chu YW, Cheung TK, Law CC, Chu MY, Cheung DT, Kam KM. 2007. Rapid pulsed-field gel electrophoresis protocol for subtyping of *Streptococcus suis* serotype 2. J Microbiol Methods, 68(3):648-650.

Luque I, Blume V, Borge C, Vela AI, Perea JA, Marquez JM, Fernandez-Garayzabal JF, Tarradas C. 2010. Genetic analysis of *Streptococcus suis* isolates recovered from diseased and healthy carrier pigs at different stages of production on a pig farm. Vet J, 186(3):396-398.

Luque I, Tarradas C, Astorga R, Perea A, Wisselink HJ, Vecht U. 1999. The presence of muramidase released protein and extracellular factor protein in various serotypes of *Streptococcus suis* isolated from diseased and healthy pigs in Spain. Res Vet Sci, 66(1):69-72.

Lutticken R, Temme N, Hahn G, Bartelheimer EW. 1986. Meningitis caused by *Streptococcus suis*: case report and review of the literature. Infection, 14(4):181-185.

Ma E, Chung PH, So T, Wong L, Choi KM, Cheung DT, Kam KM, Chuang SK, Tsang T. 2008. *Streptococcus suis* infection in Hong Kong: an emerging infectious disease? Epidemiol Infect, 136(12):1691-1697.

MacInnes JI, Gottschalk M, Lone AG, Metcalf DS, Ojha S, Rosendal T, Watson SB, Friendship RM. 2008. Prevalence of Actinobacillus pleuropneumoniae, Actinobacillus suis, Haemophilus parasuis, Pasteurella multocida, and *Streptococcus suis* in representative Ontario swine herds. Can J Vet Res, 72(3):242-248.

MacLennan M, Foster G, Dick K, Smith WJ, Nielsen B. 1996. *Streptococcus suis* serotypes 7, 8 and 14 from diseased pigs in Scotland. Vet Rec, 139(17):423-424.

Maher D. 1991. *Streptococcus suis* septicaemia presenting as severe acute gastro-enteritis. J Infect, 22(3):303-304.

Mai NT, Hoa NT, Nga TV, Linh le D, Chau TT, Sinh DX, Phu NH, Chuong LV, Diep TS, Campbell J, Nghia HD, Minh TN, Chau NV, de Jong MD, Chinh NT, Hien TT, Farrar J, Schultsz C. 2008. *Streptococcus suis* meningitis in adults in Vietnam. Clin Infect Dis, 46(5):659-667.

Maneerat K, Yongkiettrakul S, Kramomtong I, Tongtawe P, Tapchaisri P, Luangsuk P, Chaicumpa W, Gottschalk M, Srimanote P. 2013. Virulence genes and genetic diversity of *Streptococcus suis* serotype 2 isolates from Thailand. Transbound Emerg Dis, 60 Suppl 2:69-79.

Manzin A, Palmieri C, Serra C, Saddi B, Princivalli MS, Loi G, Angioni G, Tiddia F, Varaldo PE, Facinelli B. 2008. *Streptococcus suis* meningitis without history of animal contact, Italy. Emerg Infect Dis, 14(12):1946-1948.

Marois C, Le Devendec L, Gottschalk M, Kobisch M. 2007. Detection and molecular typing of *Streptococcus suis* in tonsils from live pigs in France. Can J Vet Res, 71(1):14-22.

Marois C, Le Devendec L, Gottschalk M, Kobisch M. 2006. Molecular characterization of *Streptococcus suis* strains by 16S-23S intergenic spacer polymerase chain reaction and restriction fragment length polymorphism analysis. Can J Vet Res, 70(2):94-104.

Martinez G, Harel J, Lacouture S, Gottschalk M. 2002. Genetic diversity of *Streptococcus suis* serotypes 2 and 1/2 isolates recovered from carrier pigs in closed herds. Can J Vet Res, 66(4):240-248.

Martinez G, Pestana de Castro AF, Ribeiro Pagnani KJ, Nakazato G, Dias da Silveira W, Gottschalk M. 2003. Clonal distribution of an atypical MRP+, EF*, and suilysin+ phenotype of virulent *Streptococcus suis* serotype 2 strains in Brazil. Can J Vet Res, 67(1):52-55.

Matsuo H, Sakamoto S. 2003. Purulent meningitis caused by *Streptococcus suis* in a pig breeder. Kansenshogaku Zasshi, 77(5):340-342.

Mazokopakis EE, Kofteridis DP, Papadakis JA, Gikas AH, Samonis GJ. 2005. First case report of *Streptococcus suis* septicaemia and meningitis from Greece. Eur J Neurol, 12(6):487-489.

McLendon BF, Bron AJ, Mitchell CJ. 1978. *Streptococcus suis* type II (group R) as a cause of endophthalmitis. Br J Ophthalmol, 62(10):729-731.

McNeil NI, Gordon T. 1986. Meningitis caused by *Streptococcus suis* type II. Postgrad Med J, 62(730):743-744.

Meecham JS, Worth RC. 1992. Persistent diplopia following *streptococcus suis* type 2 meningitis. J R

Soc Med, 85(9):579-580.

Messier S, Lacouture S, Gottschalk M. 2008. Distribution of *Streptococcus suis* capsular types from 2001 to 2007. Can Vet J, 49(5):461-462.

Mogollon JD, Pijoan C, Murtaugh MP, Collins JE, Cleary PP. 1991. Identification of epidemic strains of *Streptococcus suis* by genomic fingerprinting. J Clin Microbiol, 29(4):782-787.

Mogollon JD, Pijoan C, Murtaugh MP, Kaplan EL, Collins JE, Cleary PP. 1990. Characterization of prototype and clinically defined strains of *Streptococcus suis* by genomic fingerprinting. J Clin Microbiol, 28(11):2462-2466.

Moreau A, Higgins R, Bigras-Poulin M, Nadeau M. 1989. Rapid detection of *Streptococcus suis* serotype 2 in weaned pigs. Am J Vet Res, 50(10):1667-1671.

Muckle A, Giles J, Lund L, Stewart T, Gottschalk M. 2010. Isolation of *Streptococcus suis* from the urine of a clinically ill dog. Can Vet J, 51(7):773-774.

Mwaniki CG, Robertson ID, Hampson DJ. 1994. The prevalence of *Streptococcus suis* type 2 in Western Australian piggeries. Aust Vet J, 71(11):385-386.

Nagel A, Manias V, Busquets N, Sniadowsky S, Anzardi J, Mendez Ede L. 2008. *Streptococcus suis* meningitis in an immunocompetent patient. Rev Argent Microbiol, 40(3):158-160.

Navacharoen N, Chantharochavong V, Hanprasertpong C, Kangsanarak J, Lekagul S. 2009. Hearing and vestibular loss in *Streptococcus suis* infection from swine and traditional raw pork exposure in northern Thailand. J Laryngol Otol, 123(8):857-862.

Nghia HD, Hoa NT, Linh le D, Campbell J, Diep TS, Chau NV, Mai NT, Hien TT, Spratt B, Farrar J, Schultsz, C. 2008. Human case of *Streptococcus suis* serotype 16 infection. Emerg Infect Dis, 14(1):155-157.

Nghia HD, Tu le TP, Wolbers M, Thai CQ, Hoang NV, Nga TV, Thao le TP, Phu NH, Chau TT, Sinh DX, Diep TS, Hang HT, Chau NV, Chinh NT, Dung NV, Hoa NT, Spratt BG, Hien TT, Farrar J, Schultsz C. 2011. Risk factors of *Streptococcus suis* infection in Vietnam. A case-control study. PLoS One, 6(3):e17604.

Ngo TH, Tran TB, Tran TT, Nguyen VD, Campbell J, Pham HA, Huynh HT, Nguyen VV, Bryant JE, Tran TH, Farrar J, Schultsz C. 2011. Slaughterhouse pigs are a major reservoir of *Streptococcus suis* serotype 2 capable of causing human infection in southern Vietnam. PLoS One, 6(3):e17943.

Okwumabua O, Staats J, Chengappa MM. 1995. Detection of genomic heterogeneity in *Streptococcus suis* isolates by DNA restriction fragment length polymorphisms of rRNA genes (ribotyping). J Clin Microbiol, 33(4):968-972.

Ossowicz CJ, Pointon AM, Davies PR. 1989. *Streptococcus suis* isolated from pigs in South Australia. Aust Vet J, 66(11):377-378.

Padungtod P, Tharavichitkul P, Junya S, Chaisowong W, Kadohira M, Makino S, Sthitmatee N. 2010. Incidence and presence of virulence factors of *Streptococcus suis* infection in slaughtered pigs from Chiang Mai, Thailand. Southeast Asian J Trop Med Public Health, 41(6):1454-1461.

Paterson RA, Robertson ID, Sanders RC, Siba PM, Clegg A, Hampson DJ. 1993. The carriage of *Streptococcus suis* type 2 by pigs in Papua New Guinea. Epidemiol Infect, 110(1):71-78.

Pedroli S, Kobisch M, Beauchet O, Chaussinand JP, Lucht F. 2003. *Streptococcus suis* bacteremia.

Presse Med, 32(13 Pt 1):599-601.

Perch B, Kristjansen P, Skadhauge K. 1968. Group R streptococci pathogenic for man. Two cases of meningitis and one fatal case of sepsis. Acta pathologica et microbiologica Scandinavica, 74(1):69-76.

Perch B, Pedersen KB, Henrichsen J. 1983. Serology of capsulated streptococci pathogenic for pigs: six new serotypes of *Streptococcus suis*. J Clin Microbiol, 17(6):993-996.

Perseghin P, Bezzi G, Troupioti P, Gallina M. 1995. *Streptococcus suis* meningitis in an Italian blood donor. Lancet, 346(8985):1305-1306.

Petersen R, Hannerz H, Tuchsen F, Egerton JR. 2011. Meningitis, sepsis and endocarditis among workers occupationally exposed to pigs. Occup Med (Lond), 61(6):437-439.

Poggenborg R, Gaini S, Kjaeldgaard P, Christensen JJ. 2008. *Streptococcus suis*: meningitis, spondylodiscitis and bacteraemia with a serotype 14 strain. Scand J Infect Dis, 40(4):346-349.

Power SB. 1978. *Streptococcus suis* type 2 infection in pigs. Vet Rec, 102(10):215-216.

Prieto C, Garcia FJ, Suarez P, Imaz M, Castro JM. 1994. Biochemical traits and antimicrobial susceptibility of *Streptococcus suis* isolated from slaughtered pigs. Zentralbl Veterinarmed B, 41(9):608-617.

Prieto C, Pena J, Suarez P, Imaz M, Castro JM. 1993. Isolation and distribution of *Streptococcus suis* capsular types from diseased pigs in Spain. Zentralbl Veterinarmed B, 40(8):544-548.

Rao SS, Mariathas A, Teare L. 2008. Meningitis in a butcher. Emerg Med J, 25(9):607-608.

Rasmussen SR, Aarestrup FM, Jensen NE, Jorsal SE. 1999. Associations of *Streptococcus suis* serotype 2 ribotype profiles with clinical disease and antimicrobial resistance. J Clin Microbiol, 37(2):404-408.

Reams RY, Glickman LT, Harrington DD, Bowersock TL, Thacker HL. 1993. *Streptococcus suis* infection in swine: a retrospective study of 256 cases. Part I. Epidemiologic factors and antibiotic susceptibility patterns. J Vet Diagn Invest, 5(3):363-367.

Reams RY, Harrington DD, Glickman LT, Thacker HL, Bowersock TL. 1996. Multiple serotypes and strains of *Streptococcus suis* in naturally infected swine herds. J Vet Diagn Invest, 8(1):119-121.

Rehm T, Baums CG, Strommenger B, Beyerbach M, Valentin-Weigand P, Goethe R. 2007. Amplified fragment length polymorphism of *Streptococcus suis* strains correlates with their profile of virulence-associated genes and clinical background. J Med Microbiol, 56(Pt 1):102-109.

Riquelme E, Escribano E, Blanch JJ, Crespo MD. 2008. Acute *Streptococcus suis* meningitis in a woman working in a meat market. Enferm Infecc Microbiol Clin, 26(4):256-257.

Robertson ID, Blackmore DK, Hampson DJ, Fu ZF. 1991. A longitudinal study of natural infection of piglets with *Streptococcus suis* types 1 and 2. Epidemiol Infect, 107(1):119-126.

Robertson ID, Blackmore DK. 1989. Occupational exposure to *Streptococcus suis* type 2. Epidemiol Infect, 103(1):157-164.

Robertson ID. 1985. The isolation of *Streptococcus suis* types 1 and 2 from pigs in New Zealand. N Z Vet J, 33(9):148.

Roels S, Devroye O, Buys H, Smith H, Butaye P. 2009. Isolation of *Streptococcus suis* from a cat with meningoencephalitis. Vet Microbiol, 136(1-2):206-207.

Rosenkranz M, Elsner HA, Sturenburg HJ, Weiller C, Rother J, Sobottka I. 2003. *Streptococcus suis* meningitis and septicemia contracted from a wild boar in Germany. J Neurol, 250(7):869-870.

Rusmeechan S, Sribusara P. 2008. *Streptococcus suis* meningitis: the newest serious infectious disease. J Med Assoc Thai, 91(5):654-658.

Sanford SE, Tilker ME. 1982. *Streptococcus suis* type II-associated diseases in swine: observations of a one-year study. J Am Vet Med Assoc, 181(7):673-676.

Schwartz DC, Cantor CR. 1984. Separation of yeast chromosome-sized DNAs by pulsed field gradient gel electrophoresis. Cell, 37(1):67-75.

Seol B, Naglic T, Vrbanac I. 1998. Isolation of *Streptococcus suis* capsular type 3 from a young wild boar (Sus scrofa). Vet Rec, 143(24):664.

Shneerson JM, Chattopadhyay B, Murphy MF, Fawcett IW. 1980. Permanent perceptive deafness due to *Streptococcus suis* type II infection. J Laryngol Otol, 94(4):425-427.

Smith HE, Rijnsburger M, Stockhofe-Zurwieden N, Wisselink HJ, Vecht U, Smits MA. 1997. Virulent strains of *Streptococcus suis* serotype 2 and highly virulent strains of *Streptococcus suis* serotype 1 can be recognized by a unique ribotype profile. J Clin Microbiol, 35(5):1049-1053.

Smith TC, Capuano AW, Boese B, Myers KP, Gray GC. 2008. Exposure to *Streptococcus suis* among US swine workers. Emerg Infect Dis, 14(12):1925-1927.

Spiss HK, Kofler M, Hausdorfer H, Pfausler B, Schmutzhard E. 1999. *Streptococcus suis* meningitis and neurophysiology of the acoustic system. First case report from Austria. Nervenarzt, 70(8):738-741.

Staats JJ, Plattner BL, Nietfeld J, Dritz S, Chengappa MM. 1998. Use of ribotyping and hemolysin activity to identify highly virulent *Streptococcus suis* type 2 isolates. J Clin Microbiol, 36(1):15-19.

Suankratay C, Intalapaporn P, Nunthapisud P, Arunyingmongkol K, Wilde H. 2004. *Streptococcus suis* meningitis in Thailand. Southeast Asian J Trop Med Public Health, 35(4):868-876.

Taipa R, Lopes V, Magalhaes M. 2008. *Streptococcus suis* meningitis: first case report from Portugal. J Infect, 56(6):482-483.

Tambyah PA, Kumarasinghe G, Chan HL, Lee KO. 1997. *Streptococcus suis* infection complicated by purpura fulminans and rhabdomyolysis: case report and review. Clin Infect Dis, 24(4):710-712.

Tarradas C, Luque I, de Andres D, Abdel-Aziz Shahein YE, Pons P, Gonzalez F, Borge C, Perea A. 2001. Epidemiological relationship of human and swine *Streptococcus suis* isolates. J Vet Med B Infect Dis Vet Public Health, 48(5):347-355.

Tayoro J, Besnier JM, Laudat P, Cattier B, Choutet P. 1996. Infective endocarditis due to *Streptococcus suis* serotype 2. Eur J Clin Microbiol Infect Dis, 15(9):765-766.

Teekakirikul P, Wiwanitkit V. 2003. *Streptococcus suis* infection: overview of case reports in Thailand. Southeast Asian J Trop Med Public Health, 34 Suppl 2:178-183.

Tibayrenc M. 2005. Bridging the gap between molecular epidemiologists and evolutionists. Trends Microbiol, 13(12):575-580.

Touil F, Higgins R, Nadeau M. 1988. Isolation of *Streptococcus suis* from diseased pigs in Canada. Vet Microbiol, 17(2):171-177.

Tramontana AR, Graham M, Sinickas V, Bak N. 2008. An Australian case of *Streptococcus suis* toxic shock syndrome associated with occupational exposure to animal carcasses. Med J Aust, 188(9):538-539.

Trottier S, Higgins R, Brochu G, Gottschalk M. 1991. A case of human endocarditis due to *Streptococcus suis* in North America. Rev Infect Dis, 13(6):1251-1252.

Tsai HC, Lee SS, Wann SR, Huang TS, Chen YS, Liu YC. 2005. *Streptococcus suis* meningitis with ventriculoperitoneal shunt infection and spondylodiscitis. J Formos Med Assoc, 104(12):948-950.

Twort CH. 1981. Group R streptococcal meningitis (*Streptococcus suis* type II): a new industrial disease? Br Med J (Clin Res Ed), 282(6263):523-524.

van de Beek D, Spanjaard L, de Gans J. 2008. *Streptococcus suis* meningitis in the Netherlands. J Infect, 57(2):158-161.

van der Giessen J, van Nes A, van den Ingh T. 1992. Acute mortality in pigs caused by *Streptococcus suis* type 1. Tijdschr Diergeneeskd, 117(23):691-693.

van der Velden EW, Raemakers SG, Vecht U, Cromwijk WA. 1987. *Streptococcus suis* type 2 in swine. An imported problem?. Tijdschr Diergeneeskd, 112(11):660-664.

van Jaarsveld BC, van Kregten E, van Kesteren RG, Rozenberg-Arska M, Bartelink AK. 1990. Fulminant sepsis caused by *Streptococcus suis*. Ned Tijdschr Geneeskd, 134(30):1462-1464.

van Leengoed LA, Vecht U, Verheyen ER. 1987. *Streptococcus suis* type 2 infections in pigs in the Netherlands (Part two). Vet Q, 9(2):111-117.

Vecht U, Wisselink HJ, Jellema ML, Smith HE. 1991. Identification of two proteins associated with virulence of *Streptococcus suis* type 2. Infect Immun, 59(9):3156-3162.

Vela AI, Goyache J, Tarradas C, Luque I, Mateos A, Moreno MA, Borge C, Perea JA, Dominguez L, Fernandez-Garayzabal JF. 2003. Analysis of genetic diversity of *Streptococcus suis* clinical isolates from pigs in Spain by pulsed-field gel electrophoresis. J Clin Microbiol, 41(6):2498-2502.

Vilaichone RK, Mahachai V, Nunthapisud P. 2000. *Streptococcus suis* peritonitis: case report. J Med Assoc Thai, 83(10):1274-1277.

Voutsadakis IA. 2006. *Streptococcus suis* endocarditis and colon carcinoma: a case report. Clin Colorectal Cancer, 6(3):226-228.

Wangkaew S, Chaiwarith R, Tharavichitkul P, Supparatpinyo K. 2006. *Streptococcus suis* infection: a series of 41 cases from Chiang Mai University Hospital. J Infect, 52(6):455-460.

Wangsomboonsiri W, Luksananun T, Saksornchai S, Ketwong K, Sungkanuparph S. 2008. *Streptococcus suis* infection and risk factors for mortality. J Infect, 57(5):392-396.

Watkins EJ, Brooksby P, Schweiger MS, Enright SM. 2001. Septicaemia in a pig-farm worker. Lancet, 357(9249):38.

Wei Z, Li R, Zhang A, He H, Hua Y, Xia J, Cai X, Chen H, Jin M. 2009. Characterization of *Streptococcus suis* isolates from the diseased pigs in China between 2003 and 2007. Vet Microbiol, 137(1-2):196-201.

Welsh J, McClelland M. 1990. Fingerprinting genomes using PCR with arbitrary primers. Nucleic Acids Res, 18(24):7213-7218.

Wertheim HF, Nguyen HN, Taylor W, Lien TT, Ngo HT, Nguyen TQ, Nguyen BN, Nguyen HH, Nguyen HM, Nguyen CT, Dao, TT, Nguyen TV, Fox A, Farrar J, Schultsz C, Nguyen HD, Nguyen

KV, Horby P. 2009. *Streptococcus suis*, an important cause of adult bacterial meningitis in northern Vietnam. PLoS One, 4(6):e5973.

Willenburg KS, Sentochnik DE, Zadoks RN. 2006. Human *Streptococcus suis* meningitis in the United States. N Engl J Med, 354(12):1325.

Williams AE, Blakemore WF, Alexander TJ. 1988. A murine model of *Streptococcus suis* type 2 meningitis in the pig. Res Vet Sci, 45(3):394-399.

Williams JG, Kubelik AR, Livak KJ, Rafalski JA, Tingey SV. 1990. DNA polymorphisms amplified by arbitrary primers are useful as genetic markers. Nucleic Acids Res, 18(22):6531-6535.

Wilson RP, Griffith JW. 2000. Endocarditis and meningitis caused by *Streptococcus suis* after cardiac surgery in a sheep. Contemp Top Lab Anim Sci, 39(4):43-46.

Windsor RS, Elliott SD. 1975. Streptococcal infection in young pigs. IV. An outbreak of streptococcal meningitis in weaned pigs. J Hyg (Lond), 75(1):69-78.

Windsor RS. 1977. Meningitis in pigs caused by *Streptococcus suis* type II. Vet Rec, 101(19):378-379.

Wisselink HJ, Smith HE, Stockhofe-Zurwieden N, Peperkamp K, Vecht U. 2000. Distribution of capsular types and production of muramidase-released protein (MRP) and extracellular factor (EF) of *Streptococcus suis* strains isolated from diseased pigs in seven European countries. Vet Microbiol, 74(3):237-248.

Xiong Z, Wei C, Yang J, Peng J, Xu X, Wang Y, Jin Q. 2008. Comparative analysis of whole genome structure of *Streptococcus suis* using whole genome PCR scanning. Sci China C Life Sci, 51(1):21-26.

Ye C, Bai X, Zhang J, Jing H, Zheng H, Du H, Cui Z, Zhang S, Jin D, Xu Y, Xiong Y, Zhao A, Luo X, Sun Q, Gottschalk M, Xu J. 2008. Spread of *Streptococcus suis* sequence type 7, China. Emerg Infect Dis, 14(5):787-791.

Ye C, Zhu X, Jing H, Du H, Segura M, Zheng H, Kan B, Wang L, Bai X, Zhou Y, Cui Z, Zhang S, Jin D, Sun N, Luo X, Zhang J, Gong Z, Wang X, Sun H, Li Z, Sun Q, Liu H, Dong B, Ke C, Yuan H, Wang H, Tian K, Wang Y, Gottschalk M, Xu J. 2006. *Streptococcus suis* sequence type 7 outbreak, Sichuan, China. Emerg Infect Dis, 12(8):1203-1208.

Yen MY, Liu YC, Wang JH, Chen YS, Wang YH, Cheng DL. 1994. *Streptococcus suis* meningitis complicated with permanent perceptive deafness: report of a case. J Formos Med Assoc, 93(4):349-351.

Yu H, Jing H, Chen Z, Zheng H, Zhu X, Wang H, Wang S, Liu L, Zu R, Luo L, Xiang N, Liu H, Liu X, Shu Y, Lee SS, Chuang SK, Wang Y, Xu J, Yang W. 2006. Human *Streptococcus suis* outbreak, Sichuan, China. Emerg Infect Dis, 12(6):914-920.

Zanen HC, Engel HWB. 1975. Porcine *Streptococci* Causing Meningitis and Septicemia in Man. Lancet, 305(7919):1286-1288.

Zhao Z, Qin Y, Lai Z, Peng L, Cai X, Wang L, Guo X, Yang H. 2011. Microbial ecology of swine farms and PRRS vaccine vaccination strategies. Vet Microbiol, 155(2-4):247-256.

Zhao Z, Wang C, Xue Y, Tang X, Wu B, Cheng X, He Q, Chen H. 2011. The occurrence of Bordetella bronchiseptica in pigs with clinical respiratory disease. Vet J, 188(3):337-340.

Zhu Y, Tan Z, Zhu L, Pan H, Zhang X, Xu L, Qian H, Gu L, Ye X, Dong C, Bao C, Zhu R, Zhu F, Wang H. 2008. *Streptococcus suis* serotype 2 caused streptococcal toxic shock syndrome(STSS) in a patient. Journal of Nanjing Medical University, 22(5):313-316.

第三章 临 床 学

猪链球菌是一种可引起人兽共患疾病的病原体，罹病的猪表现为急性出血性败血症、心内膜炎、脑膜炎、关节炎、哺乳仔猪下痢和孕猪流产等，也可通过破损的皮肤黏膜等途径感染特定人群，引起脑膜炎、败血症，甚至死亡，危害严重。

第一节　猪感染猪链球菌病的临床特征

猪链球菌引起的猪链球菌病包括：关节炎、脑膜炎、肺炎、胸膜炎、败血症、心内膜炎、脑炎、多发性浆膜炎、流产和脓肿等（Chanter et al.，1993；Clifton-Hadley，1983；Cook et al.，1988；de Moor，1963；Elliott，1966；Hariharan et al.，1992；Higgins et al.，1990；John et al.，1982；Reams et al.，1994；Windsor，1977；Windsor and Elliott，1975）。以肺部病变（包括肺炎和胸膜炎）最为多见，其次是败血症、脑膜炎、心内膜炎和关节炎（Aarestrup et al.，1998），其他表现为：发绀、肝大、渗出性中耳炎、慢性心包炎、肾梗死、慢性回肠炎等（Madsen et al.，2002b）。

一、临床表现

猪感染猪链球菌病临床表现千差万别，从轻微的打喷嚏到明显的呼吸困难，严重者可能在临床症状出现后数小时内死亡。也有病猪发病前不表现任何症状或前兆症状很少而突然死亡（Orr et al.，1989；汪华等，2000），但这种现象并不常见（Guise et al.，1985a，1985b；Power，1978；Windsor，1977；Windsor and Elliott，1975）。

急性期出现的临床症状为发热（最高可达42℃以上）、萎靡、食欲减退、乏力等，并伴有一个或多个以下症状：运动性共济失调、寒战、角弓反张、失明、听力丧失、瘫痪、呼吸困难、痉挛、眼球震颤、关节炎、跛行、红斑、流产等。急性病例可以转化为慢性、死亡或健康带菌状态。慢性病表现为跛行和（或）一些中枢神经系统症状（Power，1978；Reams et al.，1994；Sanford and Tilker，1982；Windsor，1977；Windsor and Elliott，1975）。不同的疾病类型，表现出的症状也不一样。

1. 肺炎和胸膜炎型

一般发生在流行初期，病猪体温升高，症状从轻微的打喷嚏到咳嗽、明显的呼吸困难等。

2. 败血症型

突然发病, 体温升至 41～42℃, 在数小时至 1 天内死亡。急性病例, 常见精神差, 体温 41℃左右, 呈稽留热, 减食或不食, 心跳加快, 眼结膜潮红, 流泪, 有浆液性鼻液, 呼吸浅而快。部分病猪在发病的后期, 耳尖、四肢下端、腹下可见有紫红色或出血性红斑, 有跛行, 病程 2～4 天。

3. 脑膜炎型

多发于哺乳仔猪和保育仔猪, 与水肿病的症状相似。发病初期患猪体温升高, 食欲废绝, 便秘, 有浆液性或黏液性鼻液, 继而出现神经症状, 转圈, 空嚼, 磨牙, 直至后肢麻痹, 共济失调, 侧卧于地, 四肢作游泳状, 颈部强直, 角弓反张, 甚至昏迷死亡。部分猪出现多发性关节炎、关节肿大, 病程 5～10 天。

4. 关节炎型

病猪体温升高, 被毛粗乱, 呈现关节炎病状, 表现一肢或四肢关节肿胀, 严重跛行, 甚至不能起立。病程 2～3 周。部分哺乳仔猪也可发生。

5. 化脓性淋巴结炎型

病猪淋巴结肿胀, 坚硬, 有热痛感, 采食、咀嚼、吞咽和呼吸较为困难, 多见为颌下淋巴结化脓性炎症, 咽喉、耳下、颈部等淋巴结也可发生。一般不引起死亡, 病程为 3～5 周。病猪经治疗后肿胀部分中央变软, 皮肤坏死, 破溃流脓, 并逐渐痊愈。

此外, 不同的猪链球菌血清型引起的疾病也有差异。2 型主要引起肺炎、脑膜炎、心内膜炎、多发性浆膜炎(polyserositis)、败血症等; 1 型则以化脓性脑膜炎和间质性肺炎为多见(Reams et al., 1994), 也见败血症、关节炎、心内膜炎等(Akkermans and Vecht, 1994; Vasconcelos et al., 1994; Vecht et al., 1985); 3 型～5 型、7 型、8 型和 1/2 型可引发化脓性脑膜炎或非化脓性脑炎、化脓性支气管肺炎、纤维素性及脓性心外膜炎、多病灶心肌炎、心血管炎等, 偶见败血症(Boetner et al., 1987; Orr et al., 1989); 9 型则多引起纤维素性多发性关节炎、纤维素性及化脓性脑膜炎、纤维素性多发性浆膜炎、栓塞性肾炎和肺炎等。

二、病理改变

肉眼和显微镜下可见一种或几种以下病变, 包括纤维素性多发性浆膜炎、纤维素性或出血性支气管肺炎、化脓性脑膜炎、心肌坏死、局灶性心肌炎和瓣膜性心内膜炎等。

(一)肉眼改变(gross lesion)

呼吸系统病变主要表现为化脓性支气管肺炎、纤维素性肺炎、出血性支气管肺炎、化脓性间质性肺炎、浆液性(纤维素性)或化脓性胸膜炎、肺水肿/肺气等；中枢神经系统病变主要表现为充血、化脓性脑膜炎、脑膜出血等；脑脊髓液混浊、增多，脑实质有化脓性炎症变化；脑膜炎型主要表现为脑脊髓膜充血、出血。个别病例脑膜下水肿，脑切面可见白质和灰质有小点状出血；心脏病变主要表现为纤维素性心包炎、心包积液、瓣膜性心内膜炎、心肌淤血等；浆膜病变主要表现为化脓性关节炎、纤维素性腹膜炎和多发性浆膜炎等；关节炎型病例见关节肿胀、充血，滑液浑浊，严重者关节软骨坏死，关节周围组织有多发性化脓灶；还可见脾脏明显肿大，出血，色暗红或蓝紫，包膜上有纤维素沉着，淋巴结充血、肝淤血、肉色变红、鼻甲充血、胰腺出血性坏死、肾脏梗死、肾盂积水等(John et al., 1982；Reams et al., 1994；Sanford, 1987a, 1987b；Sanford et al., 1987；Sanford and Tilker, 1982；Windsor and Elliott, 1975)。

慢性病例可见关节腔内多有浆液纤维素性炎症。关节囊膜面充血、粗糙、滑液浑浊，并含有黄白色奶酪样块状物。有时关节周围皮下有胶样水肿，严重病例周围肌肉组织化脓、坏死(Doube and Calin, 1988)。

还可见胃窦部黏膜广泛性点、灶状渗出性出血，肾上腺灶性出血，心脏、十二指肠、回肠、结肠浆膜面点状出血，可见细小纤维素索连接于肠系膜和肝脏表面；肺、肝、心肌、肾、胃、肠等微细血管内弥散性血管内凝血；肝、肾细胞变性及点灶状坏死，肺灶性气肿及水肿。脾脏高度淤血，白髓萎缩，红髓出血明显。

(二)显微镜下病变

组织病理上主要表现为脑部、关节、浆膜等处渗出性病变(化脓性或纤维素化脓性改变)，其次是上、下呼吸道化脓性病变，化脓性中耳炎和内耳炎(Madsen et al., 2002b；Reams et al., 1994, 1995)。

脑部病变最常见的是纤维素性及化脓性脑膜炎，伴中度嗜酸性粒细胞和淋巴细胞浸润。脑皮质浅层有白细胞渗出，是为脑膜反应，以小脑膜受累最为严重。

肺部病变以支气管肺炎最为常见，表现为轻度支气管肺炎伴纵膈出血。偶尔伴有细支气管相关淋巴组织和肺间质反应性增生。可见支气管肺炎、纤维素性及出血性肺炎、广泛肺水肿、纤维素性及脓性胸膜炎；心脏表现为瓣膜纤维素性心内膜炎、心肌变性和局灶性心肌炎等病变。

肾脏肿大、出血，皮质、髓质界限不清，油镜下可见大量细菌。胃肠黏膜、浆膜散在点状出血。全身淋巴结肿胀、出血(Madsen et al., 2002b)。

此外，还可见肝小叶中心肝细胞萎缩、小肠腺上皮增生(Madsen et al., 2002b)等病理改变。

第二节 人感染猪链球菌病的临床特征

人感染猪链球菌病主要临床表现分为普通型、脑膜炎型、休克型、混合型，以上病症可单独出现也可并发(江南等，2005；李晓灵等，2006)。

一、潜伏期

潜伏期2～7天，多在2天以内，不同病例之间潜伏期差别很大，最短者只有1h，中毒性休克综合征潜伏期最短者2～3h，脑膜炎型综合征均在1天内发病。年龄、性别与潜伏期长短无直接的联系(Maher，1991；王华雨等，2005；向妮娟等，2006；江南等，2005；袁珩等，2005)。

二、临床表现

人体感染猪链球菌后，视细菌侵入部位不同而临床表现各异，主要有畏寒或寒战、发热、头痛、全身肌肉关节痛、咽痛、咳嗽、腹痛、恶心、呕吐(可能为喷射性呕吐)、腹泻、面颈部潮红、躯干红色斑丘疹、出血点及瘀斑、咽红、睑、球结膜充血、收缩压降低、肝大、脾大、巩膜黄染、昏迷、神志恍惚或谵妄、脑膜刺激征阳性、病理反射、少尿、无尿、进行性呼吸困难。外周血白细胞计数升高，中性粒细胞比例升高，严重患者发病初期白细胞可以降低或正常。重症病例迅速进展为中毒性休克综合征，出现皮肤出血点、瘀点、瘀斑，血压下降，脉压缩小。可表现出凝血功能障碍、肾功能不全、肝功能不全、急性呼吸窘迫综合征、软组织坏死、浆膜炎等。脑脊液呈化脓性改变(Durand et al.，2001；王华雨等，2005；胡晓抒等，2000)。根据临床表现的不同，可以分为以下类型。

1. 普通型

起病较急，有畏寒、发热、头痛、头昏、乏力、全身不适，可有腹痛、腹泻，部分患者可有关节炎的表现，无休克、昏迷及明显出血倾向。该型临床表现较轻，预后良好。在没有明确的流行病学资料和病原学依据的情况下易造成漏诊。

2. 败血症型

多发生于直接宰杀病(死)猪的人群，潜伏期短，并发症多，极易发生链球菌中毒性休克综合征(streptococcal toxic shock syndrome，STSS)。该临床类型起病急，突起高热，体温可达42℃；伴有畏寒、头痛、头昏等严重毒血症状；可有腹痛、腹泻等胃肠道症状。重症病例出现皮肤黏膜的出血点、瘀点、瘀斑，并迅速融合呈大片状，也可发生软组织坏死、筋膜炎、肌炎、坏疽等；血压下降，脉压缩小而进展为中毒性休克综合征，最终因呼吸窘迫综合征(ARDS)、心力衰竭、弥散性血管内凝血(DIC)和急性肾衰等多器官功能衰竭而死亡。本型预后较差，发生

STSS 的病死率高（Watkins et al.，2001；汪华等，2000）。

3. 脑膜炎型

文献报道最多的人感染猪链球菌病病例为脑膜炎型（Wertheim et al.，2009；Yu et al.，2006）。起病急，发热、畏寒、全身不适、头痛、头昏，可有恶心、呕吐（可能为喷射性呕吐），重者可出现神志改变，甚至昏迷。有脑膜刺激征（颈项强直、布氏征阳性和克氏征阳性），少见出血点、瘀点、瘀斑，无休克、少尿等。可出现听力下降、听力丧失及共济失调等（Arends and Zanen，1988；Coolen et al.，1989；Hay et al.，1989；Kohler et al.，1989）。有感音性耳聋和运动功能失调及吸入性肺炎、继发性大脑缺氧等并发症或后遗症。与肺炎双球菌和脑膜炎奈瑟菌引起的脑膜炎相似，猪链球菌引起的脑膜炎患者常伴有菌血症，并可伴有急性肾衰、ARDS、消耗性凝血障碍。该型预后较好，病死率较低。

4. 混合型

在中毒性休克综合征基础上，伴有化脓性脑膜炎的临床表现。相对而言，中毒性休克综合征病例罕见，表现为多器官衰竭。其特点为：起病急，毒血症状严重，常有畏寒和突发高热，体温一般在 40℃以上，最高体温达 42℃，伴有头痛和全身肌肉关节痛，腹痛、腹泻等胃肠道症状。最为特征的表现有面颈部潮红、睑、球结膜充血；皮肤瘀点、瘀斑，主要分布于四肢及头面部，不高出皮肤，无溃疡等，瘀斑中央及伤口等部位易形成焦痂（见封底图 3-1）；极易发生休克及并发多器官功能损害，如少尿、无尿及血肌酐升高，不同程度的转氨酶、胆红素升高和白蛋白降低等，发生急性呼吸窘迫综合征者则表现呼吸急促，发绀和肺水肿等。中国江苏和四川人感染猪链球菌病暴发期间，大部分病例伴发严重的败血症进而发展为中毒性休克综合征。该型进展极快，最为凶险，预后极差，常迅速发生多器官功能衰竭，如急性肾衰、呼吸窘迫综合征、心力衰竭、弥散性血管内凝血等而导致患者死亡，死亡率最高达 80%以上（Kay et al.，1995；汪华等，2000；杨维中等，2006），有些患者入院后数小时即死亡（Bungener and Bialek，1989；van Jaarsveld et al.，1990）。

5. 其他类型

此外还有细菌性心内膜炎（Fongcom et al.，2009；Ho et al.，1990；Leelarasamee et al.，1997；Peetermans et al.，1989；Tayoro et al.，1996；Trottier et al.，1991）、脊柱炎（Fongcom et al.，2009；李重茂等，2009）、椎间盘炎（Arend et al.，1995；Caumont et al.，1996）、急性化脓性关节炎（Cheng et al.，1987）、眼内炎、眼葡萄膜炎（McLendon et al.，1978）、硬膜外脓肿等，关节炎继发腹主动脉瘤（Laohapensang et al.，2010）和暴发性紫癜及横纹肌溶解（Tambyah et al.，1997）、腹膜炎发展为横纹肌溶解和急性肾衰竭（Vilaichone et al.，2000）等。

三、亚临床感染和健康携带

文献报道显示，人感染猪链球菌多为亚临床感染，发生临床病例非常少见。在新西兰对兽医学生、农夫、肉品监督员和养猪者进行检测，发现猪链球菌 2 型抗体阳性率分别为 0、9%、10%和 21%，说明有隐性感染的存在，应该与猪或猪肉制品的职业接触有关(Robertson and Blackmore，1989)。

另外，猪链球菌可能存在健康携带状况。有学者从 34 名健康的屠宰工和养殖工的扁桃体中分离到 2 型猪链球菌(Arends and Zanen，1988)，从事屠宰生猪及猪肉加工的工人猪链球菌咽部寄生的比例占 5.3%(Strangmann et al.，2002)。

四、病理改变

病理解剖肉眼可见多脏器受累，包括肺、肾脏、小肠。皮肤出血，表现为瘀点或瘀斑及紫癜；胸腔积液和心包积液；有时有腹水；双侧肺有充血、水肿并伴有不同程度的出血；心包、心肌和心内膜炎出血(瘀点或瘀斑)。

显微镜下病理改变为各器官、组织间质充血、渗出性出血，毛细血管内微血栓形成，以及脏器实质细胞的变性和多灶性坏死。细支气管上皮降解，并伴有不同数量的中心粒细胞浸润；肺部毛细血管中有微血栓形成；肾脏损伤，肾小球内有大量微血栓形成，肾小管内可见透明管型和上皮细胞水样变，可见多点坏死和少量中性粒细胞浸润；心肌断裂和降解，组织间隙可见中性粒细胞和数量不等的红细胞；脾脏变软和变小，纤维镜下白髓萎缩，红髓有中性粒细胞浸润；肝脏有不同程度的受累，表现为局灶性和点状坏死；肾上腺广泛出血；胃肠道黏膜腐蚀并有轻度出血；脑部可见轻微的脑部水肿、神经元退化、噬神经细胞现象和卫星现象，蛛网膜下腔未见中性粒细胞浸润和血管内充血。脉络丛上皮细胞刷状缘破坏、Kolmer 细胞数量下降、脑室中有纤维素和炎症细胞渗出。在脉络丛实质组织细胞内、脑室的分泌物、外周血单核细胞中可见病原菌(Yang et al.，2009；郭立新等，2006)。

第三节　发 病 机 制

猪链球菌感染后的发病机制尚不十分明确，但可以肯定的是，与其他病原菌一样，猪链球菌能否致病，与其侵入门户、侵入机体的数量、毒力，以及机体的免疫反应和免疫力等因素密切相关。

猪链球菌常存在于健康的哺乳动物体内，猪出生后会很快携带该菌，正常猪群中的猪链球菌携带率多在 50%以上，3%的健康猪血液培养阳性，但不发病。可能是因为该菌是猪的正常菌群，健康状态下，细菌和机体之间保持平衡。在动物机体抵抗力降低和外部环境变化诱导下，这种平衡被打破，导致发病。致病的前提条件有两个，一是寄生部位有创面，局部发生炎症反应，使得细菌容易黏附并被单核细胞和(或)白细胞吞噬，大量细菌入血；二是细菌入血后，机体的免疫反应不足以清除入侵的细菌，导致细菌能在宿主体内繁殖，就有可能导致动物致病。本部分将从以下诸方面逐一阐述。

一、寄生的部位和入侵的门户

腭扁桃体是猪链球菌定植和入侵的门户，正常情况下，猪链球菌虽然在此定植，但对上皮细胞没有侵袭能力(Lalonde et al.，2000)，并不致病。研究表明，猪链球菌是由上呼吸道入血，腭扁桃体和咽扁桃体是猪链球菌 2 型的侵入机体的门户并向周围淋巴组织扩散，引起菌血症及脑脊髓膜和关节感染(Elliott et al.，1966)(Madsen et al.，2002a)。MRP+菌株黏附后直接侵入细胞内是其穿过扁桃体上皮细胞屏障的机制之一(Lun and Willson，2004；Madsen et al.，2002b；Williams et al.，1973；曾巧英和陆承平，2004)。

此外，经胃肠道攻毒猪后，在其肠系膜淋巴结、肝脏、脾脏、关节和腹膜等部位能分离到病原菌，也能观察到猪链球菌引起的典型的病理改变——纤维素性化脓性腹膜炎、脾周围炎、关节炎，从而证明胃肠道也可能是猪链球菌入侵的门户(Swildens et al.，2004)。有报道人食用病、死猪肉能导致发病则进一步说明胃肠道也是猪链球菌感染的入侵门户之一(Navacharoen et al.，2009；Wangsomboonsiri et al.，2008)。

猪链球菌表面的荚膜多糖是一个重要的抗吞噬因子(Brazeau et al.，1996)，有荚膜的野生菌不易被吞噬细胞吞噬，是因为荚膜可以抑制与吞噬作用相关的信号转导通路(如 PI-3K/ Akt/ PKCα 信号转导通路)，而无荚膜的变异菌很容易被吞噬(Segura et al.，2004，1998)。研究人员发现，小鼠体内培养的猪链球菌的荚膜要比体外培养的厚，并且抵抗小鼠白细胞杀灭的能力也增强(Quessy et al.，1994)。

二、黏附、侵袭

要使被感染的动物或人致病，猪链球菌首先要通过黏附动物或人的免疫细胞，如中性粒细胞和单核细胞/巨噬细胞，并在后者的协同作用下进入其血流，然后进入脑膜和其他靶器官。这种黏附作用也与脑膜炎过程中机体的炎症反应相关，在细菌整个致病过程中发挥重要作用(Segura and Gottschalk，2002)。当上皮损伤时，损伤部位常常有中性粒细胞和单核细胞的浸润，使得宿主对猪链球菌易感。实验证实，在细菌攻毒前，将仔猪暴露于乙酸雾化环境中，可增强仔猪对链球菌 2 型菌株的易感性(Madsen et al.，2001；Pallares et al.，2003)。原因是乙酸雾化破坏了猪呼吸道上皮的结构，形成创面，局部炎症反应加剧，使得细菌容易侵入。

　　猪链球菌的黏附能力取决于细菌浓度和作用时间。黏附抑制实验证明猪链球菌荚膜部分的唾液酸与单核细胞识别细菌有关。链球菌黏附素 P 可以识别猪链球菌表面的唾液酸并介导其和受体三己糖神经酰胺(GbO3)相结合(Benga et al.，2005；Haataja et al.，1993；Kouki et al.，2011；Liukkonen et al.，1992)。猪链球菌细胞壁成分可以刺激单核细胞(THP-1 细胞)，上调其细胞间黏附因子(ICAM-1，CD54)、CD11a/ CD18 和 CD11c/ CD18 的表达。在溶血素的作用下，黏附分子的表达进一步增加，促使更多的白细胞向炎症部位聚集，受细菌刺激的单核细胞增强了对内皮细胞的黏附。加之溶血素对上皮细胞具有毒性作用，便于细菌的侵入。这可能也是该菌在引起脑膜炎过程中发挥的重要作用之一(Al-Numani et al.，2003；Grenier and Bodet，2008；Lalonde et al.，2000)。

　　此外，猪链球菌的 39kDa 表面蛋白磷酸甘油醛脱氢酶(GAPDH)也与其黏附组织细胞有关(Brassard et al.，2004；Wang and Lu，2007)。

三、侵入血液

　　细菌入血并能在血液循环系统中存活是猪链球菌致病的关键步骤。经静脉注射、肌内注射猪链球菌 2 型菌株感染动物模型可以观察到，在脑膜炎发生前，有持续的高水平的菌血症，常常导致极高的发病率与死亡率，临床症状明显、典型(Berthelot-Herault et al.，2001；Pallares et al.，2003；Tan et al.，2008；王君玮等，2006)。相比之下，口服途径感染 35～38 日龄的健康断奶仔猪比经静脉、肌内注射感染两种途径的病死率要低得多(王君玮等，2006)。血液中细菌的清除主要依靠肝脏和脾脏中的巨噬细胞。猪链球菌不但黏附巨噬细胞，也抵抗巨噬细胞的吞噬，荚膜多糖能保护细菌不被巨噬细胞杀灭和吞噬。补体和血清的其他成分预调理细菌，增加细菌的黏附，同时，猪链球菌能够与人血清中的补体负调节因子结合，逃避人体免疫系统的吞噬，从而增强血中存活能力(Pian et al.，2012)。黏附吞噬细胞使细菌在血液系统扩散，引起菌血症和(或)败血症。猪链球菌 2 型细菌的致病性与其在吞噬细胞中的生存能力有关，抗猪链球菌 2 型抗体通过阻止病原菌在吞噬细胞内生存，从而使感染动物免于疾病，表明很强的体液免疫应答有助于宿主清除病原体(Williams，1990)。

　　血液中的多形核中性粒细胞吞噬细菌后，细菌能在细胞内存活，荚膜和溶血素通过影响细胞的吞噬对细菌在宿主细胞内存活起着重要的作用(Benga et al.，2008)。溶血素对中性粒细胞有毒，使得细菌逃逸宿主的非特异性免疫，还可以降低对细菌的调理作用以影响补体依赖的杀伤作用从而降低中性粒细胞的杀菌作用

(Chabot-Roy et al.，2006)。溶血素还可以通过调节树突状细胞的功能使其免于被机体的免疫系统清除(Lecours et al.，2011a，2011b)。猪链球菌还可通过合成腺苷，抑制中性粒细胞的活性，进而增强其对宿主的免疫逃避(Liu et al.，2014)。猪链球菌的 52kDa IgG 结合蛋白毒力因子，通过阻止调理和吞噬作用帮助细菌逃避宿主的免疫屏障(Serhir et al.，1995，1993)。

四、作用部位

细菌入血后，并非直接进入中枢神经系统和细胞内部(Charland et al.，2000)，而是被吞噬细胞吞噬，有荚膜的猪链球菌被中性粒细胞吞噬后，可以避免溶酶体的消化，在细胞内持续存在，并通过其正常的迁移途径，携带至病灶部位。

关于猪链球菌如何破坏血脑屏障，入侵中枢神经系统研究较多。猪链球菌感染后，可以诱导人脑微血管内皮细胞(HBMEC)释放大量的 IL-6、IL-8 和 MCP-1 等可溶性细胞间黏附因子，导致黏附部位的白细胞聚集和血脑屏障的通透性加大(Grenier and Bodet，2008；Vadeboncoeur et al.，2003)，刺激脉络膜上皮细胞(porcine choroid plexus epithelial cell，PCPEC)释放 ICAM-1 和 VCAM-1 等黏附因子表达明显增加，使得细菌黏附上皮细胞的能力增强，然后通过细胞间隙穿越脉络膜上皮细胞，PMN traversal is dependent on CD11b/CD18 多核中性粒细胞的迁移依赖 CD11b/CD18 通路的激活(Wewer et al.，2011)(图 3-2)。另有研究发现，猪链球菌 2 型被单核细胞吞噬后，经脉络丛进入脑脊髓膜中，这种单核细胞可分化为 Kolmer 细胞(是脉络丛中的巨噬细胞)，后者可以直接进入脑脊液，引起脑脊髓膜炎症反应，出现脑脊液增多，并导致脑室内压力升高和神经元受损害等一系列神经病变系统的症状和体征。脑脊液压力升高还可导致动脉闭塞，致使脑组织缺氧，甚至发生这些动脉供血部位的脑组织坏死(Williams and Blakemore，1990)。

溶血素对猪微血管内皮细胞有毒性，有助于细菌侵入血脑屏障上皮细胞，在脑膜炎致病过程中起重要的作用(Vanier et al.，2004；Zheng et al.，2009)。相比之下，溶血素比细胞壁成分更能诱导猪脑部微血管内皮细胞(PBMEC)释放 IL-6 和 IL-8，导致白细胞大量聚集和血脑屏障的损伤，进而发展成为脑膜炎(Vanier et al.，2009)。

猪链球菌还可以上调巨噬样细胞产生基质金属蛋白酶 9 和前列腺素 E2，从而达到进一步破坏血脑屏障和调节局部炎症以致病。猪链球菌和培养的人脑部微血管内皮细胞接触后，后者可以产生尿激酶，参与和细菌结合相关的血纤维素溶酶原的活化，使其获得纤维素酶活性，从而降解细胞外基质和血纤维素，促进炎症的扩散。此外，猪链球菌分泌的磷脂酶 C 和溶血素可诱导人微血管内皮细胞释放花生四烯酸，使得炎症反应加剧(Jobin et al.，2004，2005)。

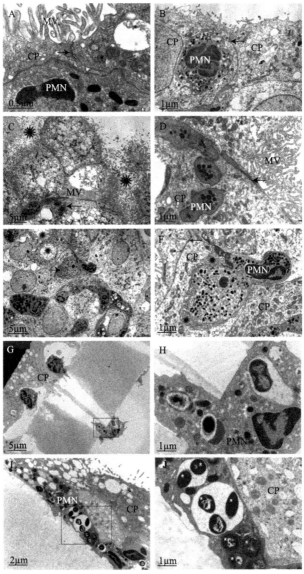

图 3-2 多核中性粒细胞穿越猪脉络膜上皮细胞的电子显微镜照片（Wewer et al., 2011）

PMN. 多核中性粒细胞；CP. 上皮细胞；MV. 微绒毛；箭头表示细胞之间的紧密连接；*表示多核中性粒细胞和上皮细胞之间的空隙。A、G、H 是脉络膜细胞受有荚膜的猪链球菌作用组，B、I、J 是受无荚膜菌株作用组，C～F 是 TNF-α 作用组。A. 一个多核中性粒细胞黏附两个上皮细胞，临近紧密连接（箭头所示）；B. 多核中性粒细胞位于上皮细胞之间，箭头表示细胞之间的紧密连接，星形图案表示多核中性粒细胞和上皮细胞之间的空隙；C. 多核中性粒细胞未能打开细胞间的紧密连接，但仍试图接近上皮细胞表面，上皮细胞间呈现锯齿状并形成一个漏斗样结构（星形图案位置）；D. C 图中粗箭头所指的区域的放大；E. 细胞之间形成类似漏斗样结构；F. E 图中粗箭头所指的区域的放大，可见多核中性粒细胞被囊泡包绕，紧密连接未受影响；G. 多核中性粒细胞中含有有荚膜细菌的吞饮小泡；H. G 图中方框区域的放大，星形图案表示细菌；I. 多核中性粒细胞中含有无荚膜细菌的吞饮小泡；J. I 图中方框区域的放大，星形图案表示细菌

γ干扰素刺激猪脉络丛上皮细胞，可以显著抑制猪链球菌的生长，和肿瘤坏死因子α协同刺激后，抑菌作用增强，证明了脉络丛上皮细胞在宿主防御细菌性脑膜炎中起到积极的作用(Adam et al.，2004)。

地塞米松可以显著抑制猪链球菌诱导的蛋白质和细胞间紧密连接形态的改变，同时降低细胞外信号调节激酶和基质金属蛋白酶3的表达，通过抑制上皮细胞间紧密连接的蛋白质重排和降解从而改善屏障功能，阻止细菌和白细胞穿过血脑屏障浸润脑脊液(Tenenbaum et al.，2008，2009)。

高致病性的猪链球菌2型细菌还能通过荚膜和溶血素持续诱导靶细胞Toll样受体2(TLR2)通路相关的细胞因子的释放，使促炎性细胞因子和诱生型NO合成酶表达增加，并能分泌毒素损伤深部的组织，从而导致脑膜炎、败血症、肺炎、心内膜炎和关节炎(Li et al.，2010；Zheng et al.，2011)。

猪链球菌还可以入侵耳蜗导水管，其分泌的溶血素等外毒素降解耳蜗导水管上皮组织，使其丧失阻止细菌侵入的屏障的作用，进入耳蜗，引起化脓性内耳迷路炎，进而导致听力障碍(Kay，1991)。

五、细菌的毒力

见第一章第四节。

六、机体的免疫反应

当机体的免疫状态低下时，如猪感染其他病原体时，会变得对猪链球菌易感，病死率也会升高。早在1979年，Koehne等就发现兰氏R群链球菌与猪肺炎巴氏杆菌共同感染猪的现象(Koehne et al.，1979)；支气管败血性博代杆菌和猪链球菌共同感染可引起猪肺炎(Griffiths et al.，1991)，用这两种菌同时接种猪群，猪群的发病率为75%，而单用猪链球菌接种的猪群发病率仅仅为25%(Vecht et al.，1989)。

猪感染猪繁殖与呼吸综合征病毒(porcine reproductive and respiratory syndrome virus，PRRSV)后，也易继发猪链球菌感染(Feng et al.，2001；Galina et al.，1994；Thanawongnuwech et al.，2000；Zimmerman et al.，1997)，猪链球菌的致病性亦显著增强(Xu et al.，2010)；同样，猪感染伪狂犬病病毒(pseudorabies virus，PRV)后对猪链球菌也更易感(Iglesias et al.，1992)。因为PRRSV和PRV感染可破坏宿主的免疫系统，使得细菌能躲过动物机体的免疫防御，导致猪对细菌性疾病易感性增加，而且容易在体内扩散，进而引发病变。

非特异性免疫在感染中起到很重要的作用。吞噬细胞的激活导致细胞因子的释放，后者可激活内皮细胞，增加与细菌的结合力。同时可以增加细胞黏附因子的表达和白细胞突破血脑屏障，打开细菌进入脑部的门户。研究表明，在猪链球菌感染的早期，中性粒细胞、巨噬细胞参与了机体的非特异性免疫反应，上皮细胞也参与了这一过程(Gottschalk and Segura，2000)(图3-3)。腭扁桃体隐窝上皮细胞有引发机体体液和细胞免疫的潜能(Salles et al.，2002)。猪链球菌细胞表面的脂蛋白成分是激活猪非特异免疫的主要成分，而前脂蛋白二酰甘油转移酶[prolipoprotein diacylglyceryl transferase]可以使脂蛋白合成增加，从而有助于免疫系统的激活(Wichgers Schreur et al.，2011)。

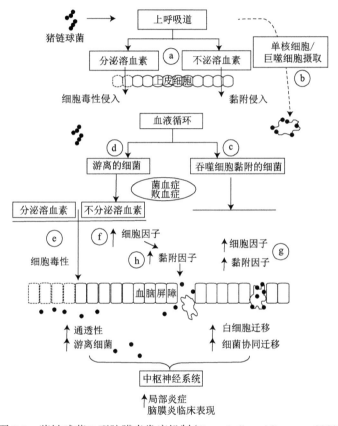

图 3-3　猪链球菌 2 型脑膜炎发病机制(Gottschalk and Segura，2000)

如图 3-3 所示，步骤 a 和 b 显示猪链球菌和上呼吸道上皮细胞相互作用(定植)和到达血液循环；溶血素阳性菌株通过其细胞毒性作用裂解细胞侵入血流，而 a 步骤中溶血素阴性的菌株如何吸附和入血的机制仍不清楚；细菌也可能直接被单核细胞和巨噬细胞摄入而后入血(步骤 b)。步骤 c 和 d 显示细菌在血液中运行。可能和单核细胞相关[以与单核细胞结合和/(或)胞吞入细胞内的方式](步骤 c)或者游离在血液中导致菌血症或败血症(步骤 d)。步骤 e~h 显示细菌如何穿过血脑屏障的可能机制。在细菌释放毒素的细胞毒性直接作用(步骤 e)，或者通过局部细胞因子间接作用(步骤 f)或者其他机制,血脑屏障通透性增加,血液中游离的细菌进入中枢神经系统(步骤 e)。局部细胞因子产生增加细胞黏附分子表达和白细胞迁移,打开游离细菌跨越血脑屏障的通道(步骤 h)。另外,吞噬细胞激活后释放细胞因子,促使单核细胞相关的细菌通过胞内或黏附在细胞表面的方式进入中枢神经系统(步骤 g)。

七、炎症反应

有学者认为 STSS 的产生可能是由于猪链球菌的超抗原激发宿主的免疫反应而触发了全身炎症反应综合征(systemic inflammation response syndrome,SIRS)的 "扳机" (trigger),致使体内产生过量的细胞因子,如 IL-1β、IL-6、IL-12、TNF-α、IFNγ、CCL2、CXCL1、CCL5 和单核细胞趋化蛋白-1(MCP-1)等,引起原发性细胞损伤,以及休克、多脏器功能衰竭等(Dominguez-Punaro et al.,2007;Ye et al.,2009)。

猪链球菌 2 型能诱导人单核细胞(THP-1 细胞)产生 TNF-α、IL-1、IL-6、IL-8 及单核细胞趋化蛋白(MCP-1)(Segura et al.,1999,2002,2006)。这些细胞因子还能促进猪链球菌 2 型诱导的其他细胞因子的扩大释放,产生级联反应。猪链球菌类枯草菌素蛋白酶(subtilisin-like protease,SspA)通过与促分裂原活化蛋白激酶信号转导通路能调节巨噬细胞释放细胞因子 IL-1β、IL-6、TNF-α、CXCL8、CCL5(Bonifait and Grenier,2011),各种细胞因子之间相互作用,加剧炎症反应。

Toll 样受体-2 通路、促分裂原活化蛋白激酶通路(Zheng et al.,2008)、NF-κB通路(de Greeff et al.,2010)、磷酸酪氨酸和蛋白激酶 C 都参与炎症反应(Dominguez-Punaro Mde et al.,2010)。

此外,猪链球菌作用红细胞使其释放出血红蛋白,使得脑膜炎病情加重(Tanabe et al.,2008)。

八、细胞凋亡

猪链球菌还能引起 HEp 2 细胞和 PCPEC 等细胞凋亡,也在其致病过程中起重要作用(Tenenbaum et al.,2006;曾巧英和陆承平,2003)。

需要说明的是,猪链球菌的致病机制可能远比想象的复杂,基因芯片分析表明猪链球菌和血管内皮细胞、脑组织和肺组织,发现了大量的差异基因表达,主要包括与免疫应答相关的炎症反应(CD163)、非特异免疫应答(TLR2、TLR4、MYD88、TIRAP)、细胞黏附(CD34、SELE、SELL、SELP、ICAM-1、ICAM-2、VCAM-1)、抗原处理和递呈(MHC protein complex)、血管生成(VEGF)和白细胞介素(interleukin)等(Liu et al., 2011a)。

单核细胞(THP-1)和猪链球菌作用后,其与细胞凋亡、免疫、信号转导、趋化因子产生、泛素蛋白酶复合体系统相关的基因表达均发生变化(Liu et al., 2011b)。

第四节 诊断与鉴别诊断

一、猪感染猪链球菌病的诊断

(一)诊断依据

根据本病流行病学特点、临床症状及病理变化特征一般可以作出初步诊断。但由于本病的临床表现和病理解剖变化比较复杂,容易与急性和慢性猪丹毒、急性猪瘟等及其他病原引起的脑膜炎等混淆,故应以实验室诊断为依据。

1. 涂片镜检

取病死猪脾脏、淋巴结制成切片或取心血制成涂片,经革兰氏染色镜检,可见单个、成双、短链球状排列的革兰氏阳性球菌,即可确诊,但应注意链球菌与两级浓染的李氏杆菌等相区别。

2. 分离培养

取心血、肝、脾等病料无菌接种于绵羊鲜血琼脂平板、肉汤、厌气肉汤培养基,染色37℃恒温培养24h,在血斜面出现灰白、圆形小菌落,然后取单个纯菌落进行生化试验和生长特性鉴定。肉汤为均匀混浊、管底呈絮状沉淀。培养物涂片镜检,菌落涂片可见大量成对和3~5个排列短链球菌。肉汤涂片可见3~5个、十几个乃至几十个长链状排列的球菌,均呈革兰氏阳性着色。

3. 动物接种试验

用患病动物的肝、脾、脑与无菌生理盐水按1:10比例研磨成乳剂,皮下注射小鼠或小兔,每只0.2ml,小鼠(兔)于24~72h死亡。取死亡小鼠(兔)肝、脾、心腔血制成涂片,均见成双或短链状革兰氏阳性球菌。

4. 生化鉴定

对分离到的菌株应用 API 生化鉴定系统的 Api20-step 手工鉴定条及 Vitek-compact2 或其他生化鉴定系统进行鉴定,可直接鉴定到种。

5. PCR基因鉴定

挑取分离纯化的菌落或选择平板上湿润的可疑菌落,利用特异引物进行 PCR 扩增。进行链球菌属特异性基因(16S rRNA)、猪链球菌型特异性基因(*cps 2J*)、猪链球菌2型毒力相关基因(*mrp*、*ef* 和 *sly*)进行检测鉴定。

（二）鉴别诊断

猪感染猪链球菌病的临床表现复杂多样，易与副猪嗜血杆菌（*Haemophilus parasuis*，Hps）引起的猪格拉泽氏病（Glasser's disease）（*Haemophilus suis* or *parasuis*）、嗜血杆菌胸膜肺炎（*Haemophilus pleuropneumoniae*）、猪鼻支原体肺炎（*Mycoplasma hyorhinis*）相混淆。

猪格拉泽氏病表现为典型的纤维素性及脓性多发性浆膜炎、关节炎、脑膜炎、皮肤潮红、耳朵发绀等。猪感染猪链球菌病虽然有关节炎及脑膜炎症状，但典型的皮肤潮红、耳朵发绀症状很少发生。病原学的分离培养及镜检可以将此病与猪感染猪链球菌病区分开来，副猪嗜血杆菌为革兰氏阴性小杆菌，而猪链球菌为革兰氏阳性链球菌。

嗜血杆菌胸膜肺炎表现为纤维素性出血性支气管肺炎、浆液纤维素性胸膜炎、纵隔淋巴结增大等，头和躯干部分明显发绀，在挤压胸腔时从鼻和口腔流出血样带泡沫液体，腹腔特征变化是胃和小肠呈卡他性出血性炎症。也可以依靠实验室病原学诊断方法区分鉴别。

猪鼻支原体肺炎主要临诊症状是咳嗽和气喘，主要病变在肺、肺门淋巴结和纵隔淋巴结。急性期的病变为浆液纤维蛋白性和脓性纤维蛋白性心包炎、胸膜炎、腹膜炎。亚急性病变为浆膜云雾状化，纤维素样粘连并增厚，肿胀关节内有乳白色脓液，多数胸腔和心包少量积液，肺脏呈现间质性肺炎病变。利用血清学诊断和血液中细菌的分离培养方法可以有效与肺炎和胸膜炎型猪链球菌感染区分开。

二、人感染猪链球菌病的诊断

参考卫生部（现国家卫生和计划生育委员会）关于印发《人感染猪链球菌病诊疗方案》，综合患者的流行病学史、临床表现和实验室检查结果进行诊断，并应注意排除与本病表现相似的其他疾病。

（一）诊断依据

1. 流行病学史：起病前 7 天内有与病（死）猪等家畜直接接触史，尤其是皮肤黏膜破损者宰杀病（死）猪，切洗加工或销售病猪肉，埋葬病（死）猪等。

2. 临床表现：急性起病，有畏寒、发热等全身感染中毒症状。伴有中毒性休克综合征（TSS）或链球菌脑膜炎综合征（SMS）表现，或同时存在 TSS 和 SMS 表现。

3. 实验室检查：外周血白细胞计数增高，以中性粒细胞为主；细菌培养阳性或特异性基因检测阳性。

（二）诊断标准

1. 疑似病例：发病前 7 天内有与病（死）猪等家畜直接接触史，具有急性全身感染中毒表现；或在上述流行病学资料基础上，外周血白细胞总数及中性粒细胞比例增高。

2. 临床诊断病例：具有上述流行病学史，出现中毒性休克综合征或（和）链球菌脑膜炎综合征表现。

3. 确诊病例：疑似病例或临床诊断病例无菌部位标本培养分离出猪链球菌和（或）特异性基因检测阳性。

（三）实验室检查

1. 血常规：白细胞计数增高（重症患者发病早期可以降低或正常），中性粒细胞比例增高。严重患者血小板降低，继发 DIC 者血小板可以严重降低。

2. 尿常规：蛋白质（+），部分患者酮体阳性。

3. 生化检测：部分患者谷丙转氨酶（ALT）、谷草转氨酶（AST）、总胆红素（TBil）增高，白蛋白降低；Cr、血尿素氮（BUN）增高。

4. 脑脊液：化脓性脑膜炎患者，颅内压增高，白细胞明显增高，常达 $500 \times 10^6/L$ 以上，以多核细胞为主，蛋白质增高，糖和氯化物降低。

5. 血气分析：严重患者多出现代谢性酸中毒、呼吸性碱中毒及 I 型呼吸衰竭，表现为动脉血二氧化碳分压（$PaCO_2$）、血浆实际碳酸氢根（HCO_3^-）和动脉血氧分压（PaO_2）均降低。晚期可出现呼吸性酸中毒及 II 型呼吸衰竭，表现为 $PaCO_2$ 增高，HCO_3^- 与 PaO_2 降低。

6. DIC 指标：出现 DIC 的患者，3P 试验阳性、D-二聚体增高、血小板降低。

（四）病原学鉴定

猪链球菌的实验室检测主要是对细菌培养所获得的菌株分离后进行生化鉴定、血清分型及特异性基因检测。目前尚无成熟的特异性抗体检测方法。

1. 标本采集及病原体分离

采集患者的血液、脑脊液或尸检标本，直接接种于猪链球菌最佳培养基进行培养分离。如条件所限，不能立即接种，应 4℃保存或冷藏送检，争取及时培养。

2. 生化鉴定

对分离到的菌株应用 API 生化鉴定系统的 Api20-step 手工鉴定条及 Vitek-compact2 或其他生化鉴定系统进行鉴定，可直接鉴定到种。

3. 血清分型

对经过生化鉴定的菌株用猪链球菌 1 型～34 型血清或用单克隆抗体进行分

型。实验方法：取1滴链球菌分型血清或单克隆抗体悬滴于载玻片上，与1滴菌悬液充分混合，或用接种环刮取单个菌落直接与血清混合，观察是否出现凝集反应，同时用生理盐水做对照。

4. PCR基因鉴定

挑取分离纯化的菌落或选择平板上湿润的可疑菌落，利用特异引物进行 PCR 扩增。进行链球菌属特异性基因(tuf)、猪链球菌种特异性基因(16S rRNA)、猪链球菌 2 型荚膜多糖基因($cps2J$)、猪链球菌溶菌酶释放相关蛋白编码基因片段(mrp)及猪链球菌溶血素基因(sly)检测。对已经大量使用抗菌药物治疗的患者，可将采集标本直接进行 PCR 法检测，确认猪链球菌种特异性基因(16S rRNA)，以及特有的毒力基因，若为阳性者则作为确诊病例。

(五)鉴别诊断

人猪链球菌病的诊断主要依靠临床流行病学资料、患者的临床表现和病原学检测结果的综合分析。1998 年南通人猪链球菌病疫情暴发期间，因认为猪链球菌病不太可能造成如此严重的人感染死亡疫情，曾一度认为是炭疽引起的败血症、流行性出血热、钩端螺旋体病等，故临床上应与炭疽病、流行性出血热、钩端螺旋体病、其他链球菌引起的感染及肠出血性大肠杆菌 O157: H7 等细菌性病原体引起的疾病相区别。但早期的猪群中猪链球病的暴发，排除了炭疽，因为猪对炭疽不敏感，而怀疑的其他疾病也没有如此发病急和症状重。因此病原体的分离和鉴定对疾病的确诊、预防和控制十分重要，脑膜炎型需与下列疾病相鉴别。

1. 中毒型细菌性痢疾：多于夏秋季发病，儿童多见，表现为骤起高热、意识障碍、昏迷，但皮肤无瘀点，脑脊液正常。亦可表现为感染性休克，多见于成人。生理盐水灌肠后取样镜检见大量白细胞和红细胞，培养分离出痢疾杆菌。

2. 流行性脑脊髓膜炎：多见于冬、春季节，突起高热、头痛、呕吐、皮肤有瘀点、瘀斑、脑膜刺激征阳性，发病以儿童多见，确诊依赖于病原菌的发现。

3. 其他化脓性脑膜炎：肺炎链球菌脑膜炎常继发于肺炎、中耳炎，以 2 岁以内幼儿及老年人多见。葡萄球菌性脑膜炎常继发于皮肤感染、败血症。流感杆菌脑膜炎多发生于 2 岁以内婴幼儿。大肠杆菌脑膜炎常见于新生儿。铜绿假单胞菌脑膜炎常继发于腰椎穿刺、麻醉、造影或手术后。上述化脓性脑膜炎发病无明显季节性，瘀点、瘀斑少见。脑脊液和血液的细菌学检查有助于鉴别。

4. 流行性乙型脑炎：儿童多见，有严格季节性，发病在 7~9 月，高热、惊厥、昏迷多见。皮肤无瘀点、瘀斑。脑脊液清亮，白细胞数多在 $0.5×10^9$/L 以下，以淋巴细胞为主。糖和氯化物正常。免疫学检查如乙脑特异性 IgM 抗体有助于诊断。

5. 结核性脑膜炎：起病缓慢，有头痛、呕吐、明显颈项强直，伴低热、盗汗、消瘦，皮肤无瘀点，常有结核病史或结核病接触史。脑脊液微混，呈毛玻璃样，白细胞多为$(0.1\sim0.5)\times10^9/L$ 以下，以淋巴细胞为主，蛋白质高，糖和氯化物降低。脑脊液结核杆菌培养阳性或抗结核治疗有效。

败血症休克型需与下列疾病相鉴别。

1. 流行性出血热：有与鼠类或其排泄物接触史，有发热、肾损和出血表现及典型的五期经过，血象检查有血液浓缩、白细胞计数增高、血小板减少，大量蛋白尿并有尿膜状物出现，血清学检查示特异性 IgM 抗体阳性。

2. 暴发型流脑：冬春季节，多见于儿童。突起高热、寒战、头痛，迅速出现意识障碍，短时间内全身皮肤出现大片瘀点、瘀斑并融合成片，可有 DIC 表现，常死于休克或呼吸衰竭。

3. 钩端螺旋体病：夏秋季发病，有与钩端螺旋体污染的疫水的接触史。急性起病，发热、头痛、肌肉酸痛，有结膜充血、淋巴结肿大及腓肠肌压痛，可有肺出血、黄疸出血或脑膜炎，青霉素治疗有效，确诊有赖于血清特异性抗体的检测。

4. 登革出血热：夏季高发，有流行区居住或逗留史，突起发热，剧烈肌肉、关节酸痛，相对缓脉、浅表淋巴结肿大，热后 2 天出皮疹，热退病进，出现休克及消化道或其他器官出血表现。病毒分离和血清学检测为确诊主要依据。

本病还应与其他可致发热、瘀点、瘀斑、休克、多器官功能损害等表现的疾病相鉴别，尤其应注意与下列疾病相鉴别。

1. 其他链球菌 TSS：A 组链球菌及所产生的链球菌致热外毒素(streptococcal pyrogenic exotoxin，SPE)，如 SPE-A、SPE-C、SPE-F 等可导致严重 TSS，B 组链球菌、C 组链球菌、G 组链球菌及草绿色链球菌中的缓症链球菌感染也均可引起 TSS。结合患者发病前 7 天内无病猪或死猪等家畜直接接触史，可与人感染猪链球菌病相鉴别，PCR 或免疫学方法检测 SPE-A 等有助于诊断；感染部位标本或血培养鉴定为 A 组链球菌或其他链球菌即可鉴别。

2. 葡萄球菌 TSS(Staphy TSS)：是由金黄色葡萄球菌产生的中毒性休克综合征毒素-Ⅰ(TSST-Ⅰ)和肠毒素引起、与人感染猪链球菌病临床表现相似的 TSS，分为月经相关性 TSS(mTSS)和非月经相关性 TSS(nmTSS)两种类型。年轻妇女、有阴道月经塞使用史、月经期突然发病等有助于 mTSS 诊断；TSS 继发于局灶性感染、外伤、侵入性诊疗操作后，应注意 nmTSS 的可能性。临床标本培养分离出金黄色葡萄球菌，或特异性 TSST-Ⅰ或肠毒素 A、B、C、D、G 等阳性结果即可鉴别。

3. 其他疾病：还应注意与其他革兰氏阳性细菌败血症、感染性休克(septic shock)、暴发型流行性脑脊髓膜炎、肾综合征出血热(HFRS)及全身炎症反应综合征(SIRS)等疾病相鉴别。后期应注意排除其他严重感染所致的多器官功能损害综合征(MODS)或多器官功能衰竭(MOF)。

第五节　治　疗

一、猪感染猪链球菌病的治疗原则

根据卫生部（现国家卫生和计划生育委员会）目前试行的猪链球菌病治疗方案，主要以支持治疗、抗生素治疗及抗休克治疗为主，同时依据病情严重程度、临床类型给予对症治疗。该菌对氨苄西林、头孢霉素高度敏感；对先锋霉素 V、卡那霉素、青霉素 G、土霉素、四环素、庆大霉素中度敏感。该菌的菌群和菌型比较多，进行分型治疗可以提高疗效和减少不良反应。

（一）败血症型的治疗

①青霉素 80 万～160 万 IU，肌注；或土霉素、四环素，5～10mg/（kg bow），肌注；或磺胺甲基异噁唑 0.15mg/（kg bow），肌注，为防止产生耐药性，可交替用药。②氨苄西林配合安乃近注射液，60mg/（kg bow），3 次/天，连续用药 3～5 天，症状消除后再坚持用药 2 天。

（二）关节炎型的治疗

除用氨苄西林配合安乃近外，肿胀的关节应涂擦樟脑 酒精、松节油等，早治比晚治有利于康复。

（三）脑膜脑炎型的治疗

主要用磺胺嘧啶钠配合氯丙嗪和维生素 B1 进行治疗。磺胺嘧啶钠注射液 20～40ml，一次肌注，2 次/天，连用 3～5 天；氯丙嗪用量为 1～3mg/（kg bow）；维生素 B1 用量每头每次肌注 20～50mg，治疗时也可视情况静注或关节注射。青霉素 G 钾超常规用量 2～3 倍（160 万～240 万 IU），肌注，4～6h/次，症状消失、体温下降后 8～12h 再注射 1 次；降温用安乃近 5ml，肌注。

（四）淋巴结脓肿型的治疗

在局部消毒后，切开排脓，冲洗后撒入结晶磺胺。

猪攻毒试验研究结果表明针对混合感染猪链球菌和 PRRSV 的病猪头孢噻呋连续 3 天注射治疗比青霉素和疫苗都能显著降低死亡率（Halbur et al.，2000）；用青霉素持续治疗 6 周就可以彻底根除生物体内的猪链球菌（Woo and Li，1987）；体外实验表明猪链球菌对头孢类药物敏感（Silley and Brewster，1988）；饮水中添加泰妙菌素也能显著降低猪链球菌的感染（Chengappa et al.，1990）。

此外，确定病猪为猪链球菌感染应立即隔离，进行药物治疗。圈舍、用具用

3%苛性钠溶液、0.3%过氧乙酸、菌毒灭交替喷雾消毒，粪便污物堆积发酵。对病死猪进行深埋或焚烧。本病多为急性，必须早期用药，药量要足。若拖延或药量不足则疗效不佳或转为亚急性或慢性，根据临床症状、实验室诊断结果及药敏试验确定。可供选择的药物主要是：青霉素 G 钾 400 万～800 万 IU，维生素 C 4g，肌内注射，每天两次，连用 4 天；头孢氨苄 15～25mg/kg，每天两次肌注，连用 4 天；氧氟沙星 0.2%拌料，连用 5～7 天之后改用复方新诺明 0.1%拌料，连用 5 天，一般均可取得明显的治疗效果。应当注意的是，本病对药物，特别是抗生素容易产生抗药性。此外，还要加强饲养管理，加强舍内通风换气、保持空气清新，加高产床并及时清除床下积粪，增加饲料中维生素含量。

二、人感染猪链球菌病的治疗原则

治疗原则主要包括一般治疗和病情监测、对症治疗、病原治疗、抗休克治疗等，具体详见卫生部(现国家卫生和计划生育委员会)关于印发《人感染猪链球菌病诊疗方案》(附件 1)。

第六节 预　　后

猪链球菌感染的预后与感染菌株的毒力、临床的类型及有效及时的治疗等因素有关。2 型猪链球菌感染的病死率高达 12%～26%，但不同临床类型预后明显不同。普通型如及时诊断，并予以合理有效治疗则预后良好，多能痊愈，并发症和后遗症少见。少数患者可出现严重的并发症，如感知性耳聋或复视，其中近一半患者的症状不可逆。脑膜炎病例病死率为 10%～20%，1981～1983 年，我国香港报道病死率为 19%；1968～1994 年，欧洲报道 75 例猪链球菌脑膜炎病例，总病死率占 11%；而同一时期亚洲报道的 67 例患者中死亡率为 12%；1998 年中国江苏苏中地区发生的猪链球菌脑膜炎患者的病死率为 11%（1/9）。败血症休克型的病死率高，尤其发生多器官功能衰竭时死亡率高达 80%以上，多数在发病后 1～3 天内死亡，是 2 型猪链球菌感染患者死亡的主要原因。1998 年江苏南通地区 2 型猪链球菌感染暴发期间，休克型患者的病死率高达 81%。2005 年四川发生 2 型猪链球菌感染暴发，早期休克型患者的病死率高达 80%，后期由于抗菌药物的及时应用和加强治疗，病死率下降至 67%。如并发中毒性休克综合征，或患者本身免疫功能低下，病死率往往较高，预后较差(Hantson et al., 1991；Kay et al., 1995)。

早期实施强有力的抗感染和器官功能支持治疗，能够明显降低休克型患者的病死率(邱海波等，2005；祝小平等，2005)， 临床确诊后需立即进行生命体征监测，给予抗休克、抗感染、降低颅内压及相应护理措施后可改善患者预后(罗艳春和蒋亚平，2011)。

　　部分患者可能会留有后遗症，主要为感知性耳聋、复视、失明、前庭神经功能障碍(共济失调)、面瘫、偏瘫、智能下降及精神异常等中枢神经系统损害的表现。越南报道 60%以上的患者有不同程度的听力丧失，但出院后也有部分患者有不同程度的恢复(Arends and Zanen，1988；Bronstein et al.，1995；Cammaert et al.，1990；Dupas et al.，1992；Kay et al.，1995；Meecham and Worth，1992；Navacharoen et al.，2009；Perseghin et al.，1995；Wangsomboonsiri et al.，2008；Yen et al.，1994)。还有部分患者偶见复发(Francois et al.，1998)。

参 考 文 献

郭立新, 姜勇, 刘卫平, 李甘地, 杨群培, 白艳琼, 李世辉, 吴涛, 石杨. 2006. 人-猪链球菌感染:四例尸体解剖观察及文献复习. 中华医学会病理学分会 2006 年学术年会:中国宁夏银川.

胡晓抒, 朱凤才, 汪华, 陈宋义, 王广和, 孙建中, 华春涛, 杨华富. 2000. 人猪链球菌感染性综合征研究. 中华预防医学杂志, 34(03):150-152.

江南, 杨兴祥, 唐荣珍, 吴家玉, 刘华, 严英俊, 祝标, 谢明道, 沈骥, 赵小光, 苏林, 鲜明, 杨勇, 王书杰, 杨维中, 景怀齐, 吴建林, 祝小平, 刘伦光, 袁顺清, 罗文光, 杨欣. 2005. 四川省 83 例人感染猪链球菌病患者的临床特征. 中华急诊医学杂志, 14(11):891-894.

李晓灵, 陈红, 李文俊, 张玲, 辛隽. 2006. 人感染猪链球菌病 31 例临床分析. 四川医学, 27(11):1153-1154.

李重茂, 程继伟, 李琴. 2009. 腰骶椎猪链球菌感染 1 例. 中国脊柱脊髓杂志, 19(06):415+420.

罗艳春, 蒋亚平. 2011. 2 例人感染猪链球菌患者的护理体会. 吉林医学, 32(21):4478-4479.

邱海波, 许元, 姜丽. 2005. 休克型猪链球菌Ⅱ型感染患者的器官功能衰竭和支持治疗对预后的影响. 中华急诊医学杂志, 14(11):895-899.

汪华, 胡晓抒, 朱凤才, 陈宋义, 孙建中, 华春涛. 2000. 人-猪链球菌感染性综合征的流行病学调查. 现代预防医学, 27(03):312-314.

王华雨, 董德平, 谢群, 王定祥, 韩立中, 倪语星. 2005. 人-猪链球菌感染性综合征临床分析. 江苏医药, 31(06):419-420.

王君玮, 王志亮, 赵永刚, 赵云玲, 郑东霞, 王伟伟, 王涛, 刘华雷, 陈义平, 王珊. 2006. 猪链球菌 2 型四川分离株猪体回归试验. 中国兽医学报, 26(5):508-511.

向妮娟, 钟文君, 孟玲, 高永军, 祖荣强, 刘学成, 刘伦光, 祝小平, 袁珩, 欧阳兵, 吕强, 黄燕, 黄婷, 周兴余, 冯燎, 庞启迪, 王世文. 2006. 四川省人感染猪链球菌病潜伏期初探. 中华流行病学杂志, 27(03):275.

杨维中, 余宏杰, 景怀琦, 徐建国, 陈志海, 祝小平, 汪华, 刘学成, 王世文, 刘伦光, 祖荣强, 罗隆泽, 向妮娟, 刘红露, 钟文君, 刘莉, 孟玲, 袁珩, 高永军, 杜化茂, 欧阳宾, 叶长芸, 金冬, 吕强, 崔志刚, 黄燕, 张守印, 安向东, 黄婷, 周兴余, 冯燎, 庞启迪, 舒跃龙, 王宇. 2006. 四川省一起伴中毒性休克综合征的人感染猪链球菌 2 型暴发. 中华流行病学杂志, 27(03):185-191.

袁珩, 吕强, 吴建林, 刘学成, 欧阳兵, 刘伦光. 2005. 四川省人感染猪链球菌病潜伏期分析. 预防医学情报杂志, 21(04):384-385+392.

曾巧英, 陆承平. 2004. 猪链球菌 2 型对扁桃腺上皮细胞的黏附和侵袭作用. 微生物学报, 44(04):523-525.

曾巧英, 陆承平. 2003. 猪链球菌 2 型溶菌酶释放蛋白诱导上皮细胞融合和凋亡. 微生物学报, 43(03):407-412.

祝小平, 祖荣强, 陈志海, 刘学成, 刘伦光, 钟文君, 王世文, 向妮娟, 袁珩, 孟玲, 欧阳兵, 高永军, 吕强, 黄燕, 安向东, 黄婷, 周兴余, 冯燎, 庞启迪, 杨维中. 2005. 四川省人感染猪链球菌病死亡病例特征分析. 中华流行病学杂志, 26(09): 633-635.

Aarestrup FM, Jorsal SE, Jensen NE. 1998. Serological characterization and antimicrobial susceptibility of *Streptococcus suis* isolates from diagnostic samples in Denmark during 1995 and 1996. Vet Microbiol, 60(1):59-66.

Adam RA, Tenenbaum T, Valentin-Weigand P, Laryea M, Schwahn B, Angelow S, Galla HJ, Daubener W, Schroten H. 2004. Porcine choroid plexus epithelial cells induce *Streptococcus suis* bacteriostasis in vitro. Infect Immun, 72(5):3084-3087.

Akkermans JP, Vecht U. 1994. Streptococcal infections as cause of death in pigs brought in for necropsy. Tijdschr Diergeneeskd, 119(5):123-128.

Al-Numani D, Segura M, Dore M, Gottschalk M. 2003. Up-regulation of ICAM-1, CD11a/CD18 and CD11c/CD18 on human THP-1 monocytes stimulated by *Streptococcus suis* serotype 2. Clin Exp Immunol, 133(1):67-77.

Arend SM, van Buchem MA, van Ogtrop ML, Thompson J. 1995. Septicaemia, meningitis and spondylodiscitis caused by *Streptococcus suis* type 2. Infection, 23(2):128.

Arends JP, Zanen HC. 1988. Meningitis caused by *Streptococcus suis* in humans. Rev Infect Dis, 10(1):131-137.

Benga L, Friedl P, Valentin-Weigand P. 2005. Adherence of *Streptococcus suis* to porcine endothelial cells. J Vet Med B Infect Dis Vet Public Health, 52(9):392-395.

Benga L, Fulde M, Neis C, Goethe R, Valentin-Weigand P. 2008. Polysaccharide capsule and suilysin contribute to extracellular survival of *Streptococcus suis* co-cultivated with primary porcine phagocytes. Vet Microbiol, 132(1-2):211-219.

Berthelot-Herault F, Cariolet R, Labbe A, Gottschalk M, Cardinal JY, Kobisch M. 2001. Experimental infection of specific pathogen free piglets with French strains of *Streptococcus suis* capsular type 2. Can J Vet Res, 65(3):196-200.

Boetner AG, Binder M, Bille-Hansen V. 1987. *Streptococcus suis* infections in Danish pigs and experimental infection with *Streptococcus suis* serotype 7. Acta Pathol Microbiol Immunol Scand B, 95(4):233-239.

Bonifait L, Grenier D. 2011. The SspA subtilisin-like protease of *Streptococcus suis* triggers a pro-inflammatory response in macrophages through a non-proteolytic mechanism. BMC Microbiol, 11:47.

Brassard J, Gottschalk M, Quessy S. 2004. Cloning and purification of the *Streptococcus suis* serotype 2 glyceraldehyde-3-phosphate dehydrogenase and its involvement as an adhesin. Vet Microbiol, 102(1-2):87-94.

Brazeau C, Gottschalk M, Vincelette S, Martineau-Doize B. 1996. In vitro phagocytosis and survival of *Streptococcus suis* capsular type 2 inside murine macrophages. Microbiology, 142 (Pt 5):1231-1237.

Bronstein AM, Morland AB, Ruddock KH, Gresty MA. 1995. Recovery from bilateral vestibular failure: implications for visual and cervico-ocular function. Acta Otolaryngol Suppl, 520 Pt 2:405-407.

Bungener W, Bialek R. 1989. Fatal *Streptococcus suis* septicemia in an abattoir worker. Eur J Clin Microbiol Infect Dis, 8(4):306-308.

Cammaert T, Verstraete W, Baeck E. 1990. Deafness-blindness caused by *Streptococcus suis* meningitis--epidemiology and rehabilitation. Acta Otorhinolaryngol Belg, 44(1):37-41.

Caumont H, Gerard N, Depernet B, Brasme L, Eschard JP, Etienne JC. 1996. *Streptococcus suis* L3-L4 spondylodiscitis in a butcher. Presse Med, 25(29):1348.

Chabot-Roy G, Willson P, Segura M, Lacouture S, Gottschalk M. 2006. Phagocytosis and killing of *Streptococcus suis* by porcine neutrophils. Microb Pathog, 41(1):21-32.

Chanter N, Jones PW, Alexander TJ. 1993. Meningitis in pigs caused by *Streptococcus suis*--a speculative review. Vet Microbiol, 36(1-2):39-55.

Charland N, Nizet V, Rubens CE, Kim KS, Lacouture S, Gottschalk M. 2000. *Streptococcus suis* serotype 2 interactions with human brain microvascular endothelial cells. Infect Immun, 68(2):637-643.

Cheng AF, Oo KT, Li EK, French GL. 1987. Septic arthritis caused by *Streptococcus suis* serotype 2. J Infect, 14(3):237-241.

Chengappa MM, Pace LW, Williams JA, Herren CH, Ascher SE. 1990. Efficacy of tiamulin against experimentally induced *Streptococcus suis* type-2 infection in swine. J Am Vet Med Assoc, 197(11):1467-1470.

Clifton-Hadley FA. 1983. *Streptococcus suis* type 2 infections. Br Vet J, 139(1):1-5.

Cook RW, Jackson AR, Ross AD. 1988. *Streptococcus suis* type 1 infection of sucking pigs. Aust Vet J, 65(2):64-65.

Coolen L, Dens J, Baeck E, Claes C, Lins RL, Verbraeken H, Daelemans R. 1989. *Streptococcus suis* meningitis, permanent perceptive deafness and endophthalmitis. Intensive Care Med, 15(8):545.

de Greeff A, Benga L, Wichgers Schreur PJ, Valentin-Weigand P, Rebel JM, Smith HE. 2010. Involvement of NF-kappaB and MAP-kinases in the transcriptional response of alveolar macrophages to *Streptococcus suis*. Vet Microbiol, 141(1-2):59-67.

de Moor CE. 1963. Septicaemic infections in pigs, caused by haemolytic streptococci of new Lancefield groups designated R, S and T. Antonie van Leeuwenhoek, 29(1):272-280.

Dominguez-Punaro MC, Segura M, Plante MM, Lacouture S, Rivest S, Gottschalk M. 2007. *Streptococcus suis* serotype 2, an important swine and human pathogen, induces strong systemic and cerebral inflammatory responses in a mouse model of infection. J Immunol, 179(3):1842-1854.

Dominguez-Punaro Mde L, Segura M, Contreras I, Lachance C, Houde M, Lecours MP, Olivier M, Gottschalk M. 2010. In vitro characterization of the microglial inflammatory response to *Streptococcus suis*, an important emerging zoonotic agent of meningitis. Infect Immun, 78(12):5074-5085.

Doube A, Calin A. 1988. Bacterial endocarditis presenting as acute monoarthritis. Ann Rheum Dis, 47(7):598-599.

Dupas D, Vignon M, Geraut C. 1992. *Streptococcus suis* meningitis. A severe noncompensated occupational disease. J Occup Med, 34(11):1102-1105.

Durand F, Perino CL, Recule C, Brion JP, Kobish M, Guerber F, Croize J. 2001. Bacteriological diagnosis of *Streptococcus suis* meningitis. Eur J Clin Microbiol Infect Dis, 20(7):519-521.

Elliott SD, Alexander TJ, Thomas JH. 1966. Streptococcal infection in young pigs. II. Epidemiology and experimental production of the disease. J Hyg (Lond), 64(2):213-220.

Elliott SD. 1966. Streptococcal infection in young pigs. I. An immunochemical study of the causative agent (PM streptococcus). J Hyg (Lond), 64(2):205-212.

Feng W, Laster SM, Tompkins M, Brown T, Xu JS, Altier C, Gomez W, Benfield D, McCaw MB. 2001. In utero infection by porcine reproductive and respiratory syndrome virus is sufficient to increase susceptibility of piglets to challenge by *Streptococcus suis* type II. J Virol, 75(10):4889-4895.

Fongcom A, Pruksakorn S, Netsirisawan P, Pongprasert R, Onsibud P. 2009. *Streptococcus suis* infection: a prospective study in northern Thailand. Southeast Asian J Trop Med Public Health, 40(3):511-517.

Francois B, Gissot V, Ploy MC, Vignon P. 1998. Recurrent septic shock due to *Streptococcus suis*. J Clin Microbiol, 36(8):2395.

Galina L, Pijoan C, Sitjar M, Christianson WT, Rossow K, Collins JE. 1994. Interaction between *Streptococcus suis* serotype 2 and porcine reproductive and respiratory syndrome virus in specific pathogen-free piglets. Vet Rec, 134(3):60-64.

Gottschalk M, Segura M. 2000. The pathogenesis of the meningitis caused by *Streptococcus suis*: the unresolved questions. Vet Microbiol, 76(3):259-272.

Grenier D, Bodet C. 2008. *Streptococcus suis* stimulates ICAM-1 shedding from microvascular endothelial cells. FEMS Immunol Med Microbiol, 54(2):271-276.

Griffiths IB, Done SH, Hunt BW. 1991. Pneumonia in a sow due to *Streptococcus suis* type II and Bordetella bronchiseptica. Vet Rec, 128(15):354-355.

Guise HJ, Penny RH, Duthie AN. 1985. Streptococcal meningitis in pigs. Vet Rec, 117(2):43-44.

Guise HJ, Penny RH, Duthie AN. 1985. Streptococcal meningitis in pigs: field trial to compare the effects of two different treatments. Vet Rec, 117(3):65-66.

Haataja S, Tikkanen K, Liukkonen J, Francois-Gerard C, Finne J. 1993. Characterization of a novel bacterial adhesion specificity of *Streptococcus suis* recognizing blood group P receptor oligosaccharides. J Biol Chem, 268(6):4311-4317.

Halbur P, Thanawongnuwech R, Brown G, Kinyon J, Roth J, Thacker E, Thacker B. 2000. Efficacy of antimicrobial treatments and vaccination regimens for control of porcine reproductive and respiratory syndrome virus and *Streptococcus suis* coinfection of nursery pigs. J Clin Microbiol, 38(3):1156-1160.

Hantson P, Vekemans MC, Gautier P, Mahieu P, Sindic CJ, Guerit JM, Wauters G, Nannan M. 1991. Fatal *Streptococcus suis* meningitis in man. Acta Neurol Belg, 91(3):165-168.

Hariharan H, MacDonald J, Carnat B, Bryenton J, Heaney S. 1992. An investigation of bacterial causes of arthritis in slaughter hogs. J Vet Diagn Invest, 4(1):28-30.

Hay PE, Cunniffe JG, Kramer G, France AJ, Gray JA, Watt B. 1989. Two cases of *Streptococcus suis* meningitis. Br J Ind Med, 46(5):352-353.

Higgins R, Gottschalk M, Mittal KR, Beaudoin M. 1990. *Streptococcus suis* infection in swine. A sixteen month study. Can J Vet Res, 54(1):170-173.

Ho AK, Woo KS, Tse KK, French GL. 1990. Infective endocarditis caused by *Streptococcus suis* serotype 2. J Infect, 21(2):209-211.

Iglesias JG, Trujano M, Xu J. 1992. Inoculation of pigs with *Streptococcus suis* type 2 alone or in combination with pseudorabies virus. Am J Vet Res, 53(3):364-367.

Jobin MC, Brassard J, Quessy S, Gottschalk M, Grenier D. 2004. Acquisition of host plasmin activity by the Swine pathogen *Streptococcus suis* serotype 2. Infect Immun, 72(1):606-610.

Jobin MC, Fortin J, Willson PJ, Gottschalk M, Grenier D. 2005. Acquisition of plasmin activity and induction of arachidonic acid release by *Streptococcus suis* in contact with human brain microvascular endothelial cells. FEMS Microbiol Lett, 252(1):105-111.

John VS, Wilcock B, Kierstead M. 1982. *Streptococcus suis* Type 2 Infection in Swine in Ontario: A Review of Clinical and Pathological Presentations. Can Vet J, 23(3):95-97.

Kay R, Cheng AF, Tse CY. 1995. *Streptococcus suis* infection in Hong Kong. QJM, 88(1):39-47.

Kay R. 1991. The site of the lesion causing hearing loss in bacterial meningitis: a study of experimental streptococcal meningitis in guinea-pigs. Neuropathol Appl Neurobiol, 17(6):485-493.

Koehne G, Maddux RL, Cornell WD. 1979. Lancefield group R streptococci associated with pneumonia in swine. Am J Vet Res, 40(11):1640-1641.

Kohler W, Queisser H, Kunter E, Sawitzki R, Frach G. 1989. Type 2 *Streptococcus suis* (R-Streptococci) as pathogens of occupational diseases. Report of a case and a review of the literature. Z Gesamte Inn Med, 44(5):144-148.

Kouki A, Haataja S, Loimaranta V, Pulliainen AT, Nilsson UJ, Finne J. 2011. Identification of a novel streptococcal adhesin P (SadP) recognizing galactosyl-{alpha}1-4-galactose-containing glycoconjugates: convergent evolution of bacterial pathogens to binding of the same host receptor. J Biol Chem, 286(45):38854-38864.

Lalonde M, Segura M, Lacouture S, Gottschalk M. 2000. Interactions between *Streptococcus suis* serotype 2 and different epithelial cell lines. Microbiology, 146 (Pt 8):1913-1921.

Laohapensang K, Rutherford RB, Arworn S. 2010. Mycotic abdominal aortic aneurysm due to *Streptococcus suis*: a case report. Surg Infect (Larchmt), 11(2):179-181.

Lecours MP, Gottschalk M, Houde M, Lemire P, Fittipaldi N, Segura M. 2011. Critical role for *Streptococcus suis* cell wall modifications and suilysin in resistance to complement-dependent killing by dendritic cells. J Infect Dis, 204(6):919-929.

Lecours MP, Segura M, Lachance C, Mussa T, Surprenant C, Montoya M, Gottschalk M. 2011. Characterization of porcine dendritic cell response to *Streptococcus suis*. Vet Res, 42(1):72.

Leelarasamee A, Nilakul C, Tien-Grim S, Srifuengfung S, Susaengrat W. 1997. *Streptococcus suis* toxic-shock syndrome and meningitis. J Med Assoc Thai, 80(1):63-68.

Li R, Zhang A, Chen B, Teng L, Wang Y, Chen H, Jin M. 2010. Response of swine spleen to *Streptococcus suis* infection revealed by transcription analysis. BMC Genomics, 11:556.

Liu M, Fang L, Tan C, Long T, Chen H, Xiao S. 2011. Understanding *Streptococcus suis* serotype 2 infection in pigs through a transcriptional approach. BMC Genomics, 12:253.

Liu M, Tan C, Fang L, Xiao S, Chen H. 2011. Microarray analyses of THP-1 cells infected with *Streptococcus suis* serotype 2. Vet Microbiol, 150(1-2):126-131.

Liu P, Pian Y, Li X, Liu R, Xie W, Zhang C, Zheng Y, Jiang Y, Yuan Y. 2014. *Streptococcus suis* adenosine synthase functions as an effector in evasion of PMNs-mediated innate immunity. J Infect Dis, 210(1):35-45.

Liukkonen J, Haataja S, Tikkanen K, Kelm S, Finne J. 1992. Identification of *N*-acetylneuraminyl alpha 2-->3 poly-*N*-acetyllactosamine glycans as the receptors of sialic acid-binding *Streptococcus suis* strains. J Biol Chem, 267(29):21105-21111.

Lun S, Willson PJ. 2004. Expression of green fluorescent protein and its application in pathogenesis studies of serotype 2 *Streptococcus suis*. J Microbiol Methods, 56(3):401-412.

Madsen LW, Bak H, Nielsen B, Jensen HE, Aalbaek B, Riising HJ. 2002. Bacterial colonization and invasion in pigs experimentally exposed to *Streptococcus suis* serotype 2 in aerosol. J Vet Med B Infect Dis Vet Public Health, 49(5):211-215.

Madsen LW, Nielsen B, Aalbaek B, Jensen HE, Nielsen JP, Riising HJ. 2001. Experimental infection of conventional pigs with *Streptococcus suis* serotype 2 by aerosolic exposure. Acta Vet Scand, 42(2):303-306.

Madsen LW, Svensmark B, Elvestad K, Aalbaek B, Jensen HE. 2002. *Streptococcus suis* serotype 2 infection in pigs: new diagnostic and pathogenetic aspects. J Comp Pathol, 126(1):57-65.

Maher D. 1991. *Streptococcus suis* septicaemia presenting as severe acute gastro-enteritis. J Infect, 22(3):303-304.

McLendon BF, Bron AJ, Mitchell CJ. 1978. *Streptococcus suis* type II (group R) as a cause of endophthalmitis. Br J Ophthalmol, 62(10):729-731.

Meecham JS, Worth RC. 1992. Persistent diplopia following *Streptococcus suis* type 2 meningitis. J R Soc Med, 85(9):579-580.

Navacharoen N, Chantharochavong V, Hanprasertpong C, Kangsanarak J, Lekagul S. 2009. Hearing and vestibular loss in *Streptococcus suis* infection from swine and traditional raw pork exposure in northern Thailand. J Laryngol Otol, 123(8):857-862.

Orr J, Copeland S, Chirino-Trejo M. 1989. Saskatchewan. *Streptococcus suis* type 9 outbreak in swine. Can Vet J, 30(8):680.

Pallares FJ, Halbur PG, Schmitt CS, Roth JA, Opriessnig T, Thomas PJ, Kinyon JM, Murphy D, Frank DE, Hoffman LJ. 2003. Comparison of experimental models for *Streptococcus suis* infection of conventional pigs. Can J Vet Res, 67(3):225-228.

Peetermans WE, Moffie BG, Thompson J. 1989. Bacterial endocarditis caused by *Streptococcus suis* type 2. J Infect Dis, 159(3):595-596.

Perseghin P, Bezzi G, Troupioti P, Gallina M. 1995. *Streptococcus suis* meningitis in an Italian blood donor. Lancet, 346(8985):1305-1306.

Pian Y, Gan S, Wang S, Guo J, Wang P, Zheng Y, Cai X, Jiang Y, Yuan Y. 2012. Fhb, a novel factor H-binding surface protein, contributes to the antiphagocytic ability and virulence of *Streptococcus suis*. Infect Immun, 80(7):2402-2413.

Power SB. 1978. *Streptococcus suis* type 2 infection in pigs. Vet Rec, 102(10):215-216.

Quessy S, Dubreuil JD, Jacques M, Malouin F, Higgins R. 1994. Increase of capsular material thickness following in vivo growth of virulent *Streptococcus suis* serotype 2 strains. FEMS Microbiol Lett, 115(1):19-26.

Reams RY, Glickman LT, Harrington DD, Thacker HL, Bowersock TL. 1994. *Streptococcus suis* infection in swine: a retrospective study of 256 cases. Part II. Clinical signs, gross and microscopic lesions, and coexisting microorganisms. J Vet Diagn Invest, 6(3):326-334.

Reams RY, Harrington DD, Glickman LT, Thacker HL, Bowersock TB. 1995. Fibrinohemorrhagic pneumonia in pigs naturally infected with *Streptococcus suis*. J Vet Diagn Invest, 7(3):406-408.

Robertson ID, Blackmore DK. 1989. Occupational exposure to *Streptococcus suis* type 2. Epidemiol Infect, 103(1):157-164.

Salles MW, Perez-Casal J, Willson P, Middleton DM. 2002. Changes in the leucocyte subpopulations of the palatine tonsillar crypt epithelium of pigs in response to *Streptococcus suis* type 2 infection. Vet Immunol Immunopathol, 87(1-2):51-63.

Sanford SE, Grant D, Lipohar C. 1987. *Streptococcus suis* type 2 valvular endocarditis and sepsis combined with multiple enteric infections in a pig treated continuously with cyclosporine after experimental intestinal transplant. Lab Anim Sci, 37(4):487-488.

Sanford SE, Tilker ME. 1982. *Streptococcus suis* type II-associated diseases in swine: observations of a one-year study. J Am Vet Med Assoc, 181(7):673-676.

Sanford SE. 1987. Gross and histopathological findings in unusual lesions caused by *Streptococcus suis* in pigs. II. Central nervous system lesions. Can J Vet Res, 51(4):486-489.

Sanford SE. 1987. Gross and histopathological findings in unusual lesions caused by *Streptococcus suis* in pigs. I. Cardiac lesions. Can J Vet Res, 51(4):481-485.

Segura M, Gottschalk M, Olivier M. 2004. Encapsulated *Streptococcus suis* inhibits activation of signaling pathways involved in phagocytosis. Infect Immun, 72(9):5322-5330.

Segura M, Gottschalk M. 2002. *Streptococcus suis* interactions with the murine macrophage cell line J774: adhesion and cytotoxicity. Infect Immun, 70(8):4312-4322.

Segura M, Stankova J, Gottschalk M. 1999. Heat-killed *Streptococcus suis* capsular type 2 strains stimulate tumor necrosis factor alpha and interleukin-6 production by murine macrophages. Infect Immun, 67(9):4646-4654.

Segura M, Vadeboncoeur N, Gottschalk M. 2002. CD14-dependent and -independent cytokine and chemokine production by human THP-1 monocytes stimulated by *Streptococcus suis* capsular type 2. Clin Exp Immunol, 127(2):243-254.

Segura M, Vanier G, Al-Numani D, Lacouture S, Olivier M, Gottschalk M. 2006. Proinflammatory cytokine and chemokine modulation by *Streptococcus suis* in a whole-blood culture system. FEMS Immunol Med Microbiol, 47(1):92-106.

Segura MA, Cleroux P, Gottschalk M. 1998. *Streptococcus suis* and group B Streptococcus differ in their interactions with murine macrophages. FEMS Immunol Med Microbiol, 21(3):189-195.

Serhir B, Dubreuil D, Higgins R, Jacques M. 1995. Purification and characterization of a 52-kilodalton immunoglobulin G-binding protein from *Streptococcus suis* capsular type 2. J Bacteriol, 177(13):3830-3836.

Serhir B, Higgins R, Foiry B, Jacques M. 1993. Detection of immunoglobulin-G-binding proteins in *Streptococcus suis*. J Gen Microbiol, 139(12):2953-2958.

Silley P, Brewster G. Kill kinetics of the cephalosporin antibiotics cephalexin and cefuroxime against bacteria of veterinary importance. Vet Rec 1988, 123(13):343-345.

Strangmann E, Froleke H, Kohse KP. 2002. Septic shock caused by *Streptococcus suis*: case report and investigation of a risk group. Int J Hyg Environ Health, 205(5):385-392.

Swildens B, Stockhofe-Zurwieden N, van der Meulen J, Wisselink HJ, Nielen M, Niewold TA. 2004. Intestinal translocation of *Streptococcus suis* type 2 EF+ in pigs. Vet Microbiol, 103(1-2):29-33.

Tambyah PA, Kumarasinghe G, Chan HL, Lee KO. 1997. *Streptococcus suis* infection complicated by purpura fulminans and rhabdomyolysis: case report and review. Clin Infect Dis, 24(4):710-712.

Tan C, Liu M, Jin M, Liu J, Chen Y, Wu T, Fu T, Bei W, Chen H. 2008. The key virulence-associated genes of *Streptococcus suis* type 2 are upregulated and differentially expressed in vivo. FEMS Microbiol Lett, 278(1):108-114.

Tanabe S, Gottschalk M, Grenier D. 2008. Hemoglobin and *Streptococcus suis* cell wall act in synergy to potentiate the inflammatory response of monocyte-derived macrophages. Innate Immun, 14(6):357-363.

Tayoro J, Besnier JM, Laudat P, Cattier B, Choutet P. 1996. Infective endocarditis due to *Streptococcus suis* serotype 2. Eur J Clin Microbiol Infect Dis, 15(9):765-766.

Tenenbaum T, Essmann F, Adam R, Seibt A, Janicke RU, Novotny GE, Galla HJ, Schroten H. 2006. Cell death, caspase activation, and HMGB1 release of porcine choroid plexus epithelial cells during *Streptococcus suis* infection in vitro. Brain Res, 1100(1):1-12.

Tenenbaum T, Matalon D, Adam R, Seibt A, Wewer C, Schwerk C, Galla HJ, Schroten H. 2008. Dexamethasone prevents alteration of tight junction-associated proteins and barrier function in porcine choroid plexus epithelial cells after infection with *Streptococcus suis* in vitro. Brain Res, 1229:1-17.

Tenenbaum T, Papandreou T, Gellrich D, Friedrichs U, Seibt A, Adam R, Wewer C, Galla HJ, Schwerk C, Schroten H. 2009. Polar bacterial invasion and translocation of *Streptococcus suis* across the blood-cerebrospinal fluid barrier in vitro. Cell Microbiol, 11(2):323-336.

Thanawongnuwech R, Brown GB, Halbur PG, Roth JA, Royer RL, Thacker BJ. 2000. Pathogenesis of porcine reproductive and respiratory syndrome virus-induced increase in susceptibility to *Streptococcus suis* infection. Vet Pathol, 37(2):143-152.

Trottier S, Higgins R, Brochu G, Gottschalk M. 1991. A case of human endocarditis due to *Streptococcus suis* in North America. Rev Infect Dis, 13(6):1251-1252.

Vadeboncoeur N, Segura M, Al-Numani D, Vanier G, Gottschalk M. 2003. Pro-inflammatory cytokine and chemokine release by human brain microvascular endothelial cells stimulated by *Streptococcus suis* serotype 2. FEMS Immunol Med Microbiol, 35(1):49-58.

van Jaarsveld BC, van Kregten E, van Kesteren RG, Rozenberg-Arska M, Bartelink AK. 1990. Fulminant sepsis caused by *Streptococcus suis*. Ned Tijdschr Geneeskd, 134(30):1462-1464.

Vanier G, Segura M, Friedl P, Lacouture S, Gottschalk M. 2004. Invasion of porcine brain microvascular endothelial cells by *Streptococcus suis* serotype 2. Infect Immun, 72(3):1441-1449.

Vanier G, Segura M, Lecours MP, Grenier D, Gottschalk M. 2009. Porcine brain microvascular endothelial cell-derived interleukin-8 is first induced and then degraded by *Streptococcus suis*. Microb Pathog, 46(3):135-143.

Vasconcelos D, Middleton DM, Chirino-Trejo JM. 1994. Lesions caused by natural infection with *Streptococcus suis* type 9 in weaned pigs. J Vet Diagn Invest, 6(3):335-341.

Vecht U, Arends JP, van der Molen EJ, van Leengoed LA. 1989. Differences in virulence between two strains of *Streptococcus suis* type II after experimentally induced infection of newborn germ-free pigs. Am J Vet Res, 50(7):1037-1043.

Vecht U, van Leengoed LA, Verheijen ER. 1985. *Streptococcus suis* infections in pigs in the Netherlands (Part I). Vet Q, 7(4):315-321.

Vilaichone RK, Mahachai V, Nunthapisud P. 2000. *Streptococcus suis* peritonitis: case report. J Med Assoc Thai, 83(10):1274-1277.

Wang K, Lu C. 2007. Adhesion activity of glyceraldehyde-3-phosphate dehydrogenase in a Chinese *Streptococcus suis* type 2 strain. Berl Munch Tierarztl Wochenschr, 120(5-6):207-209.

Wangsomboonsiri W, Luksananun T, Saksornchai S, Ketwong K, Sungkanuparph S. 2008. *Streptococcus suis* infection and risk factors for mortality. J Infect, 57(5):392-396.

Watkins EJ, Brooksby P, Schweiger MS, Enright SM. 2001. Septicaemia in a pig-farm worker. Lancet, 357(9249):38.

Wertheim HF, Nghia HD, Taylor W, Schultsz C. 2009. *Streptococcus suis*: an emerging human pathogen. Clin Infect Dis, 48(5):617-625.

Wewer C, Seibt A, Wolburg H, Greune L, Schmidt MA, Berger J, Galla HJ, Quitsch U, Schwerk C, Schroten H, Tenenbaum T. 2011. Transcellular migration of neutrophil granulocytes through the blood-cerebrospinal fluid barrier after infection with *Streptococcus suis*. J Neuroinflammation, 8:51.

Wichgers Schreur PJ, Rebel JM, Smits MA, van Putten JP, Smith HE. 2011. Lgt processing is an essential step in *Streptococcus suis* lipoprotein mediated innate immune activation. PLoS One, 6(7):e22299.

Williams AE, Blakemore WF. 1990. Pathogenesis of meningitis caused by *Streptococcus suis* type 2. J Infect Dis, 162(2):474-481.

Williams AE. 1990. Relationship between intracellular survival in macrophages and pathogenicity of *Streptococcus suis* type 2 isolates. Microb Pathog, 8(3):189-196.

Williams DM, Lawson GH, Rowland AC. 1973. Streptococcal infection in piglets: the palatine tonsils as portals of entry for *Streptococcus suis*. Res Vet Sci, 15(3):352-362.

Windsor RS, Elliott SD. 1975. Streptococcal infection in young pigs. IV. An outbreak of streptococcal meningitis in weaned pigs. J Hyg (Lond), 75(1):69-78.

Windsor RS. 1977. Meningitis in pigs caused by *Streptococcus suis* type II. Vet Rec,

101(19):378-379.

Woo J, Li EK. 1987. *Streptococcus suis* meningitis requires prolonged treatment with penicillin. Infection, 15(2):129-130.

Xu M, Wang S, Li L, Lei L, Liu Y, Shi W, Wu J, Rong F, Sun G, Xiang H, Cai X. 2010. Secondary infection with *Streptococcus suis* serotype 7 increases the virulence of highly pathogenic porcine reproductive and respiratory syndrome virus in pigs. Virol J, 7:184.

Yang QP, Liu WP, Guo LX, Jiang Y, Li GD, Bai YQ, Li SH, Wu T, Jing HQ. 2009. Autopsy report of four cases who died from *Streptococcus suis* infection, with a review of the literature. Eur J Clin Microbiol Infect Dis, 28(5):447-453.

Ye C, Zheng H, Zhang J, Jing H, Wang L, Xiong Y, Wang W, Zhou Z, Sun Q, Luo X, Du H, Gottschalk M, Xu J. 2009. Clinical, experimental, and genomic differences between intermediately pathogenic, highly pathogenic, and epidemic *Streptococcus suis*. J Infect Dis, 199(1):97-107.

Yen MY, Liu YC, Wang JH, Chen YS, Wang YH, Cheng DL. 1994. *Streptococcus suis* meningitis complicated with permanent perceptive deafness: report of a case. J Formos Med Assoc, 93(4):349-351.

Yu H, Jing H, Chen Z, Zheng H, Zhu X, Wang H, Wang S, Liu L, Zu R, Luo L, Xiang N, Liu H, Liu X, Shu Y, Lee SS, Chuang SK, Wang Y, Xu J, Yang W. 2006. Human *Streptococcus suis* outbreak, Sichuan, China. Emerg Infect Dis, 12(6):914-920.

Zheng H, Punaro MC, Segura M, Lachance C, Rivest S, Xu J, Houde M, Gottschalk M. 2011. Toll-like receptor 2 is partially involved in the activation of murine astrocytes by *Streptococcus suis*, an important zoonotic agent of meningitis. J Neuroimmunol, 234(1-2):71-83.

Zheng H, Ye C, Segura M, Gottschalk M, Xu J. 2008. Mitogenic effect contributes to increased virulence of *Streptococcus suis* sequence type 7 to cause streptococcal toxic shock-like syndrome. Clin Exp Immunol, 153(3):385-391.

Zheng P, Zhao YX, Zhang AD, Kang C, Chen HC, Jin ML. 2009. Pathologic analysis of the brain from *Streptococcus suis* type 2 experimentally infected pigs. Vet Pathol, 46(3):531-535.

Zimmerman JJ, Yoon KJ, Wills RW, Swenson SL. 1997. General overview of PRRSV: a perspective from the United States. Vet Microbiol, 55(1-4):187-196.

附件 人感染猪链球菌病诊疗方案

人感染猪链球菌病是由猪链球菌(*Streptococcus suis*)感染人而引起的人兽共患性疾病。从事猪的屠宰及加工等人员为高危人群，本病主要通过皮肤的伤口而感染。临床表现为发热、寒战、头痛、食欲下降等一般细菌感染症状，重症患者可合并中毒性休克综合征(toxic shock syndrome，TSS)和链球菌脑膜炎综合征(*Streptococcus* meningitis syndrome，SMS)。

1968 年丹麦学者首次报道了 3 例人感染猪链球菌导致脑膜炎并发败血症病例，1975 年荷兰也出现了散发病例的报道。此后，中国、英国、加拿大、德国、法国、美国、澳大利亚、比利时、巴西、西班牙、日本、泰国、瑞典陆续有人感染猪链球菌病的报道。截至 2000 年，全球已报道了 200 多例人感染猪链球菌病病例，报道病例较多的国家或地区普遍养殖业发达或有食用猪肉的习惯，病例呈高度散发态势。在我国，1998 年江苏报告了人感染猪链球菌病，发病 25 例，死亡14 例；2005 年 6~8 月，四川发生的人感染猪链球菌病暴发疫情，为国内外迄今为止见于报道的最大规模人感染猪链球菌病疫情，发病数 204 例，死亡 38 例。

【病原学】

猪链球菌属链球菌科，革兰氏染色阳性，呈球形或卵圆形。链球菌科有 30个以上的菌属，分类有数种方法，根据链球菌兰氏(Lancefield)分类法，将猪链球菌分为 R、S、T 群。近年根据细菌荚膜多糖抗原的差异，将猪链球菌分为 35 个血清型，即 1 型~34 型和 1/2 型，其中 1/2 型为同时含有 1 型和 2 型抗原的菌株。2 型猪链球菌主要是 R 群，而 1 型猪链球菌主要是 S 群。

迄今为止，文献报道感染人的猪链球菌分别是 2 型、1 型和 14 型，尤以 2 型为常见，也是最常被分离到的猪链球菌型别，其他两个型别仅有个案报道。

一、猪链球菌的理化特性

该菌无芽胞，有荚膜，在血平板上生长呈细小菌落，无色，半透明，直径0.5~1mm，边缘整齐，凸起，光滑。根据溶血情况分类，猪链球菌在羊血平皿上表现为 α 溶血，而在马血平皿上表现为 β 溶血。适宜的培养基为血培养瓶及血平皿，培养温度 37℃、时间 18~20h。新分离的猪链球菌，形态较典型，链长可达 20 多个菌体；二代培养后细菌形态不典型，甚至变为革兰氏阴性球杆菌，不成链。因此在诊断、研究时，对刚分离到的细菌形态进行观察十分重要。猪链球菌对环境理化因素的抵抗力差，对常见消毒剂都敏感。

二、毒力因子

目前认为，较为重要的猪链球菌毒力因子主要有以下几种。

（一）荚膜多糖（CPS）

是目前唯一被确认的，也是最为重要的毒力因子。

（二）溶菌酶释放相关蛋白（muramidase-released protein，MRP）和细胞外蛋白因子（extracellular factor，EF）

除荚膜多糖外，这两种蛋白质是最常用于评价猪链球菌毒力的指标。

（三）猪链球菌溶血素（suilysin）

溶血素被认为是几种细菌的主要毒力因子，可能在猪链球菌侵入和裂解细胞的过程中发挥着重要作用。

（四）44000 蛋白、IgG 结合蛋白及其他因素

44000 蛋白为 2 型猪链球菌的胞壁蛋白，IgG 结合蛋白属热休克蛋白，有报道认为也与毒力相关。菌毛（fimbriae）、黏附因子（adhesions）也是一些细菌常见的毒力因子。

三、MLST 分析

对我国江苏和四川人感染猪链球菌病暴发期间分离到的菌株，进行多位点序列分型（multilocus sequence typing，MLST），证实均为序列 7 型（MLST 7 型）。

【发病机制、病理改变与病理生理】

猪链球菌感染的主要传播途径是经伤口的直接接触感染。猪链球菌经皮肤或黏膜的伤口进入人体，进入血液循环后在血液中迅速生长和繁殖，即败血症，细菌随血液循环进入人体的各器官、组织，致多器官、组织发生病变。细菌释放毒素，致机体发生严重的中毒反应，即毒血症。重症感染及细菌毒素的作用，致血管内皮损伤，以及血液处于高凝状态，并发弥散性血管内凝血（disseminated intravascular coagulation，DIC），导致全身性微循环障碍，多器官功能衰竭。

人感染猪链球菌临床主要有两种严重表现形式，即 SMS 和 TSS。SMS 的主

要病理表现是化脓性脑膜炎，脑膜血管充血明显，并有大量中性粒细胞浸润，而其他脏器的病理改变轻微。

TSS 的特征是败血症休克合并 DIC，病理表现为全身多器官、组织实质细胞变性和坏死，以及不等量的中性粒细胞浸润，间质内血管明显充血、漏出性出血、毛细血管内微血栓(透明血栓)形成。主要受累器官的表现为：①皮肤、黏膜(胃肠道、呼吸道及泌尿生殖道)与浆膜出现瘀点和瘀斑；心、肝、肾、肾上腺、食管和肠道等脏器出血，血液不凝固，颜色鲜红；部分器官(肺、肾)毛细血管内有数量不等的微血栓(透明血栓)形成，后者呈磷钨酸苏木精(PTAH)染色阳性，支持为纤维蛋白性血栓。②肺充血、水肿，灶性和片状出血，以及毛细血管内微血栓形成。③急性脾炎。④肝脏轻度肿大，肝细胞点状、灶性或片状坏死。⑤肾脏充血、出血，肾小球毛细血管内数量不等的微血栓形成。⑥心肌纤维变性、点状坏死及炎细胞浸润，间质血管充血伴多灶性出血。⑦浆膜腔积液，如胸腔、心包腔和腹腔积液等。病变以肺、肾脏和心脏为甚，而脑和脑膜的病变不明显。⑧有的病例可见皮肤有伤口，常见于手臂与足等处。

重症猪链球菌感染者可合并 DIC。病理表现为全身多器官、组织内毛细血管漏出性出血，血液不凝固，继而导致多器官功能衰竭和休克。

休克是强烈的致病因子作用于机体引起的全身危重病理过程，多种原因可致休克。重症人感染猪链球菌病患者发生休克应是多种原因所致，包括：①某些炎性介质的作用引起静脉和毛细血管扩张，致血管总容积增加；②DIC 致广泛性毛细血管漏出性出血使血容量减少；③心肌病变致心输出量减少等。

SMS 患者，因脑脊髓膜血管高度扩张充血，蛛网膜下腔增宽，大量中性粒细胞、纤维蛋白及液体渗出导致脑脊液量增加，而引起颅内高压，患者可有头痛、喷射状呕吐及病理征阳性等症状和体征。因颅神经受累，患者可有不同程度的听力障碍，甚至永久性耳聋。

【流行病学】

一、传染源

感染猪链球菌的病(死)猪是人感染猪链球菌病的主要源头。另有文献报道，一些病死的鹿、羊、鸡、鸭、马、猫、狗及反刍动物体内能分离到 2 型猪链球菌，但这些动物是否为传染源尚待进一步研究。

目前尚无证据表明猪链球菌病能在人与人之间传播。

二、传播途径

人感染猪链球菌主要因接触被猪链球菌感染的生猪和未加工的猪肉制品，经皮肤破损的伤口或眼结膜而感染。是否能通过呼吸道，借助气溶胶由病猪而感染人仍有待深入研究。

三、人群易感性

人群普遍易感。直接接触感染的病(死)猪或猪肉制品的人群为高危人群，有皮肤破损者极易发病。国外多数学者认为人感染猪链球菌病是人类一种重要的动物源性职业病。免疫功能缺陷的人群感染猪链球菌，往往病症较重。

四、流行特征

本病的流行特征还不完全清楚，人感染猪链球菌病常伴随猪群中猪链球菌病的暴发而高度散发，已报道的人感染猪链球菌病病例常发生于夏季。猪间猪链球菌感染的扩散可能与高温潮湿的环境密切相关，因此高温潮湿也很可能是间接导致人感染猪链球菌病夏季发病增加的因素。人感染猪链球菌病与性别、年龄没有必然联系，但与职业有很大关系，从事猪的养殖或者是参与猪的屠宰、加工、配送、销售及烹调的人员均属高危人群，尤其是宰杀病(死)猪者危险性更大。

【临床表现】

潜伏期数小时至 7 天，一般为 2～3 天。潜伏期长短与感染病原体的毒力、数量及机体免疫力等因素有关。一般来说，潜伏期越短，病情越重。

一、临床症状和体征

急性起病，轻重不一，表现多样。

(一)感染中毒症状

高热、畏寒、寒战，伴头痛、头晕、全身不适、乏力等。

(二)消化道症状

食欲下降、恶心、呕吐，少数患者出现腹痛、腹泻。

(三)皮疹

皮肤出现瘀点、瘀斑，部分病例可出现口唇疱疹。

(四)休克

血压下降，末梢循环障碍。

（五）中枢神经系统感染表现

脑膜刺激征阳性，重者可出现昏迷。

（六）呼吸系统表现

部分严重患者继发急性呼吸窘迫综合征（ARDS），出现呼吸衰竭表现。

（七）听力、视力改变

听力下降，视力下降，且恢复较慢。

（八）其他

少数患者可出现关节炎、化脓性咽炎、化脓性淋巴结炎等，严重患者还可出现肝脏、肾脏等重要脏器的功能损害。

二、临床分型

根据临床表现的不同，可以分为以下类型。

（一）普通型

起病较急，发热、畏寒、头痛、头晕、全身不适、乏力，部分患者有恶心、呕吐、腹痛、腹泻等表现，无休克、昏迷表现。

（二）休克型

在全身感染基础上出现血压下降，成人收缩压低于 90mmHg[①]，脉压小于20mmHg，伴有下列两项或两项以上：①肾功能不全；②凝血功能障碍，或弥散性血管内凝血；③肝功能不全；④急性呼吸窘迫综合征；⑤全身皮肤黏膜瘀点、瘀斑，或眼结膜充血；⑥软组织坏死，筋膜炎，肌炎，坏疽等。

（三）脑膜炎型

发热、畏寒、全身不适、乏力、头痛、呕吐。重者出现昏迷。脑膜刺激征阳性，脑脊液呈化脓性改变。

（四）混合型

兼有休克型和脑膜炎型表现。

---

① 1mmHg=0.133kPa。

【实验室检查】

一、一般实验室检查

（一）血常规

白细胞计数增高（重症患者发病早期可以降低或正常），中性粒细胞比例增高。严重患者血小板降低，继发 DIC 者血小板可以严重降低。

（二）尿常规

蛋白质(+)，部分患者酮体阳性。

（三）生化检测

部分患者 ALT、AST、TBil 增高，白蛋白降低；Cr、BUN 增高。

（四）脑脊液

化脓性脑膜炎患者，颅内压增高，白细胞明显增高，常达 $500 \times 10^6 / L$ 以上，以多核细胞为主，蛋白质增高，糖和氯化物降低。

（五）血气分析

严重患者多出现代谢性酸中毒、呼吸性碱中毒及 I 型呼吸衰竭，表现为动脉血二氧化碳分压（$PaCO_2$）、血浆实际碳酸氢根（HCO_3^-）和动脉血氧分压（PaO_2）均降低。晚期可出现呼吸性酸中毒及 II 型呼吸衰竭，表现为 $PaCO_2$ 增高，HCO_3^- 与 PaO_2 降低。

（六）DIC 指标

出现 DIC 的患者，3P 试验阳性、D-二聚体增高、血小板降低。

二、病原学鉴定

猪链球菌的实验室检测主要是对细菌培养所获得的菌株分离后进行生化鉴定、血清分型及特异性基因检测。目前尚无成熟的特异性抗体检测方法。

（一）标本采集及病原体分离

采集患者的血液、脑脊液或尸检标本，直接接种于猪链球菌最佳培养基进行培养分离。如条件所限，不能立即接种，应 4℃保存或冷藏送检，争取及时培养。

（二）生化鉴定

对分离到的菌株应用 API 生化鉴定系统的 Api20-step 手工鉴定条及 Vitek-compact2 或其他生化鉴定系统进行鉴定，可直接鉴定到种。

（三）血清分型

对经过生化鉴定的菌株用猪链球菌 1 型～34 型血清或用单克隆抗体进行分型。实验方法：取 1 滴链球菌分型血清或单克隆抗体悬滴于载玻片上，与 1 滴菌悬液充分混合，或用接种环刮取单个菌落直接与血清混合，观察是否出现凝集反应，同时用生理盐水做对照。

（四）PCR 基因鉴定

挑取分离纯化的菌落或选择平板上湿润的可疑菌落，利用特异引物进行 PCR 扩增。进行链球菌属特异性基因(tuf)、猪链球菌种特异性基因（16S rRNA）、猪链球菌 2 型荚膜多糖基因（$cps2J$）、猪链球菌溶菌酶释放相关蛋白编码基因片段（mrp）及猪链球菌溶血素基因（sly）检测。对已经大量使用抗菌药物治疗的患者，可将采集标本直接进行 PCR 法检测，确认猪链球菌种特异性基因（16S rRNA），以及特有的毒力基因，若为阳性者则作为确诊病例。

【诊断】

综合患者的流行病学史、临床表现和实验室检查结果进行诊断，并应注意排除与本病表现相似的其他疾病。

一、诊断依据

（一）流行病学史

起病前 7 天内有与病（死）猪等家畜直接接触史，尤其是皮肤黏膜破损者宰杀病（死）猪，切洗加工或销售病猪肉，埋葬病（死）猪等。

（二）临床表现

急性起病，有畏寒、发热等全身感染中毒症状。伴有 TSS 或 SMS 表现，或同时存在 TSS 和 SMS 表现。

（三）实验室检查

外周血白细胞计数增高，以中性粒细胞为主；细菌培养阳性或特异性基因检测阳性。

二、诊断标准

（一）疑似病例

发病前 7 天内有与病（死）猪等家畜直接接触史，具有急性全身感染中毒表现；或在上述流行病学资料基础上，外周血白细胞总数及中性粒细胞比例增高。

（二）临床诊断病例

具有上述流行病学史，出现 TSS 或 SMS 表现，或同时存在 TSS 和 SMS 表现。

（三）确诊病例

疑似病例或临床诊断病例无菌部位标本培养分离出猪链球菌和（或）特异性基因检测阳性。

【鉴别诊断】

本病应与其他可致发热、瘀点、瘀斑、休克、多器官功能损害等表现的疾病相鉴别，尤其应注意与下列疾病相鉴别。

（一）其他链球菌 TSS

A 组链球菌及所产生的链球菌致热外毒素（streptococcal pyrogenic exotoxin，SPE），如 SPE-A、SPE-C、SPE-F 等可导致严重 TSS，B 组链球菌、C 组链球菌、G 组链球菌及草绿色链球菌中的缓症链球菌感染也均可引起 TSS。结合患者发病前 7 天内无病猪或死猪等家畜直接接触史，可与人感染猪链球菌病相鉴别，PCR 或免疫学方法检测 SPE-A 等有助于诊断；感染部位标本或血培养鉴定为 A 组链球菌或其他链球菌即可鉴别。

（二）葡萄球菌 TSS（staphy TSS）

是由金黄色葡萄球菌产生的中毒性休克综合征毒素-I（TSST-I）和肠毒素引起、与人感染猪链球菌病临床表现相似的 TSS，分为月经相关性 TSS（mTSS）和非月经相关性 TSS（nmTSS）两种类型。年轻妇女、有阴道月经塞使用史、月经期突然发病等有助于 mTSS 诊断；TSS 继发于局灶性感染、外伤、侵入性诊疗操作后，应注意 nmTSS 的可能性。临床标本培养分离出金黄色葡萄球菌，或特异性 TSST-I 或肠毒素 A、B、C、D、G 等阳性结果即可鉴别。

（三）其他疾病

还应注意与其他革兰氏阳性细菌败血症、感染性休克（septic shock）、暴发型流行性脑脊髓膜炎、肾综合征出血热(HFRS)及全身炎症反应综合征(SIRS)等疾病相鉴别。后期应注意排除其他严重感染所致的多器官功能损害综合征(MODS)或多器官功能衰竭(MOF)。

【治疗】

本病起病急骤，病情发展迅速，早期诊断治疗对预后影响显著。

一、一般治疗和病情监测

卧床休息。密切观察病情变化，特别注意血压、神志等变化。一般早期给予持续导管吸氧，病情进展者可改用面罩给氧。注意水电解质酸碱平衡。

根据病情需要，定期或持续监测血压和动脉血氧饱和度(SaO_2)。定期复查血常规、尿常规、血电解质、肝肾功能和 X 线胸片等。

二、对症治疗

(一)发热>38.5℃者，给予冰敷、酒精擦浴、降温毯等物理降温措施。慎重使用解热镇痛药，并应注意汗液丢失量和监测血压。

(二)有恶心、呕吐等消化道症状的患者，可以禁食。静脉补液，保证水、电解质及能量供应。

(三)烦躁和局部疼痛患者，可给予镇静剂和镇痛剂。

三、病原治疗

早期、足量使用有效的广谱抗菌药物是防止休克发生、降低病死率的关键。

(一)可首选青霉素，每次 320 万～480 万 IU，静脉滴注，每 8h 1 次，疗程 10～14 天。

(二)可选择第三代头孢菌素：头孢曲松钠 2.0g，加入 5%葡萄糖液 100ml 中，静脉滴注，每 12h 1 次。或头孢噻肟 2.0g，加入 5%葡萄糖液 100ml 中，静脉滴注，每 8h 1 次。

(三)对有病原培养报告的患者，可根据药敏报告结果调整治疗。

(四)治疗 2～3 天效果不佳者，应考虑调整抗菌药物。

四、抗休克治疗

(一)扩容治疗

部分患者在发病早期存在严重的有效循环血容量不足，积极扩充血容量是纠正休克最重要的手段。即使没有休克的患者，也应注意其血容量问题。

对于疑有低血容量状态的患者，补液以先快后慢为原则。应先行快速补液试验，即在 30min 内输入 500～1000ml 晶体液或 300～500ml 胶体液（白蛋白或低分子右旋糖酐），同时根据患者反应性（血压增高和尿量增加与否）及对血管内容量负荷增加的耐受情况来决定是否再次给予快速补液试验。

扩容（或容量复苏）的速度和剂量应根据血压、尿量、末梢灌注情况及是否出现肺部啰音（或啰音增加）等临床指标加以调整，有条件的情况下，应根据中心静脉压等血流动力学指标指导补液。

（二）纠正酸中毒

根据酸中毒的严重程度，补给碳酸氢钠溶液。对于 HCO_3^- 低于 10mmol/L 的重度酸中毒患者，应立即补充碳酸氢钠，一般首次剂量为 5%碳酸氢钠溶液 100～250ml。5%碳酸氢钠每 100ml 含有 Na^+ 和 HCO_3^- 各 60mmol。补充碳酸氢钠 1～4h 应复查动脉血气分析和血浆电解质浓度，根据结果再决定是否需要继续输液及输液量。应注意避免碱中毒。

（三）血管活性药物的使用

在积极容量复苏的基础上，对于血压仍无上升的患者，可使用血管活性药物。给予多巴胺 5μg/（kg·min）。升压效果不佳，可继续加量至 10μg/（kg·min），并可加用去甲肾上腺素（1～200μg/min），根据血压调整。

在充分扩容的基础上，对微循环障碍患者（四肢凉、口唇发绀、甲床发绀），可将"654-2"10mg，加入 100ml 10%葡萄糖液中静脉点滴，必要时可以重复。

（四）强心药物的使用

心率加快、升压效果不好的患者，可以使用洋地黄类强心药物。西地兰 0.4 mg，加入 10%葡萄糖液 20ml 中，缓慢静脉推注。可以重复给药，视病情每次给予 0.2～0.4mg。也可应用多巴酚丁胺持续静脉泵入。

五、糖皮质激素的使用

应用糖皮质激素的目的是抑制机体异常的免疫病理反应，减轻全身炎症反应，从而改善休克和脑膜炎的症状。应用指征如下：①经过积极的补液治疗，仍需血管活性药物维持血压；②有明显脑膜刺激征或脑水肿表现者。

推荐药物为琥珀酸氢化可的松 200～300mg，分 2～3 次静脉给药，连续应用 7 天后，逐渐减量。

六、脑膜炎的处理

(一)颅内高压的处理

20%甘露醇注射液 250ml，快速静脉注射，每 4～8h 1 次，病情好转改为 12h 1 次。严重患者在注射甘露醇的间歇可以使用速尿 20～100mg，或 50%葡萄糖注射液 40～60ml，静脉注射。并可应用地塞米松 10～20mg，每天 1～2 次静脉注射，连续应用 3～4 天，以防治脑水肿。

脱水治疗应注意患者血容量状态，避免血容量不足引起血压下降和肾脏功能损害。

(二)抽搐惊厥的处理

对抽搐惊厥患者，可以使用苯巴比妥钠 100mg，肌内注射，8～12h 1 次。也可使用安定 10mg 或咪唑安定 5～10mg，缓慢静脉注射，注意患者呼吸。必要时 10%水合氯醛 20～40ml，口服或灌肠。

七、呼吸支持治疗

重症患者应监测 SaO_2 变化，SaO_2 低于 90%～94%是呼吸衰竭的早期表现，应该给予积极的处理。若鼻导管吸氧或面罩吸氧治疗，氧流量>5L/min 或吸入氧浓度>40%条件下，SaO_2 仍低于 90%～94%；或经积极氧疗，SaO_2 虽能维持在 90%～94%，但呼吸频率高于 30 次/min，伴有明显的呼吸困难，均应及时考虑机械通气。

(一)无创正压机械通气(NIV)

NIV 可以改善呼吸困难症状，纠正低氧血症，有助于患者度过危险期，有可能减少有创通气的应用。NIV 的应用指征包括：①呼吸频率＞30 次/min；②氧流量＞5L/min 或吸入氧浓度＞40%，而 SaO_2＜90%～94%。禁忌证：①有危及生命的情况存在，需要紧急气管插管；②意识障碍；③上消化道出血；④气道分泌物多和自主排痰困难；⑤血流动力学不稳定和多器官功能衰竭；⑥不能配合 NIV 治疗。

NIV 常用的模式包括持续气道内正压(CPAP，常用压力为 4～10cmH$_2$O[①])、压力支持通气+呼气末正压(PSV+PEEP，PSV 压力水平一般为 10～20cmH$_2$O，PEEP 水平一般为 4～10cmH$_2$O)。吸入氧浓度<60%时，应维持动脉氧分压>60～70mmHg，或 SaO_2>90%～94%。

---

① 1cmH$_2$O = 0.098 kPa。

（二）有创正压机械通气

重症患者实施有创正压通气的指征包括：①NIV治疗耐受，或应用NIV治疗后呼吸困难和低氧血症无明显改善，$PaO_2 < 60 \sim 70mmHg$，并有病情恶化趋势；②有危及生命的临床表现或多器官功能衰竭，需要紧急气管插管。

建立人工气道应首先选择经口气管插管，气管插管时间超过5~7天，可考虑气管切开。

机械通气应遵循"肺保护性通气策略"的原则，调整潮气量，使气道平台压力低于$30 \sim 35cmH_2O$，以防止肺泡过度膨胀。同时加用适当的PEEP，保持肺泡开放，避免肺泡周期性地塌陷和复张。在存在明显低氧血症的情况下，应给予肺复张手法（RM），促使塌陷肺泡复张，降低肺内分流，改善低氧血症。

八、DIC的处理

（一）治疗原则包括原发病治疗（抗生素），支持替代治疗，必要时肝素抗凝治疗。当有出血、血小板减少或进行性下降、凝血酶原时间（PT）延长3s以上、血浆纤维蛋白原含量低于1~1.5g/L或进行性降低、D-二聚体明显增高或有其他纤溶的证据，应临床诊断DIC。

（二）替代治疗：每天至少输注新鲜血浆400ml，至PT恢复正常或血浆纤维蛋白原含量高于1~1.5g/L。如果患者血小板数低于$50 \times 10^9/L$，先输注单采血小板1IU；血小板数低于$30 \times 10^9/L$时，1次性输注单采血小板2U。

（三）肝素抗凝：如果经过以上积极替代治疗1天后出血症状不改善，血小板数和PT不能恢复正常，在继续替代输注治疗基础上可以给予肝素抗凝治疗。可采用普通肝素钠25mg，皮下注射，每12~24h 1次；或者给予低分子肝素60IU/kg（或用速避凝0.3~0.4ml），每12~24h 1次。出血明显改善，血小板数和PT恢复正常，可停用抗凝治疗。

九、急性肾衰的防治

（一）肾损害的预防

积极纠正血容量不足，纠正低血压，保证肾脏灌注，同时避免肾毒性药物，防止肾功能损害。当尿量明显减少，特别是尿量少于0.5ml/（kg·h）时，可给予速尿20~40mg，观察1~2h，尿量无明显增加者，可加大速尿剂量，若200mg静脉推注仍无改观，则速尿无效。

（二）肾脏替代治疗

对于少尿或血肌酐 > 442μmol/L，且循环稳定的患者，可采用血液透析治疗。

若循环不稳定，或存在严重全身炎症反应和多器官功能衰竭，有条件的可实施连续性肾脏替代治疗(CRRT)，也可试用高流量的 CRRT。

十、应激性溃疡的预防

存在休克、应用激素等危险因素的患者，可应用制酸剂和胃黏膜保护剂预防应激性溃疡，制酸剂可选用法莫替丁或雷尼替丁等。若发生应激性溃疡或消化道出血，可应用奥美拉唑。

十一、营养支持治疗

应鼓励患者早期进食易消化的流质饮食，当肠道功能障碍不能实施全肠内营养时，应采用肠内与肠外营养相结合的方法。发生应激性溃疡和上消化道出血时，应禁食，改由全肠外营养。

十二、听力障碍的治疗

部分患者，特别是脑膜炎型患者会出现听力障碍，因此在早期治疗期间应注意避免使用耳毒性药物。一旦出现听力障碍，可给予改善微循环的药物及钙离子拮抗剂，有条件的可行高压氧治疗。

十三、中医辨证治疗

人感染猪链球菌病主要发生于气候闷热潮湿的夏季，有明显的季节性，临床表现具有暑热闭窍、动风、动血，以及暑邪夹湿的特点，因此本病属于暑温范围；因其可在短时间集中发病，因此又具有疫病发病特点，综上可将本病暂定名为暑热疫。

本病是感染暑湿疫毒引起的，其感邪较轻者，暑(热)湿疫毒蕴蒸气分，充斥表里，出现恶寒、发热、头痛、身痛、乏力，或有腹痛、腹泻等；感邪较重者，湿热蕴蒸，蒙蔽清窍，甚或引动肝风，症见头痛、项强、呕吐，甚者昏迷；感邪严重者，病邪则直陷心营，即所谓心为火脏，暑为火邪，邪易入之。邪毒内陷，可致元气欲脱，而迅速死亡。进入恢复期，多为暑(热)湿余毒瘀阻清窍，络脉失养，而见耳聋、口眼歪斜；部分病患者出现气阴两伤，而逐渐康复。

治疗：初起宜清热解毒化湿；湿热蒙蔽清窍者，宜清热化湿开窍；伴有动风者，宜开窍息风；邪入营血，热毒炽盛者，宜清热凉血解毒；元气欲脱者，宜益气固脱。恢复期正虚邪恋，余邪阻窍者，宜化痰通络；气阴两伤者，可益气养阴。

（一）湿热蕴毒（普通型）

症状：起病较急，恶寒，发热，全身不适，乏力，可伴有头晕，头痛，腹痛，腹泻。舌淡红，苔黄腻，脉濡数。

治法：清热解毒化湿。

方药：甘露消毒丹加减。

　　　　广藿香 15g 滑石 12g 茵陈 15g 黄连 10g

　　　　石菖蒲 10g 黄芩 15g 薄荷 12g(另包后下)

　　　　连翘 18g 白蔻 10g(另包后下))

每剂以冷水浸泡，分 3 次煮沸，每次煮沸 15min，混匀，分 3～4 次服，日服 1 剂(下同)。

(二)湿热蔽窍(脑膜炎型)

症状：起病急，发热，恶寒，全身不适，乏力，肌肉酸痛，头痛，头晕，项强，多伴耳聋目瞑，甚者可出现昏迷。舌苔黄腻，脉濡数或滑数。

治法：清热化湿，醒脑开蔽。

方药：菖蒲郁金汤加减。

　　　　石菖蒲 15g 郁金 15g 炒山栀 15g 连翘 30g

　　　　淡竹叶 15g 丹皮 15g 广藿香 15g 茯苓 15g

　　　　生姜 6g 黄连 10g

每次以鲜竹沥水 10ml 加入汤液中兑服。

(三)热深毒深，元气欲脱(休克型)

症状：起病急骤，高热，寒战，头痛，头晕，甚者昏愦不语，多数伴有皮肤出血点、瘀点、瘀斑，舌绛，苔黄厚腻，脉数。

治法：清热解毒，开窍救逆。

方药：

1. 热深毒深：选用清瘟败毒饮加减。

　　　银花 30g 连翘 30g 生地 30g 黄连 15g

　　　黄芩 15g 丹皮 15g 生石膏 30g 知母 15g

　　　淡竹叶 15g 玄参 30g 赤芍 30g 桔梗 15g

　　　甘草 15g 焦栀子 15g 水牛角 30g(另包先煎)

2. 元气欲脱：选用生脉注射液100ml加入10%葡萄糖注射液100ml静脉滴注，1 日 2 次。

(四)恢复期

1. 正虚邪恋

症状：唇周疱疹，耳聋，耳鸣，口眼歪斜，舌质瘀黯，苔黄腻，脉弦。

治法：熄风开窍，化瘀通络。

　　方药：三甲散加减。

　　　　柴胡 15g 僵蚕 10g 蝉蜕 10g 桃仁 15g

　　　　地龙 10g 石菖蒲 12g 郁金 15g 龙胆草 6g

　　　　赤芍 20g 甘草 3 g

2. 气阴两伤

症状：倦怠，短气，乏力，口渴，舌淡红，少苔，脉细数。

治法：益气养阴。

方药：王氏清暑益气汤加减。

　　　　太子参 30g 麦冬 15g 石斛 15g 黄连 6g

　　　　淡竹叶 15g 荷叶 15g 知母 12g 花粉 15g

　　　　炒谷芽 15g

（五）预防用药

方药：清暑解毒防疫汤。

　　　　银花藤 20g 连翘 15g 荷叶 15g 广藿香 15g

　　　　淡竹叶 15g 芦根 20g 车前草 30g 蒲公英 30g

　　　　生甘草 3g

以上为一人分量，每剂以冷水煎至 500ml，分 3 次温服。

【预后】

　　2 型猪链球菌感染的病死率高达 12%～26%，但不同临床类型预后明显不同。普通型预后良好，若无并发症，一般能够痊愈。脑膜炎型患者如及时得到治疗，大多数患者预后良好；少数患者可出现严重的并发症，如感知性耳聋或复视，其中近一半患者的症状不可逆。休克型病死率最高，可达 75%～80%，多数在发病后 1～3 天内死亡，是 2 型猪链球菌感染患者死亡的主要原因。1998 年江苏南通地区 2 型猪链球菌感染暴发期间，休克型患者的病死率高达 81%。2005 年四川发生 2 型猪链球菌感染暴发，早期休克型患者的病死率高达 80%，后期由于抗菌药物的及时应用和加强治疗，病死率下降至 67%。

【预防与控制】

　　人感染猪链球菌病的预防控制应以疫情监测、严格控制传染源、切断传播途径等综合性防治措施为主。

一、疫情监测

　　各级各类医疗机构，尤其在已经发生动物疫情和曾经发生人感染猪链球菌病疫情的地区及周边地区，要开展对不明原因发热病例的监测。接诊可疑不明原因发热患者必须询问流行病史，如发现有病(死)猪接触史，应在积极治疗的同时，立即向当地疾病预防控制机构报告。

二、管理传染源

应在当地有关部门的指导下，对病(死)家畜进行消毒、焚烧、深埋等无害化处理。严禁屠宰、加工、贩卖病(死)家畜及其制品。

三、切断传播途径

(一)对直接接触(如宰杀、洗切加工、搬运等)感染的病(死)猪或猪肉制品的人员，开展为期 1 周的医学观察，主要观察体温变化，一旦出现发热应立即就诊。

(二)做好疫点的消毒处理。对患者家庭及其畜圈、禽舍等区域和患者发病前接触的病(死)猪所在家庭及其畜圈、禽舍等疫点区域进行消毒处理。

患者的排泄物、分泌物、呕吐物等应用消毒液消毒。

(三)根据实际情况，划定疫点、疫区、受威胁区，必要时采取一定管制措施。

四、保护易感人群

(一)个人防护

动物疫情发生地的生猪屠宰、加工、销售等从业人员或其他相关人员应做好个人防护工作，特别是从事动物疫情处理的工作人员应采取严格的个人防护措施。

从事人感染猪链球菌病例调查、采样、临床救治、实验室检测和消毒工作的医务卫生人员均应采取严格的个人防护措施，严防发生感染。

(二)药物预防

对直接接触感染的病(死)猪或猪肉制品的人员可用阿莫西林进行预防性服药，每次 0.5g，每天 3 次，连服 3 天。

(三)健康教育

采取多种形式开展健康宣传教育，向群众宣传传染病和人兽共患病防治知识，告知群众不要宰杀、加工、销售、食用病(死)家畜。

五、流行病学调查

发现人感染猪链球菌病疫情后，疫情发生地县级疾病预防控制机构要立即组织开展流行病学调查，在最短时间内对所报告病例进行核实，进行个案调查。

第四章　实验室检测

　　猪链球菌感染的临床表现复杂多样，不同的临床类型与其他病原体感染所致的疾病难以鉴别。其他病原体感染所致的化脓性脑膜炎、流行性乙型脑炎、结核性脑膜炎、流行性出血热、钩端螺旋体病、登革出血热等具有与猪链球菌病相似的症状，如神经症状、败血症、肺炎等，给临床猪链球菌感染诊断造成了很大的困难。其诊断主要依据流行病学资料、临床表现和实验室检测结果，并排除其他疾病。目前用于猪链球菌病诊断的实验室检测技术主要有病原菌的分离培养和鉴定、以免疫反应为基础的血清学检测技术和以聚合酶链式反应(polymerase chain reaction，PCR)为基础的核酸检测技术 3 类。相比之下，快速检测的方法以核酸检测为主，免疫学检测方法居次要地位，而分离培养则多用于分离菌株进行一些后续的研究。

　　生物安全要求：原卫生部(现国家卫生和计划生育委员会)《人间传染的病原微生物名录》中将该菌生物危害程度归为三类，即能够引起人类或者动物疾病，但一般情况下对人、动物或者环境不构成严重危害，传播风险有限，实验室感染后很少引起严重疾病，并且具备有效治疗和预防措施的微生物。如涉及大量活菌操作(包括："大量"病原菌的制备，或易产生气溶胶的实验操作，如病原菌离心、冻干等)和样本检测(包括：样本的病原菌分离纯化、药物敏感性实验、生化鉴定、免疫学实验、PCR 核酸提取、涂片、显微镜观察等初步检测活动。)需在生物安全二级实验室(BSL-2)中进行。操作者必须戴乳胶手套，同时做好气溶胶传播的防范。

第一节　菌株分离和培养

　　通常实验室检验流程可以参考图 4-1。

一、培养基和增菌液的种类

　　常用的增菌液有 8%血清葡萄糖增菌液、脑心浸液增菌液、匹克氏肉汤、Todd-Hewitt 肉汤和树脂需氧血培养增菌液等。

　　常用的培养基有 8%血清营养琼脂培养基、8%脱纤维羊血琼脂平板、哥伦比亚血琼脂平板、Todd-Hewitt 琼脂等。

国内罗隆泽等(2007)通过药物敏感实验筛选对猪链球菌 2 型不敏感的抗菌药物，研制成功含 3 种抗菌药物(安曲南、多粘菌素 B 和呋喃妥因)的透明指示选择性培养基(简称 StS 培养基)，对猪链球菌有较强的选择性，可以提高猪源污染标本猪链球菌分离率。

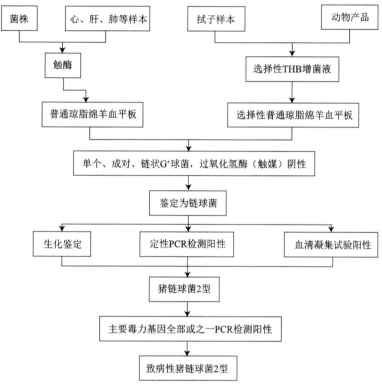

图 4-1　猪链球菌实验室检验流程

二、样品采集

(一)样品种类和采集

健康猪：鼻腔、扁桃体和生殖道拭子

猪链球菌在健康猪中常见的寄生部位是鼻腔、扁桃体和生殖道，故常用医用的棉签，从上述部位蘸取少量分泌物，接种于特制培养皿中，然后放置在一个可以控制温度的设备内进行培养。

Moreau 等(1989)认为鼻拭子比扁桃体拭子要易于操作。具体操作是把猪坐位固定，鼻腔用浸泡了酒精的消毒纱布清洁，然后用消毒拭子于鼻腔深部 8～10cm 处反复拧几下采集样本，棉签保存于 4℃，并于当天进行实验室检测。

病(死)猪：Windsor 和 Elliott(1975)报道从脑部分离率最高，其次是鼻孔、心腔内血液、肝脏、脾脏、肺部、肾脏和关节液等部位；Wisselink 等(2000)对病猪中分离的菌株研究表明，66%菌株分离自细菌最易感染的部位，如脑部、浆膜、心脏、关节，其次是肝脏、肾脏和脾脏；20%的菌株分离自肺部；7%的菌株分离自其他部位，包括：扁桃体、淋巴结、尿道、皮肤、气管、鼻部、阴道、子宫和肠道。故病猪标本采集的主要部位是鼻腔、扁桃体、上呼吸道、生殖道等处，病(死)猪也可进行解剖，取前述易感部位的标本。

对于屠宰场猪扁桃体拭子的采集，Breton 等(1986)证明深入取样比表面采样更加灵敏，因为病原菌多分布于扁桃体深部的腺窝处。打开猪嘴后，用手术刀纵向切开扁桃体，用拭子在切面上反复刮拭，蘸取其分泌物即可。

人群(患者)：根据病程采集不同类型的标本。

血液：有高热和败血症的患者取全血，尽量早期(治疗前)采集血液标本，无菌抽取血液即时接种血平板和增菌培养瓶。试管内血可用于血清学和 PCR 检测；恢复期血样则在发病后 2～4 周采集。

脑脊液：出现脑膜刺激症状时取脑脊液，脑脊液标本按常规方法腰穿采集，即时接种血平板，置于 35～37℃培养。

渗出液：有瘀斑者也可采集瘀斑渗出液。

脏器：死亡患者可行尸体解剖并采集淋巴结、脾、肝、心腔血、胸(腹)水等标本。

(二)样品运输保存

《人间传染的病原微生物名录》(2006 年 1 月 11 日)中将猪链球菌生物危害程度分类归为第三类。按照要求，所有的原始标本在转运过程中应置于安全密闭的容器中，冷藏运输。用于检测的标本可在 4～8℃冰箱暂放，尸体解剖和病(死)猪肉等标本应放置于–70℃保存。

(三)注意事项

严格无菌操作，防止标本污染。在标本采集过程中，注意安全防护。使用乳胶手套并穿戴隔离服和防护口罩。采取预防措施，防止针头等锐器刺伤。如发生伤口意外暴露，应及时清洗和消毒，并用阿莫西林(每次 0.5g，每天 3 次)进行预防性服药。

三、分离培养

分离培养等相关操作要求在 BSL-2 中进行。

猪链球菌可通过直接涂片镜检、增菌培养、分离培养及挑选可疑菌落进行鉴定等。

培养条件：猪链球菌属兼性厌氧菌，5%～10% CO_2 可促进其生长，故在 5%～10% CO_2 培养箱中的培养效果比在普通培养箱中的好。在普通琼脂平板上难生长或不生长，新鲜兔血平板上生长良好。据报道，马血平板比羊、兔血平板效果更好（吴国辉等，2006）。

各种标本中，以脑脊液和血标本培养阳性率最高。

（一）推片镜检

抗凝血或脑脊液可推片革兰氏染色镜检。阳性标本可见中性粒细胞内吞噬颗粒，细胞外偶尔可见革兰氏阳性链球菌（图 4-2）。因临床上许多病原菌感染后与猪链球菌感染后引起相似的症状，对临床疑似病例取血液、脑脊液、体液涂片或脏器印片等进行直接染色镜检，可在一定程度上排除其他病原菌的干扰，以便快速初步诊断。

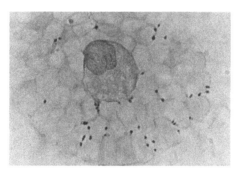

图 4-2 脑脊液涂片革兰氏染色放大 400 倍（彩图见封底）
（显微镜下可见单个或成对出现的细菌）（Wertheim et al.，2009）

（二）分离培养

1. 血平板接种

血或脑脊液等标本可直接接种于新鲜羊血琼脂平板，如无血平板可用含 8% 新生牛血清的营养琼脂平板代替。组织标本可直接涂抹平板或剪碎用无菌生理盐水洗涤，洗液接种平板。平板置 37℃ 5% CO_2 培养箱或者烛缸中培养 24～72h。也可在 37℃普通培养箱中培养，只是生长较慢。

2. 组织切片培养

Arends 等（1984）将冷冻后的扁桃体沿着与隐窝垂直的方向切成 50μm 厚的薄片置于预制的含有猪链球菌 2 型抗血清选择性透明培养基上，通过观察菌落周围因免疫沉淀而形成的特征性的光晕判断猪链球菌的生长。当每份标本观察的切片数由一片增加到多片时，观察的灵敏度大幅提高，细菌的携带率由 32%增加到 50%。切片在选择性琼脂平板上 37℃孵育 24h，固定后用苏木精和曙红染色，结果显示猪链球菌 2 型菌株仅限于在腺管腔内出现(图 4-3)。

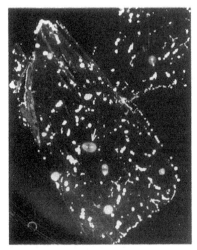

图 4-3　生长于含抗体的选择性透明培养基上的猪链球菌 2 型菌落
周围显示出白色免疫沉淀环(箭头所指处)

　　Davies 和 Ossowicz(1991)也报道了将扁桃体的冰冻切片用含一种间接免疫
荧光特异性抗体的培养基分离猪链球菌要比扁桃体拭子或深层刮取物分离来得
更敏感。

　　3. 免疫磁珠分离技术

　　Gottschalk 等报道用标记有抗 2 型和 1/2 型猪链球菌荚膜多糖的单抗或多抗的
免疫磁珠分离猪链球菌 2 型细菌,灵敏度可达 10CFU/0.1g 扁桃体,使用多抗比使
用单抗的灵敏度要高。该技术提高了从猪的扁桃体、鼻腔、生殖道采集的标本中
分离 2 型和 1/2 型猪链球菌的效率(Gottschalk et al.,1999)。菌株分离量大时,用
多价血清可以提高分离的效率(Gottschalk et al., 1993)。

　　4. 增菌培养

　　平板 37℃培养 24h 后,挑取可疑菌落革兰氏染色镜检,可见一些革兰氏阳性
双球菌或短链状球菌,再挑取单个菌落接种于肉汤中,37℃培养 48h。取血清肉
汤中的絮状沉淀物抹片,分别进行革兰氏染色,并镜检。

　　5. 血培养

　　将疑似患者早期全血直接接种到一个或多个血培养瓶中,放置在全自动血培
养系统或恒温培养箱中进行分离培养。中国市场常见的商品化血培养瓶以 BD 公
司的 BACTEC 系列和生物梅里埃公司的 BacT/Alert 系列为主。

　　BD 公司的 BACTEC 系列有 7 种不同的血培养瓶,培养瓶内富含各种细菌生
长辅助因子,含树脂的血培养瓶可吸附抗生素,儿童树脂培养瓶适合 1～3ml 较少

量的标本培养。

生物梅里埃公司的 BacT/Alert 系列有 5 种血培养瓶,培养瓶内含有营养肉汤、复合氨基酸和碳水化合物,含活性炭的血培养瓶可吸附抗生素,用于培养已接受抗生素治疗的患者标本。

第二节　菌　株　鉴　定

猪链球菌易与肺炎链球菌、草绿色链球菌、血链球菌等混淆(Chotmongkol et al.，1999；Donsakul et al.，2003；Leelarasamee et al.，1997；Yen et al.，1994)。早期的猪链球菌鉴定主要通过培养的菌落形态、生长特性、生化反应、血清学特性和耐药谱等综合判断(Estoepangestie and Lammler，1993)。

一、形态鉴定

猪链球菌在血琼脂平板上培养 18～24h 后,形成灰白色或半透明,表面湿润光滑,圆形凸起,边缘整齐,似露滴状闪光,直径为 1～2mm 的细小菌落(图 4-4)(Wertheim et al.，2009)。生长后期菌落周围形成2～4mm 宽、界限分明、完全透明、无色的溶血环(图 4-5)。应注意不同来源血平板培养及孵育时间不同,溶血表现也不相同。常用含 5%～10%绵羊或马血琼脂观察溶血现象。不同猪链球菌菌株在绵羊血琼脂平板上可产生不同的溶血现象。猪链球菌 2 型菌落在绵羊血平板上呈现出 α 溶血,而在马血琼脂平板上则为 β 溶血。但大多数会在边缘产生狭窄的溶血带,长时间孵育后溶血带会变得更宽更完整。一些刚分离到的菌株周围没有溶血带,但把菌落移出血平板后 β 或 α 溶血就能被观察到(de Moor，1963；Windsor and Elliott，1975)。

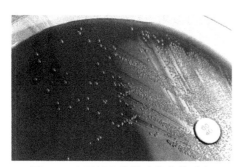 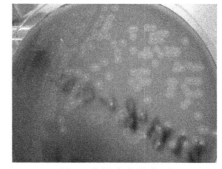

图 4-4　血平板上猪链球菌菌落形态　　　图 4-5　血平板上猪链球菌菌落周围的溶血环
(Wertheim et al.，2009)(彩图见封底)　　　　　　　(彩图见封底)

β 溶血是完全裂解培养基中的红细胞,链球菌在空气或 CO_2 浓度增高的条件下生长时产生的过氧化物及氧，可抑制链球菌素 O，使该溶血反应变得模糊不清，故本菌虽然兼性厌氧，但在厌氧培养或在涂有拭子的部分观察溶血反应，能更准确地判定 β 溶血反应。发生 α 溶血反应时，红细胞不完全裂解。但由于链球菌作用于血红蛋白，生长的细菌周围出现绿色的琼脂环绕。非溶血性或 γ 溶血性链球菌在血琼脂平板上无变化。

挑取平板上可疑菌落革兰氏染色镜检。刚分离的猪链球菌为典型的革兰氏阳性链球菌，菌体为卵圆形，呈单个、成对或数个排列的短链，也可排列成串珠状长链(图 4-6)。多次传代培养后或老龄培养物细菌形态不典型(图 4-7)，结晶紫着色不良，多为短链或不成链的球杆菌。因此刚分离到的细菌形态观察十分重要。

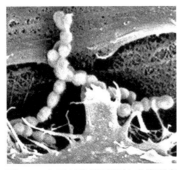
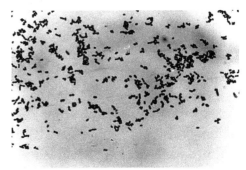

图 4-6　电子显微镜下猪链球菌形态　　　图 4-7　光学显微镜下猪链球菌形态
（放大 10000 倍，图片由 Marcelo Gottschalk 教　（放大 400 倍，隔代培养后，彩图见封底）
授提供，彩图见封底）

二、生化鉴定

细菌在生长繁殖过程中要进行一系列复杂的生化反应，利用生化反应的原理检测细菌分解各种底物的代谢产物及参与代谢过程的各种酶类，可以鉴定细菌的种类。生化鉴定作为一种传统的细菌鉴定方法，可以用于对该菌的检测。但随着新型分子诊断技术的出现，在很大程度上，已经有被取代的趋势，但仍然有一定的参考意义。

（一）传统的生化鉴定

进行生化鉴定前，在血平板上挑选可疑菌落进行革兰氏染色，用触酶和(或)氧化酶试验进行筛检。若革兰氏染色阳性、触酶和氧化酶试验均阴性，则符合链球菌特征，接种血平板纯培养后进行生化鉴定。

早期的生化鉴定大多选择七叶苷、乳糖、海藻糖，棉籽糖、菊糖和山梨醇等为细菌作用底物，观察其反应以帮助判断(Erickson et al., 1984)。

后来 Tarradas 等(1994)则建议用 Voges-Proskauer 试验阴性、七叶苷水解阳性、海藻糖阳性、6.5%氯化钠生长阴性、绵羊血平板无 β 溶血，以及苯酰胺基乙酸、吡咯酮基芳胺酶(pyrrolidonylarylamidase)和甘露糖阴性等反应鉴定猪链球菌 2 型。

　　也可以通过微量生化试验和生长试验，重点做 VP 试验(−)，七叶苷水解试验(+)，10℃不生长，45℃培养生长，60℃ 30min 试验不生长，pH 9.6 肉汤生长，1%亚甲蓝牛乳、40%胆汁肉汤和 6.5%氯化钠肉汤不生长，胆汁耐受(麦康凯培养基)(−)，可初步认为猪链球菌，然后送至有条件的单位做进一步鉴定。

　　由于猪链球菌的生化特性变化较大，不同血清型和同一血清型不同菌株之间的生化特性有所不同，从菌体形态和常规生化试验难以进行菌株的鉴定，宜采取多种方法并综合分析多种生化反应才能对其进行可靠的血清分型(Devriese et al.，1991；Higgins and Gottschalk，1990；Tarradas et al.，1994)。

　　(二)自动化生化鉴定

　　随着技术的发展，生化鉴定细菌的过程逐步实现了自动化，目前有许多微生物自动生化分析鉴定系统可以采用。用得较多的是法国生物梅里埃公司生产的 API20Strep 生化系统和 VETEK 生化系统。

　　1. API20Strep 生化系统

　　API20Strep 生化系统能很好地对分离的菌株进行链球菌和微球菌菌种鉴定，特别是可以鉴定猪链球菌 2 型，且简单易行。早在 1986 年，Hommez 等就利用该技术分类鉴定猪链球菌(Hommez et al.，1986)。迄今，该技术已趋于成熟，具体方法为：待鉴定菌株 37℃培养 24h，刮取菌苔制备菌液，调整浊度至麦氏 4 度，将菌液加入 VP-ADH 管中，每孔加 150μl 菌液，另取 0.5ml 菌液加入 API-GP 培养基中，混匀后吸取 170μl 加入 RIB-GLYG 管中，并用无菌石蜡油覆盖于 ADH-GLYG 管上，形成一个凸面，将生化反应条放在含有 5ml 水的培养盒内。37℃培养 4h，按说明书加入相应试剂，一定时间后观察结果，根据结果进行数字编码，查阅 API20Strep 生化系统编码表，找出此数码相对应的相关菌种，并可找出鉴定为相关菌株的可能性的大小(百分率表示)。比较常用的底物和酶类是：HIP(马尿酸盐)、ESC(七叶灵)、PYRA(吡咯酮基芳胺酶)、αGAL(α-半乳糖苷酶)、βGUR(β-葡萄糖醛酸酶)、βGAL(β-半乳糖苷酶)、PAL(碱性磷酸酶)、LAP(亮氨酸芳胺酶)、ADH(精氨酸双水解酶)、RIB(核糖)、ARA(阿拉伯糖)、MAN(甘露醇)、SOR(山梨醇)、LAC(乳糖)、TRE(海藻糖)、INU(菊糖)、RAF(棉子糖)、AMD(淀粉)、GLYG(糖原)。

　　杨华富等(2001)用 API20Strep 生化系统对 1998 年人感染猪链球菌病疫情中分离的 12 株链球菌进行鉴定，取得较为满意的结果，为国内同类细菌鉴定提供了可借鉴的经验。

　　2005 年四川发生人感染猪链球菌病暴发疫情期间，袁平宗等(2006)、冯泽惠等(2005)应用 API20Strep 生化系统鉴定猪链球菌，亦取得了很好的效果。

　　2. VITEK 生化系统鉴定

　　除 API20Strep 生化系统外，生物梅里埃公司还提供 VITEK 2 Compact 60 微生物鉴定及药敏系统。该系统是一套完全自动化的、操作简便的、通量较高的、快速、准确的系统。该系统也是唯一得到过食品微生物检测国家标准 GB 4789—2008 推荐的系统。

　　杨小蓉等(2006)运用 VITEK 2 compact 60 微生物分析系统对四川 2005 年不明原因疾病疫情病原菌进行鉴定，也可以快速准确地鉴定猪链球菌 2 型。

三、免疫学鉴定

　　免疫学鉴定是免疫学检测(也称血清学检测)的一种，用已知抗体检测标本中细菌抗原的有无，即用已知细菌的抗体鉴定未知的细菌。

　　就猪链球菌而言，血清型别鉴定多根据荚膜多糖抗原制备标准抗血清进行。常用的试验方法主要有玻片凝集试验或乳胶凝集试验、荚膜肿胀法、毛细管沉淀法或协同凝集试验。

　　协同凝集试验是被广泛采用的方法之一。即将猪链球菌分型用抗血清与金黄色葡萄球菌(Staphylococcus aureus)A 蛋白(SPA)相结合，再与待检的临床分离菌株作玻板凝集试验，阳性反应出现特异的颗粒状凝集物。

　　玻片凝集试验是用标准分型诊断血清鉴定细菌的一种方法。挑一接种环培养5～6h 的培养物(此时荚膜产生量最大)，在载玻片上均匀铺开形成 0.5cm 直径的圆形区域，再挑取一接种环抗血清和培养物充分混合。盖上盖玻片，相差显微镜下用油镜(放大 1000 倍)观察，若型特异血清和荚膜发生反应，荚膜清晰可见，菌体也比反应前要增大一倍(Higgins and Gottschalk，1990；Vecht et al.，1985)。阳性者可见明显的颗粒抗原抗体结合物。由于猪链球菌抗血清可与金黄色葡萄球菌反应，因此在玻片凝集试验中应加金黄色葡萄球菌作对照。

　　荚膜肿胀法采用的是 5～6h 培养出的荚膜，培养物与抗血清混合后在相差显微镜下与对照比较。该法能分辨现有的 35 个血清型(1 型～34 型及 1/2 型)。由于试验程序的干扰或在培养过程中抗原的丢失，有时会出现血清型不稳定的情况。在当前通用的血清分型方法下，有很大一部分菌种仍难以被鉴定。

　　虽然血清学试验比较简单，但血清学鉴定需要准备大量的不同型别菌株的血清，加之标准血清不但不易获得，而且不同型别猪链球菌之间存在非特异性交叉反应。目前国内无凝集血清供应。丹麦、加拿大、澳大利亚等有商品化血清分型试剂，如丹麦的(Statens Seruminstitute，Copenhagen，Denmark)。一定程度上影响了该方法的应用。

目前能够用于猪链球菌快速检测的免疫学方法在试剂来源、方法的特异性、灵敏性上均存在问题。免疫学检测仅在流行病学调查、抗体水平监测、携带率调查等方面有一定作用。猪链球菌的免疫学检测方法多围绕荚膜多糖抗原、抗体的检测进行。另外还有检测溶血素抗体的方法。

（一）酶联免疫吸附试验（ELISA）

Serhir 等将双抗体夹心 ELISA 方法用于猪链球菌荚膜型 1 型、2 型、1/2 型、3 型和 22 型的检测和鉴定。用于初始培养物检测时，灵敏度和特异度均非常高，分别高达 95.9% 和 91.6%。但是用于从组织中直接检测猪链球菌时，灵敏度则较低（Serhir et al.，1993）。

动物试验研究发现，感染猪链球菌后，机体产生抗荚膜多糖抗体的滴度并未明显增高。另外对感染和未感染的猪进行血清学筛检，发现用基于荚膜多糖抗原的间接 ELISA（CPS-ELISA）和基于全菌抗原的 ELISA（WCA-ELISA）还是不足以区分感染和未感染的动物，不能用作诊断工具（del Campo Sepulveda et al.，1996）。

而日本学者 Kataoka 等（1996）研发用于检测猪链球菌 2 型抗体的 ELISA 并用于现场研究，获得了较好的灵敏度和特异度。

Feng 等（2007）利用表面抗原 one（Sao）可溶性变异体 M 免疫原性很强的特点，将其用作 ELISA 方法的捕获抗原，用于检测康复猪血清中的抗猪链球菌 2 型的抗体，获得了成功。

（二）荧光抗体技术

荧光抗体技术是以荧光物质标记抗体检测抗原的技术。较其他的血清学方法有速度快、操作简单、敏感性高等特点。

早在 1981 年，Hunt 和 Edwards 就将荧光抗体技术（FAT）用于猪链球菌 2 型感染的诊断（Hunt and Edwards，1982）。

间接免疫荧光抗体试验（indirect immunofluorescence），是直接免疫荧光技术的改进。将待检标本或细菌首先用未标记的抗体（一抗）处理，使之与特异的抗原形成复合物，然后再用抗抗体（二抗）的荧光标记抗体着色，即可检测出特异抗原在标本中的存在部位，通过荧光标记可以提高检测的灵敏度。Robertson 和 Blackmore 在 1987 年将该方法用于屠宰场中猪链球菌携带率的研究，从屠宰场收集的猪扁桃体拭子和鼻拭子在血平板上培养后用间接荧光抗体试验（IFAT）法检测，与传统的细菌学分离方法相比，携带菌检出的灵敏度大大提高。Davies 和 Ossowicz（1991）用间接免疫荧光抗体试验鉴定混合培养物中的猪链球菌 2 型菌株，其特异度高达 89%。

此外，利用双抗体夹心法酶联免疫吸附试验检测 MRP 和 EF 能够简单、快速可靠地鉴别 2 型有毒株和无毒株(Vecht et al.，1993)。

(三)胶体金免疫层析法

胶体金免疫层析法是将特异性的抗原或抗体以条带状固定在膜上，胶体金标记试剂(抗体或单克隆抗体)吸附在结合带上，当待检样本加到试纸条一端的样本带上后，通过毛细作用向前移动，溶解结合带上的胶体金标记试剂后相互反应，再移动至固定的抗原或抗体的区域时，待检物与金标试剂的结合物又与之发生特异性结合而被截留，聚集在检测带上，可通过肉眼观察到显色结果。该法现已发展成为诊断试纸条，使用十分方便，适于基层人员使用(Ju et al.，2010；Yang et al.，2007)。

(四)免疫组织化学技术

免疫组织化学技术简称免疫组化,也称免疫细胞化学技术(immunohistochemistry)，是应用免疫学基本原理即抗原与抗体特异性结合的原理，通过化学反应使标记抗体的显色剂(荧光素、酶、金属离子、同位素)显色来确定组织细胞内抗原(多肽和蛋白质)，并对其进行定位、定性及定量的研究。与培养的不同之处在于免疫组化方法能得到更大量的阳性组织样本，还可以从微观组织结构观察细菌的分布。Madsen 等(2002)应用免疫组化的方法，直观地观察到咽喉和腭扁桃体是猪链球菌入侵的主要部位，并且在猪的上呼吸道的局部淋巴结中也检测到了猪链球菌 2 型的存在，提示猪链球菌从扁桃体到周围淋巴系统的扩散路径。

Wilson 等(2007)应用多种颜色的免疫组化方法发现受感染的仔猪扁桃体部位有成熟的巨噬细胞，显示其存在可能与猪链球菌的清除或控制有关。

四、核酸检测

猪链球菌感染的潜伏期短、起病急、发病凶险、病死率高。如不能快速有效地作出诊断，则会延误治疗时机，使该病得不到及时有效的控制，对养猪业造成较大的经济损失，对人群造成极大的危害。相比之下，一些快速检测的技术手段的应用对于抢救患者、指导临床制订正确的治疗方案、降低病死率就显得意义重大。

聚合酶链式反应(polymease chain reaction，PCR)技术产生于 20 世纪 80 年代中期，是一种核苷酸扩增技术，在体外模拟核酸合成环境，利用酶促反应合成特异 DNA 片段的一种方法，由高温变性、低温退火及室温延伸等几步反应组成一个周期，循环进行，使目的基因片段得以迅速扩增。它不仅可用于基因分离、克隆和核酸序列分析等基础研究，还可用于疾病的诊断。由于其具有不需进行细菌的纯分离培养、特异性强、灵敏度高、操作简便、省时等特点，在猪链球菌快速检测方面已逐渐取代了传统的形态学、生化分析、血清分型等方法。

传统的病原微生物分离培养需要几天的时间，而且生化和血清学方法均需要获得单个克隆菌株时才能进行鉴定，不能满足快速检测和鉴定的需要。而应用 PCR、实时 PCR（real-time PCR）、多重 PCR 可以直接对标本进行检测，不需进行细菌的纯分离培养，简便易行，4～6h 即可作出初步判断，能提高检测效率，有利于疾病的快速诊断和流行病学调查，适合实验室的大量诊断。此外，可以根据不同需要，灵活采取不同的基因组合方式进行检测，当全血或脑脊液或尸检等无菌部位的标本猪链球菌种属、毒力基因检测均为阳性时，可以作为猪链球菌感染的确诊依据。

用于猪链球菌检测的目的基因主要有：猪链球菌种特异性基因 16S rRNA 基因，用于鉴定猪链球菌；猪链球菌特异的荚膜多糖基因 *cps 2J*，用于鉴定猪链球菌血清型；溶菌酶释放蛋白（MRP）和细胞外蛋白因子（EF）等毒力因子的基因，用于评价猪链球菌毒力的高低。

（一）核酸制备

对于用于检测的各类原始标本或增菌液，在做 PCR 之前需要提取其 DNA 作为扩增的模板。目前已有多种快速有效的 DNA 提取方法和成品试剂盒。特别强调血液标本取全血比仅取血清提取核酸得到的模板量要多。对于平板分离待鉴定菌株可以采用刮取适量菌，混匀于含无菌水的离心管中，煮沸 10min 离心取上清液作为模板的简易方法制备 DNA。

（二）单通道 PCR

一般 PCR 仅应用一对引物，通过 PCR 扩增产生一个核酸片段，主要用于单一核酸片段的鉴定。

1999 年，Smith 研究团队针对型特异的荚膜多糖编码基因先后设计了针对猪链球菌 1 型和 14 型、2 型和 1/2 型、9 型（Smith et al.，1999b）和 7 型（Smith et al.，1999a）的 PCR 检测法，随后又针对 MRP 和 EF 编码基因设计了特异性的 PCR 检测法（Wisselink et al.，1999），研究结果表明 PCR 检测方法是一种高度特异且灵敏的诊断工具，可用于不同血清型、不同毒力猪链球菌的诊断及流行病学和传播情况的调查。

Brousseau 等（2001）测定了全部 35 个血清型猪链球菌参考株的 chaperonin 60 基因片段，证实 chaperonin 60 基因具有比 16S rRNA 基因具有更高的鉴别不同猪链球菌型别的能力。

有学者用 PCR 方法扩增 23S rDNA 序列也能对包括猪链球菌在内的 8 种链球菌的种属进行鉴定（Kawata et al.，2004）。

张守印等（2006）采用 PCR 技术检测猪链球菌 6 个特异基因（16S rRNA、*cps2J*、

mrp、*gapdh*、*sly*、*ef*），并对 PCR 扩增阳性的基因产物进行序列分析验证，证实该方法对诊断猪链球菌病具有非常高的特异度和灵敏度。

（三）多重 PCR

多重 PCR（multiplex PCR），又称多重引物 PCR 或复合 PCR，它是在同一 PCR 反应体系里加上两对以上引物，同时扩增出多个核酸片段的 PCR，其反应原理、反应试剂和操作过程与一般 PCR 相同。

Wisselink 等（2002）研发了多重 PCR 法扩增 5 个不同的猪链球菌 DNA 目的片段，比传统的细菌分离培养特异度和灵敏度都要高。

Okwumabua 等研究发现利用编码谷氨酸脱氢酶的 *gdh* 基因序列设计 PCR 通用引物，结合 Smith 等设计的型特异性引物（Smith et al.，1999a，1999b）进行多重PCR，能够快速、灵敏、特异地鉴定分离自不同脏器和地区来源的猪链球菌菌株并进行分型（Okwumabua et al.，2003）。

Marois 等（2004）建立了一种同时检测编码猪链球菌 16S rRNA 属特异性基因（通用引物）和猪链球菌 2 型（1/2 型）的荚膜多糖基因 *cps2J* 型特异性基因的多重PCR 方法。体外感染试验表明，检测灵敏度是培养方法的 20 倍。

Silva 等（2006）用多重 PCR 检测猪链球菌管家基因 *gdh*、4 种荚膜多糖型基因（1 型、2 型、7 型和 9 型）及 *ef*、*mrp*、*sly*、*arcA*（猪链球菌精氨酸脱亚氨酶）基因来鉴定猪链球菌。可以鉴别至少 6 种 *mrp* 突变株，从而可以分析不同的毒力基因谱。

国内也有诸多学者在猪链球菌的多重 PCR 检测方面做了探索（王花茹等，2005；胡玉山等，2009；刘红露等，2005；杨婷婷等，2006）。

刘军等（2005）则针对猪链球菌 9 型建立了一种快速、特异且敏感的多重 PCR 检测方法。

Wang 等（2011）则建立了一种快速、敏感的检测猪链球菌 16 型的型特异性PCR 方法，并成功用于 99 株中国临床分离株和 8 株欧洲株中 16 型菌株的鉴定。

Liu 等（2013）建立了一套多重 PCR 方法，可以鉴定猪链球菌已有的 33 个血清型。

（四）实时荧光定量 PCR

实时荧光定量 PCR 技术不仅实现了 PCR 从定性到定量的飞跃，而且与常规PCR 相比，它具有特异性更强、有效解决 PCR 污染问题、自动化程度高等特点，得到了越来越广泛的应用。

王君玮等（2007）用实时荧光定量 PCR 方法同时检测 *cps2J* 与 *mrp*，可在 3h 内检测送检组织样品中的猪链球菌型别和 *mrp* 毒力基因，最低检测菌体浓度为

24cfu/ml。与普通 PCR 相比，灵敏度在检测 cps2J 时高出至少 10 倍以上，而在检测 mrp 时甚至高出 100 倍。且与葡萄球菌、化脓链球菌、沙门氏菌、猪链球菌 1 型和 9 型等无交叉反应，稳定性和重复性好。

Yang 等(2010)用特异性引物和 TaqMan 探针扩增猪链球菌 2 型高度保守的谷氨酸脱氢酶基因(gdh)研究了感染猪链球菌 2 型的猪血液中细菌的动态分布。结果显示检测的最低临界值为 10 个基因拷贝数。这种方法的优势是较高的特异度、灵敏度，且重复性好。

白雪梅等(2011)运用 TaqMan-MGB 探针实时荧光定量聚合酶链式反应(real-time PCR)技术，建立针对血清猪链球菌 2 型的快速检测方法。

Nga 等(2011)建立了一种带有内参的实时荧光定量 PCR(RT-PCR)方法，并以 cps2J 为靶基因检测脑脊液(CSF)中的猪链球菌 2 型菌株。对临床已确诊的样品检测的灵敏度和特异性为 100%。对预先用药的患者也具有较高的诊断价值。

朱水荣等利用 SS 种特异性 16S rRNA 和 89Kb 毒力岛基因的特异性序列设计引物和探针，建立同时检测猪链球菌 16S rRNA 及其 89Kb 毒力岛基因的 SS2 中国毒力株双重实时荧光定量 PCR 方法。16S rRNA 及其 89Kb 毒力岛两基因检测灵敏度分别达到了 6 个拷贝/反应(或 12cfu/ml)及 27 拷贝/反应(或 58cfu/ml)(朱水荣等，2009)。此外，他们还尝试应用环介导等温扩增技术(loop-mediated isothermal amplification，LAMP)鉴别含 89Kb 毒力岛的 2 型猪链球菌菌株，显示了很好的特异性，其最低检测限为 24cfu/反应，操作简单方便，无需特殊的仪器设备，从菌株核酸的提取至检测完成仅需 2h 左右，结果通过肉眼即可判断，极适合在我国广大基层实验室(包括基层医院/动物检疫等部门)开展应用(朱水荣等，2010)。

核酸检测技术具有很多优点，也存在一定的局限性，主要来自实验操作过程中样品的污染导致的假阳性，以及因反应体系中某些成分的失效或反应条件不够优化而导致的假阴性。

参 考 文 献

白雪梅, 张少敏, 孙晖, 叶长芸. 2011. 实时荧光定量聚合酶链反应检测血清 2 型猪链球菌的研究. 疾病监测, 26(03): 176-178.

冯泽惠, 蔺红, 徐跃芳, 李燕春, 罗隆泽, 刘红露, 魏敏. 2005. API20 Strep 生化系统鉴定猪链球菌的效果评价. 预防医学情报杂志, 21(04): 393-394.

胡玉山, 刘俊华, 庞杏林, 候水平, 邓志爱, 陈守义. 2009. 猪链球菌 2 型多重 PCR 鉴定方法建立. 中国公共卫生, 25(05): 574-575.

刘红露, 张守印, 杨小蓉, 崔志刚, 郭宗琦, 金东, 蔺鸿, 魏敏, 景怀琦. 2005. 聚合酶链式反应诊断 2 型猪链球菌. 预防医学情报杂志, (04): 388-390.

刘军, 冯书章, 尹铁勇, 孙洋, 郭学军, 祝令伟. 2005. 猪链球菌 2 型和 9 型菌株的多重 PCR 检测. 中国人兽共患病杂志, 21(06): 510-514.

罗隆泽, 李燕春, 郭宗琪, 刘学成, 冯泽惠, 徐耀方, 杨小蓉, 赵晋, 何树森. 2007. 猪链球菌选
择性培养基研究. 预防医学情报杂志, 23(05): 511-514.

王花茹, 王长军, 陆承平, 潘秀珍, 陶开华, 唐家琪. 2005. 致病性猪链球菌主要毒力因子基因
多重 PCR 检测. 中华流行病学杂志, 26(09): 640-644.

王君玮, 王志亮, 王伟伟, 赵永刚, 孙承英, 李林, 赵云玲, 张维. 2007. 应用多重荧光 Real-time
PCR 快速鉴定猪链球菌 2 型. 中国人兽共患病学报, 23(11): 1083-1087.

吴国辉, 王豫林, 肖邦忠, 段刚, 赵波, 王红, 刘晓鹏, 廖春艳, 王玲, 王文斟. 2006. 重庆市人
感染猪链球菌病的病原分离与鉴定. 现代预防医学, 33(08): 1348-1350.

杨华富, 朱凤才, 史智扬, 庄菱, 顾玲, 郭喜玲, 张春元, 陈太基. 2001. 人-猪链球菌感染性综合
征的病原分离与鉴定. 江苏预防医学, 12(4): 9-10.

杨婷婷, 程苏云, 王复甦, 张政, 徐宝祥, 朱水荣, 徐黎. 2006. 人感染 II 型猪链球菌快速多重
PCR 检测方法的建立. 中国卫生检验杂志, 16(09): 1029-1032.

杨小蓉, 罗隆泽, 刘红露, 郭宗琪, 蔺鸿, 冯泽惠, 李燕春, 魏敏. 2006. VITEK2 compact 微生物
分析系统快速鉴定猪链球菌 2 型. 预防医学情报杂志, 22(01): 42-43.

袁平宗, 张孝智, 李传达, 陈秀珍. 2006. 猪链球菌 II 型的实验室诊断. 现代检验医学杂志,
21(06): 38-39.

张守印, 叶长芸, 景怀琦, 周永运, 宫兆龙, 徐建国. 2006. 一种快速检测患者血液标本猪链球
菌方法的研究. 中国人兽共患病学报, 22(04): 310-312+305.

朱水荣, 王志刚, 杨婷婷, 金大智, 张政, 徐宝祥, 姚萍萍. 2009. Taqman-MGB 双重探针 PCR 技
术检测含 89K 毒力岛猪链球菌 2 型. 中国人兽共患病学报, 25(05): 434-438.

朱水荣, 王志刚, 余昭, 张政, 梅玲玲, 杨婷婷, 卢亦愚. 2010. 应用 LAMP 技术鉴定含 89K 毒力
岛 2 型猪链球菌菌株. 中国人兽共患病学报, 26(07): 659-662+667.

Arends JP, Hartwig N, Rudolphy M, Zanen HC. 1984. Carrier rate of *Streptococcus suis* capsular type
2 in palatine tonsils of slaughtered pigs. J Clin Microbiol, 20(5): 945-947.

Breton J, Mitchell WR, Rosendal S. 1986. *Streptococcus suis* in slaughter pigs and abattoir workers.
Can J Vet Res, 50(3): 338-341.

Brousseau R, Hill JE, Prefontaine G, Goh SH, Harel J, Hemmingsen SM. 2001. *Streptococcus suis*
serotypes characterized by analysis of chaperonin 60 gene sequences. Appl Environ Microbiol,
67(10): 4828-4833.

Chotmongkol V, Janma J, Kawamatawong T. 1999. *Streptococcus suis* meningitis: report of a case. J
Med Assoc Thai, 82(9): 922-924.

Davies PR, Ossowicz CJ. 1991. Evaluation of methods used for detecting *Streptococcus suis* type 2 in
tonsils, and investigation of the carrier state in pigs. Res Vet Sci, 50(2): 190-194.

de Moor CE. 1963. Septicaemic infections in pigs, caused by haemolytic streptococci of new
Lancefield groups designated R, S and T. Antonie van Leeuwenhoek, 29(1): 272-280.

del Campo Sepulveda EM, Altman E, Kobisch M, D'Allaire S, Gottschalk M. 1996. Detection of
antibodies against *Streptococcus suis* capsular type 2 using a purified capsular polysaccharide
antigen-based indirect ELISA. Vet Microbiol, 52(1-2): 113-125.

Devriese LA, Ceyssens K, Hommez J, Kilpper-Balz R, Schleifer KH. 1991. Characteristics of
different *Streptococcus suis* ecovars and description of a simplified identification method. Vet

Microbiol, 26(1-2): 141-150.

Donsakul K, Dejthevaporn C, Witoonpanich R. 2003. *Streptococcus suis* infection: clinical features and diagnostic pitfalls. Southeast Asian J Trop Med Public Health, 34(1): 154-158.

Erickson ED, Doster AR, Pokorny TS. 1984. Isolation of *Streptococcus suis* from swine in Nebraska. J Am Vet Med Assoc, 185(6): 666-668.

Estoepangestie S, Lammler C. 1993. Distribution of capsular types 1 to 28 and further characteristics of *Streptococcus suis* isolates from various European countries. Zentralbl Bakteriol, 279(3): 394-403.

Feng Y, Zheng F, Pan X, Sun W, Wang C, Dong Y, Ju AP, Ge J, Liu D, Liu C, Yan J, Tang J, Gao GF. 2007. Existence and characterization of allelic variants of Sao, a newly identified surface protein from *Streptococcus suis*. FEMS Microbiol Lett, 275(1): 80-88.

Gottschalk M, Higgins R, Boudreau M. 1993. Use of polyvalent coagglutination reagents for serotyping of *Streptococcus suis*. J Clin Microbiol, 31(8): 2192-2194.

Gottschalk M, Lacouture S, Odierno L. 1999. Immunomagnetic isolation of *Streptococcus suis* serotypes 2 and 1/2 from swine tonsils. J Clin Microbiol, 37(9): 2877-2881.

Higgins R, Gottschalk M. 1990. An update on *Streptococcus suis* identification. J Vet Diagn Invest, 2(3): 249-252.

Hommez J, Devriese LA, Henrichsen J, Castryck F. 1986. Identification and characterization of *Streptococcus suis*. Vet Microbiol, 11(4): 349-355.

Hunt BW, Edwards PT. 1982. FAT for *Streptococcus suis* type 2 infections. Vet Rec, 110(1): 21.

Ju Y, Hao HJ, Xiong GH, Geng HR, Zheng YL, Wang J, Cao Y, Yang YH, Cai XH, Jiang YQ. 2010. Development of colloidal gold-based immunochromatographic assay for rapid detection of *Streptococcus suis* serotype 2. Vet Immunol Immunopathol, 133(2-4): 207-211.

Kataoka Y, Yamashita T, Sunaga S, Imada Y, Ishikawa H, Kishima M, Nakazawa M. 1996. An enzyme-linked immunosorbent assay (ELISA) for the detection of antibody against *Streptococcus suis* type 2 in infected pigs. J Vet Med Sci, 58(4): 369-372.

Kawata K, Anzai T, Senna K, Kikuchi N, Ezawa A, Takahashi T. 2004. Simple and rapid PCR method for identification of streptococcal species relevant to animal infections based on 23S rDNA sequence. FEMS Microbiol Lett, 237(1): 57-64.

Leelarasamee A, Nilakul C, Tien-Grim S, Srifuengfung S, Susaengrat W. 1997. *Streptococcus suis* toxic-shock syndrome and meningitis. J Med Assoc Thai, 80(1): 63-68.

Liu Z, Zheng H, Gottschalk M, Bai X, Lan R, Ji S, Liu H, Xu J. 2013. Development of multiplex PCR assays for the identification of the 33 serotypes of *Streptococcus suis*. PLoS One, 8(8): e72070.

Madsen LW, Svensmark B, Elvestad K, Aalbaek B, Jensen HE. 2002. *Streptococcus suis* serotype 2 infection in pigs: new diagnostic and pathogenetic aspects. J Comp Pathol, 126(1): 57-65.

Marois C, Bougeard S, Gottschalk M, Kobisch M. 2004. Multiplex PCR assay for detection of *Streptococcus suis* species and serotypes 2 and 1/2 in tonsils of live and dead pigs. J Clin Microbiol, 42(7): 3169-3175.

Moreau A, Higgins R, Bigras-Poulin M, Nadeau M. 1989. Rapid detection of *Streptococcus suis* serotype 2 in weaned pigs. Am J Vet Res, 50(10): 1667-1671.

Nga TV, Nghia HD, Tu le TP, Diep TS, Mai NT, Chau TT, Sinh DX, Phu NH, Nga TT, Chau NV, Campbell J, Hoa NT, Chinh NT, Hien TT, Farrar J, Schultsz C. 2011. Real-time PCR for detection of *Streptococcus suis* serotype 2 in cerebrospinal fluid of human patients with meningitis. Diagn Microbiol Infect Dis, 70(4): 461-467.

Okwumabua O, O'Connor M, Shull E. 2003. A polymerase chain reaction (PCR) assay specific for *Streptococcus suis* based on the gene encoding the glutamate dehydrogenase. FEMS Microbiol Lett, 218(1): 79-84.

Robertson ID, Blackmore DK. 1987. The detection of pigs carrying *Streptococcus suis* type 2. N Z Vet J, 35(1-2): 1-4.

Serhir B, Higgins R, Dubreuil D, Gottschalk M, Lallier R. 1993. A sandwich enzyme-linked immunosorbent assay for the detection of *Streptococcus suis*. Can J Vet Res, 57(1): 19-24.

Silva LM, Baums CG, Rehm T, Wisselink HJ, Goethe R, Valentin-Weigand P. 2006. Virulence-associated gene profiling of *Streptococcus suis* isolates by PCR. Vet Microbiol, 115(1-3): 117-127.

Smith HE, van Bruijnsvoort L, Buijs H, Wisselink HJ, Smits MA. 1999. Rapid PCR test for *Streptococcus suis* serotype 7. FEMS Microbiol Lett, 178(2): 265-270.

Smith HE, Veenbergen V, van der Velde J, Damman M, Wisselink HJ, Smits MA. 1999. The cps genes of *Streptococcus suis* serotypes 1, 2, and 9: development of rapid serotype-specific PCR assays. J Clin Microbiol, 37(10): 3146-3152.

Tarradas C, Arenas A, Maldonado A, Luque I, Miranda A, Perea A. 1994. Identification of *Streptococcus suis* isolated from swine: proposal for biochemical parameters. J Clin Microbiol, 32(2): 578-580.

Vecht U, van Leengoed LA, Verheijen ER. 1985. *Streptococcus suis* infections in pigs in the Netherlands (Part I). Vet Q, 7(4): 315-321.

Vecht U, Wisselink HJ, Anakotta J, Smith HE. 1993. Discrimination between virulent and nonvirulent *Streptococcus suis* type 2 strains by enzyme-linked immunosorbent assay. Vet Microbiol, 34(1): 71-82.

Wang K, Fan W, Wisselink H, Lu C. 2011. The cps locus of *Streptococcus suis* serotype 16: development of a serotype-specific PCR assay. Vet Microbiol, 153(3-4): 403-406.

Wertheim HF, Nghia HD, Taylor W, Schultsz C. 2009. *Streptococcus suis*: an emerging human pathogen. Clin Infect Dis, 48(5): 617-625.

Wilson SM, Norton P, Haverson K, Leigh J, Bailey M. 2007. Interactions between *Streptococcus suis* serotype 2 and cells of the myeloid lineage in the palatine tonsil of the pig. Vet Immunol Immunopathol, 117(1-2): 116-123.

Windsor RS, Elliott SD. 1975. Streptococcal infection in young pigs. IV. An outbreak of streptococcal meningitis in weaned pigs. J Hyg (Lond), 75(1): 69-78.

Wisselink HJ, Joosten JJ, Smith HE. 2002. Multiplex PCR assays for simultaneous detection of six major serotypes and two virulence-associated phenotypes of *Streptococcus suis* in tonsillar specimens from pigs. J Clin Microbiol, 40(8): 2922-2929.

Wisselink HJ, Reek FH, Vecht U, Stockhofe-Zurwieden N, Smits MA, Smith HE. 1999. Detection of virulent strains of *Streptococcus suis* type 2 and highly virulent strains of *Streptococcus suis* type 1 in tonsillar specimens of pigs by PCR. Vet Microbiol, 67(2): 143-157.

Wisselink HJ, Smith HE, Stockhofe-Zurwieden N, Peperkamp K, Vecht U. 2000. Distribution of capsular types and production of muramidase-released protein (MRP) and extracellular factor (EF) of *Streptococcus suis* strains isolated from diseased pigs in seven European countries. Vet Microbiol, 74(3): 237-248.

Yang J, Jin M, Chen J, Yang Y, Zheng P, Zhang A, Song Y, Zhou H, Chen H. 2007. Development and evaluation of an immunochromatographic strip for detection of *Streptococcus suis* type 2 antibody. J Vet Diagn Invest, 19(4): 355-361.

Yang W, Cai X, Hao Y, Liu Y, Wang S, Xing R, Gu J, Li C, Yue X, Yuan C, Zhang M, Cui L, Hua X, Yang Z. 2010. Characterization of *Streptococcus suis* serotype 2 blood infections using RT-qPCR to quantify glutamate dehydrogenase copy numbers. J Microbiol Methods, 83(3): 326-329.

Yen MY, Liu YC, Wang JH, Chen YS, Wang YH, Cheng DL. 1994. *Streptococcus suis* meningitis complicated with permanent perceptive deafness: report of a case. J Formos Med Assoc, 93(4): 349-351.

附件 人感染猪链球菌病样品采集与实验室检测方案

一、样品采集

(一)采样器材

1. 无菌封闭性好的试管，最好使用负压采血管或带螺口盖的塑料管，避免使用玻璃试管。
2. 可以清楚标记且标记不易脱落的记号笔。
3. 可以方便采集组织标本的无菌容器。
4. 无菌的剪刀、镊子和手术刀。
5. 血平皿和增菌培养瓶。
6. 乳胶手套、隔离服、防护口罩等。
7. 带有冰袋或者冰排的安全可靠的保温运输容器。
8. 采样送检单。

(二)样品种类

1. 现症患者非抗凝全血。
2. 现症患者抗凝血。
3. 脑脊液标本。
4. 尸体解剖应无菌采集淋巴结、脾、肝、心腔血、胸(腹)水。
5. 如有病死猪也可进行解剖，取淋巴结、脾、肝、心腔血、肉。

(三)血液和脑脊液标本采集方法

1. 无菌抽取血液 10ml 分置于有抗凝剂和无抗凝剂的无菌试管或者负压采血管中。
2. 按常规方法腰穿采集 3～5ml 脑脊液标本置于无菌试管中。
3. 采集的标本立即接种血平皿和(或)增菌培养瓶，置于 35～37℃培养。

(四)样品运输保存

1. 所有的原始标本在转运过程中应置于安全密闭的容器中。
2. 标本应冷藏运输。

3. 用于检测的标本可在 4～8℃冰箱暂放。

4. 剩余标本应放置于–70℃保存。

（五）注意事项

1. 严格无菌操作，防止标本污染。

2. 用于分离培养的标本应在抗菌治疗前采集。

3. 应尽可能床边接种血平皿和增菌培养瓶。如无法床边接种，样品应尽快送实验室，并立即检测。

4. 在标本采集过程中，注意安全防护。使用乳胶手套、隔离服、防护口罩。采取预防措施，防止针头等锐器刺伤。

二、实验室检测

（一）推片镜检

抗凝血或脑脊液可推片进行革兰氏染色镜检。阳性标本可见中性粒细胞内吞噬颗粒，细胞外偶尔可见革兰氏阳性链球菌。

（二）猪链球菌分离鉴定

1. 血平板接种

血液或脑脊液等标本可直接接种于新鲜羊血琼脂平板（如无血平板可用含 8% 胎牛血清的营养琼脂平板代替）。组织标本可直接涂抹平板或剪碎用无菌生理盐水洗涤，洗液接种平板。平板置 37℃ 5% CO_2 培养箱或者烛缸中培养 24～72h。也可在 37℃普通培养箱中培养。

2. 增菌培养

无菌部位采集标本置脑心肉汤或含 8% 新生牛血清葡萄糖肉汤或商品化血培养瓶中，37℃增菌培养 24h 至 1 周，逐日观察，接种新鲜羊血琼脂平板，置 37℃ 5% CO_2 培养箱或者烛缸中培养 24～72h。对污染标本接种选择增菌培养液（含 15μg/ml 多黏菌素 B，30μg/ml 萘啶酮酸的脑心培养基）增菌约 15h 后接种血平板，或直接划线接种含两种抗生素的羊血琼脂平板培养基，在蜡烛缸或 CO_2 培养箱中培养 24～72h。

3. 形态学鉴定

猪链球菌在血平板上呈直径 1～2mm 的细小菌落，灰白色，半透明，边缘整齐，凸起，光滑，α 溶血（偶尔也有弱 β 溶血或 α 溶血、β 溶血现象均不明显）。

挑取平板上可疑菌落革兰氏染色镜检。猪链球菌无芽胞，刚分离的猪链球菌为典型的革兰氏阳性链球菌，链长达二十多个，多次传代培养后细菌形态不典型，结晶紫着色不良，多为短链或不成链的球杆菌。

4. 筛检生化试验

猪链球菌触酶试验阴性，可与葡萄球菌区别。

5. 血清学检测

用标准分型诊断血清，进行乳胶凝集试验或玻片凝集试验。确定所分离的菌株为 R 群，与 2 型猪链球菌分型血清反应。

目前国内无血清供应。据报道，加拿大和澳大利亚有商品化血清分型试剂。

6. 生化鉴定

在血平板上挑选可疑菌落进行革兰氏染色和触酶试验，如符合链球菌特征，接种血平板纯培养后进行生化鉴定。

梅里埃 API 20 strep 等生化鉴定系统可鉴定 2 型猪链球菌。

7. PCR检测

采用 PCR 技术可以检测猪链球菌种特异性基因 16S rRNA 基因、猪链球菌 2 型和 1/2 型特异的荚膜多糖基因（*cps2J*）、毒力因子溶菌酶释放蛋白基因（*mrp*）和细胞外蛋白因子基因（*ef*），有条件的实验室可以采用。

第五章 预防与控制

第一节 猪感染猪链球菌病的预防控制

一、猪感染猪链球菌病的预防

（一）猪感染猪链球菌病监测

总体的原则是加强相关可能携带有猪链球菌的动物，特别是猪的病原学监测，尽量做到早发现，早预防，防止疾病的蔓延，可以使动物疫情的损失降到最低水平。

开展动物猪链球菌监测是预防猪链球菌病的重要手段。根据不同地区的具体情况在不同季节（以气温较高的猪链球菌病高发季节为主）开展动物带菌情况的调查，调查重点为家庭散养和集中饲养猪。有咳嗽、流鼻水、精神和食欲缺乏、跛行甚至卧地不起、逐渐消瘦、眼结膜潮红、流泪等症状的猪，应重点采集鼻咽分泌物、血液、关节囊积液等标本。屠宰的生猪，可采取其扁桃体标本进行直接 PCR 检定或直接的增菌培养。在开展监测工作的同时，要注意收集背景信息，如人口、土地、植被、主要农作物、气象、家畜饲养主要种类、养殖场（包括家庭散养和集中饲养）数量和分布、批量购进饲料来源、进口种畜和幼畜来源等资料。

通过监测，可以掌握猪链球菌在动物体内携带和流行的情况，掌握猪链球菌血清型、毒力基因和耐药谱的变化，从而对流行趋势进行预测、给疫苗的研发和治疗提供基础数据。

（二）免疫接种

预防接种是防治动物猪链球菌病的主要措施，在主要流行区域流行高峰前，接种猪链球菌疫苗。要根据当地流行的血清型，选择针对性的疫苗，现阶段以猪链球菌 2 型及马链球菌兽疫亚种为主，其相关的猪源链球菌的疫苗还在研制中，接种过疫苗的生猪要做好登记和特征性标记。

1. 主动免疫

主动免疫是指利用抗原刺激使机体产生抗体而获得保护力的方法，而非直接自体外引入抗体。主动免疫对随后的感染有高度抵抗的能力。可通过疾病病原体本身（如隐性感染）或通过免疫接种（使用已杀死的或弱化的疫苗或类毒素）产生。免疫需经几天、几周或更长时间才出现，但能长久甚至终生保持，且很容易通过注射所需抗原再活化。

目前已知猪链球菌共有 35 种血清型。由于血清型种类繁多,研究人员对不同血清型、不同地区分离株之间的毒力差异认识还不够充分,因此开发对所有型别均有效的疫苗非常困难。

(1)全菌疫苗

全菌疫苗包括活疫苗和死疫苗。

活疫苗是指用人工定向变异方法,或从自然界筛选出毒力减弱或基本无毒的猪链球菌制成活疫苗或减毒活疫苗。接种后在体内有生长繁殖能力,接近于自然感染,可激发机体对病原的持久免疫力。活疫苗用量较小,免疫持续时间较长。相比之下,活疫苗的免疫效果优于死疫苗。但是活疫苗存在返强的危险,所以其应用受到限制。

Kebede 等(1990)用筛选出的猪链球菌 1/2 型、1 型、2 型和 3 型温度敏感型(TS)突变体作为疫苗候选株,以研究其对同源型和异源型强毒株的保护性效果。试验发现猪链球菌 1/2 型的 TS 突变株可以对猪链球菌 1/2 型、1 型和 2 型感染提供保护力。1994 年,Foster 等发现了一种无致病力的链霉素依赖型猪链球菌 1/2 型突变菌株,其免疫小鼠可对猪链球菌 1 型和 1/2 型产生完全的免疫保护,但对猪链球菌 2 型仅具有部分的免疫保护力(Foster et al.,1994)。最近大量基因缺失株的构建,使人工制备减毒疫苗成为可能,特别是在确定细菌的毒力因子后,将其缺失,但保留其保护性抗原。但这也面临另一个问题,毒力因子往往同时是保护性抗原,如何能平衡两者的关系,是一个难题。

病原微生物经理化方法灭活后,仍然保持免疫原性,接种后使动物产生特异性抵抗力,这种疫苗称为灭活疫苗或死疫苗。优点:研制周期短、使用安全和易于保存。缺点:接种剂量大,免疫期较短,一般需要进行二次免疫。

全菌疫苗对同一血清型的细菌通常有良好的保护效果,而对不同血清型的细菌保护效果差,同时不良反应明显。目前,尚无可以同时对多个血清型的猪链球菌具有保护作用的疫苗。

研究表明不同的灭活方法生产的疫苗保护效果也不一样,甲醛灭活疫苗接种对同一型别的菌株具有很好的保护作用。相比之下,热灭活疫苗不能诱导机体产生保护作用。一次接种不足以刺激一种保护性反应,但两次接种能保护猪抵抗静脉攻毒。有研究认为弗氏不完全佐剂或氢氧化铝凝胶佐剂均不能增强反应(Holt et al.,1990),但倪宏波等研制出了猪链球菌氢氧化铝凝胶多价灭活疫苗。该疫苗对断奶仔猪、育肥猪和妊娠母猪安全性好,无不良反应,对母猪的繁殖能力不产生影响。优于单价灭活疫苗和猪链球菌活疫苗。可用于当地猪链球菌病的免疫预防(倪宏波等,2003)。也有学者用头孢噻肟灭活的方法制备全菌疫苗并添加Montanide ISA 50 佐剂免疫猪后,产生了很好的免疫效果(Pallares et al.,2004)。

超声处理的疫苗接种后，猪也可获得很高的抗体水平(Lapointe et al., 2002)。目前对于猪链球菌病的预防主要依靠灭活疫苗，而灭活疫苗对于同源(同一血清型)菌的保护率也仅在70%左右，对异源菌的保护率则更低(Pallares et al., 2004)。有学者研究发现无毒株活疫苗对动物也有很好的保护作用(Busque et al., 1997; Quessy et al., 1994)，但其应用于猪的免疫仍有待研究评估。

我国目前由广东永顺生物制药公司生产的猪链球菌2型灭活苗，是用毒力强的2型HA9801猪链球菌毒株，接种于适宜的培养基后，将培养物用甲醛灭活，与氢氧化铝凝胶作为佐剂混合而成的。

此外，疫苗免疫辅以连续3天肌内注射重组牛IL-1-β比单用疫苗免疫抗感染效力要强(Blecha et al., 1995)。

(2)亚单位疫苗

猪链球菌血清型种类繁多，灭活的全菌苗对同一种血清型有明显的保护力，但这种保护力是有血清型特异性的。而细菌的毒力因子在细菌致病过程中与宿主细胞相互作用，通常有良好的免疫原性，常被用来尝试免疫保护效果。所以，除了灭活苗和活疫苗以外还开发了许多亚单位疫苗。

所谓亚单位疫苗是指利用微生物的某种表面结构成分，通常是致病菌主要的保护性免疫原制成不含有核酸、能诱发机体产生抗体的疫苗。亚单位疫苗可以分为天然的亚单位和人工克隆表达的亚单位两种类型。

天然亚单位疫苗：天然亚单位疫苗的代表为猪链球菌的荚膜多糖(CPS)，它是机体防御系统最先接触的细菌成分，是激发机体免疫系统的成分之一，也是一个重要的毒力因子。比较去荚膜多糖的变异株和含荚膜多糖的野生株的灭活苗和活疫苗的免疫效果发现，接种灭活的野生株疫苗的猪对同一血清型的猪链球菌有完全保护作用，接种灭活的去荚膜多糖变异株全疫苗的保护性不完全(Wisselink et al., 2002)。野生株与变异株疫苗诱导的抗体滴度水平相同，但是野生株可诱生抗CPS抗体，尽管水平低，但在免疫保护方面有重要的作用。说明CPS是机体产生完全保护力的一个必不可少的因素，但不是唯一的因素。小鼠连续腹腔注射制备的CPS单克隆的抗体能明显增加吞噬细胞的吞噬作用和血液中的细菌的清除，但对小鼠只有部分的保护作用。因此，尽管CPS是猪链球菌重要的毒力因子，但是其抗原决定簇没有完全的免疫保护作用(Charland et al., 1997)。原因可能是CPS的主要成分脂多糖是不依赖T细胞的免疫原。仔猪由于免疫系统发育不完全，CPS疫苗的免疫效果不理想。将肺炎链球菌多种血清型的CPS纯化后，再偶联到载体上，可以制成多糖蛋白结合疫苗(polysaccharide conjugate vaccine)。同样，猪链球菌CPS需要与其他成分结合后才能有效刺激机体免疫反应(Baums et al., 2009; Elliott et al., 1980; Wisselink et al., 2002)，但操作过程复杂并且花费高昂。

作为最先被研究的猪链球菌蛋白之一，MRP和EF被证明有免疫原性，作为亚单位疫苗的研究也很多，重组表达的 MRP 和 EF 后免疫猪后，表现出良好的保护效果(Wisselink et al.，2001；范红结等，2004)。

研究表明纯化的 SLY 免疫猪，可以获得不完全免疫保护性，而除去 SLY 的培养物上清没有保护性(Jacobs et al.，1996)。但 SLY 在激发机体的免疫系统的同时会引起细胞损伤。

除了 CPS、MRP、EF 和 SLY 外，研究人员还发现 38kDa 蛋白(Okwumabua and Chinnapapakkagari，2005)、6-磷酸葡萄糖酸脱氢酶(6-PGD)(Tan et al.，2008，2009)、Sao(Li et al.，2007，2006)、Enolase(烯醇酶)(Esgleas et al.，2009；Zhang et al.，2009b)、二价阳离子结合脂蛋白 SsuiDRAFT0103(Aranda et al.，2008)、自溶素(autolysin)(顾宏伟和陆承平，2008)、HP0197(Zhang et al.，2009a)、菌毛样结构蛋白(秦跃红等，2009)、菌毛亚基 SSU2099(陈红娜等，2010)、rGtS(胡睿铭等，2010)、ZnuA(韩明月等，2010)、HP0272(Chen et al.，2010)、HP0197(Zhang et al.，2009a)、SsPepO(Li et al.，2011a)、细胞壁相关蛋白 HP0245(Li et al.，2011b)、HtpS(Shao et al.，2011)、PAPI-2B(Garibaldi et al.，2010)、细胞壁蛋白 Sat(Mandanici et al.，2010)、SSU1664(律清宇等，2011)、层粘连蛋白结合蛋白(潘秀珍等，2011)都可能是猪链球菌亚单位疫苗潜在的候选分子，但其免疫保护性都有待深入研究。

此外，国内外研究人员也尝试用体内诱导抗原技术(in vivo-induced antigen technology，IVIAT)(Gu et al.，2009)、免疫蛋白质组学(Geng et al.，2008；Rodriguez-Ortega et al.，2008；Wu et al.，2011；Zhang et al.，2011；Zhang and Lu，2007；张炜等，2007)和反向疫苗学的方法(Liu et al.，2009)筛选疫苗候选分子，取得了一些进展。

由于猪链球菌所致疾病的复杂性和存在大量潜在的保护性抗原或毒力因子，因此用单个毒力因子或者抗原的疫苗不可能获得完全保护力。需要开发多价或亚单位疫苗。免疫蛋白质组学和反向疫苗学的方法为猪链球菌疫苗研究提供了大量的候选分子，对这些候选分子的深入评价和筛选正在进行当中。猪链球菌致病机制的研究也在不断取得进展，这也将为疫苗候选筛选提供了更多的线索和依据。

结语：猪链球菌共有 35 个血清型，2 型致病性强，流行范围最广，而其他血清型的分布表现出地域差异。即使同为 2 型猪链球菌，不同地域菌株间也存在抗原蛋白的表型差异。一方面，针对不同地区的流行情况应该开发出有针对性的疫苗或免疫方案。另一方面，单个毒力因子或者抗原的疫苗不能具有完全的保护力。这提示需要开发多价或亚单位疫苗。

目前尚无人用链球菌疫苗。

2. 被动免疫

被动免疫是指机体被动接受抗体、致敏淋巴细胞或其产物所获得的特异性免疫能力的过程。与主动免疫不同，其特点是效应快，一经输入，立即可获得免疫力，但维持时间短。按获得方式的不同，可分为天然被动免疫和人工被动免疫。前者是指人或动物在天然情况下被动获得的免疫力。例如，母体内的抗体可经胎盘或乳汁传给胎儿，使胎儿获得一定的免疫力。后者是用人工方法给人或动物直接输入免疫物质(如抗毒素和抗血清)而获得免疫力。这种免疫力效应快，但维持时间短。一般用于治疗，或在特殊情况下用于紧急预防。母猪接种猪链球菌 2 型疫苗后其血清和初乳中产生高的特异性 MRP 抗体和调理抗体滴度升高。出生后 6 周，免疫后母猪生产的仔猪的特异性 MRP 抗体滴度明显高于未免疫母猪生产的仔猪。但这种被动免疫保护对哺乳和断奶仔猪的主动免疫起抑制作用，导致其生长过程中易感性增加(Baums et al.，2010)。

有报道预先使用猪链球菌 1 型感染后猪的恢复期血清可以保护猪免受感染(Elliott et al.，1966)。用灭活的猪链球菌 2 型全疫苗免疫马，制备抗血清，再用获得的马血清免疫 4 周的刚断乳的猪，可获得对同一血清型猪链球菌的部分保护力(Andresen and Tegtmeier，2001)。由于血清制备成本高，不具有推广应用的价值。

3. 其他预防方法

有报道称，在实验条件下，让仔猪在猪龄较小时即暴露于所在猪场的致病性猪链球菌菌株对于减少猪链球菌感染发病率具有一定的作用(Torremorell et al.，1999)，但此方法的风险性也是显而易见的。

另外，在猪链球菌攻毒后，连续 3 天给予头孢噻夫可以减少由猪繁殖与呼吸综合征病毒(PRRSV)及猪链球菌引起的共感染(Halbur et al.，2000)，Schmitt等(2001)也发现头孢噻夫和低剂量猪链球菌暴露可以显著降低 PRRSV 与猪链球菌的共同感染。用氨苄西林与 EF+猪链球菌全细胞灭活疫苗结合的方法可以杀灭猪携带的猪链球菌，降低传播的概率(Swildens et al.，2007)。国外还有报道给仔猪注射 IL-1 可以提高其非特异性免疫从而增强对猪链球菌的抵抗力(Shi et al.，1994)。

(三)加强对进出口及其产品的检验检疫

检验检疫部门要加强出入境检验检疫工作，对进出口相关动物及其相关产品增加链球菌的检疫项目；不得从疫区购入病猪和带菌猪，不得买卖病猪，病猪肉及内脏需经无害化处理，病猪应隔离，病死猪应无害化处理，深埋。应对出口注册养猪场、屠宰场开展全面检查，并加强日常监督。

对养殖场的防疫管理要求：严格养殖场、屠宰场的防疫、消毒工作，落实养猪场疫情报告制度，严禁养猪场擅自处理和屠宰病(死)动物，违反规定的企业，要坚决取消其出口资格。加强对生产加工企业的监督管理，要求各地检验检疫部门要对出口生产企业开展专项检查，严格禁止出口加工企业收购未经注册和备案养猪场的猪源加工生产出口产品，指导企业开展防疫和生产，确保出口产品的安全、卫生。食品药品监督管理部门要通过严格实施食品质量安全市场准入和监督抽查方式，加强对以猪肉为原料的食品生产加工企业的监管，引导食品生产加工企业固定猪肉原料采购渠道，加强对检验检疫合格证明的验证，建立原材料采购记录并存档，禁止使用病(死)猪肉加工食品。政府部门应协调并加强卫生计生、食品药品监督管理、农林、商务等部门的沟通与联系，建立信息沟通和定期会商机制，确保信息畅通，及时了解和掌握当地疫情形势，按照当地政府的统一要求，共同做好预防控制猪感染猪链球菌病疫情和人感染猪链球菌病的工作。

(四)科学饲养，严防猪链球菌的传播

1. 严格进行引种、转群的检疫

在进口国外新的动物品种时，要对当地的动物种群的感染状况和防治情况进行调查；对引进的动物要检测其猪链球菌感染状况，并进行隔离观察。

2. 加强饲养管理

注意保持营养的均衡，尽量减少各种应激因素的产生，加强猪舍通风，适当降低饲养密度，避免过度拥挤，增强猪群的抵抗力。加强猪群饲养管理，特别是仔猪出生关和断奶关的管理，改善不适宜的仔猪生长发育条件，合理搭配饲料以增强抵抗力。

3. 加强卫生消毒措施，减少病毒感染和传播

养猪场应建立严格的消毒制度，是认真贯彻"预防为主、防胜于治"原则的最重要环节之一。做好日常各项消毒工作，最大限度地杀灭生长在外环境中的病原微生物，切断传播途径，保证动物生长环境卫生。

加强环境卫生清理及粪便发酵，定期对猪体外、圈舍、场地彻底消毒，杀灭病原。选用合适的消毒药，为防止细菌产生耐药性，几种消毒药品应交替使用。

改善动物圈舍的硬件环境，猪舍和栏架应避免有尖锐物品存在，以防划伤仔猪皮肤而发生感染。

(五)预防性服药

对于有链球菌病疫情的地区，与病猪有密切接触的同栏猪可以给予预防服药，能有效地减少生猪疫情(Byra et al.，2011；Johnston et al.，1992)；没有生猪疫情的地区，不提倡预防服药，因为预防性服药不仅不能控制带菌状态(Amass et al.，1996；Dritz et al.，1996)，更为严重的是还有可能导致耐药菌株的产生。原来常

常在流行季节的全群预防可在四环素、土霉素（Windsor and Elliott，1975）、金霉素中任选一种，按每吨饲料中 600～800g 添加，连用 7 天。当有病例发生时可用阿莫西林每吨饲料 200g 加磺胺五甲氧嘧啶 300～400g，连用 7 天。或"速大素"（11%林可霉素预混剂）每吨饲料加 500～700g、磺胺嘧啶 200～400g，抗菌增效剂（甲氧苄胺嘧啶）40～80g 拌料，连用 7～10 天。此法不仅可防治该病，同时对猪的其他细菌感染也有很好的治疗效果，但抗生素作为添加剂的使用，药物残留问题越来越受到重视。另有研究发现，提高饲料中维生素 E 的添加量能有效增强猪的抵抗力，从而对猪场的疾病控制起到正面作用并减少抗生素的使用量（Lamberts，1997）。

二、猪感染猪链球菌病的控制

参加附件 1 猪链球菌病应急防治技术规范，有改动。

（一）疫情报告

1. 任何单位和个人发现患有本病或疑似本病的猪，都应当及时向当地动物防疫监督机构报告。

2. 当地动物防疫监督机构接到疫情报告后，按国家动物疫情报告管理的有关规定上报。

3. 疫情确诊后，动物防疫监督机构应及时上报同级兽医行政主管部门，由兽医行政主管部门通报同级卫生计生部门。

（二）疫情处理

根据流行病学、临床症状和实验室结果作出诊断，结果可作为疫情处理的依据。

1. 发现疑似猪链球菌病疫情时，当地动物防疫监督机构要及时派人到现场进行流行病学调查、临床症状检查等，并采样送检。确认为疑似猪链球菌病疫情时，应立即采取隔离、限制移动等防控措施。

2. 当确诊发生猪链球菌病疫情时，按下列要求处理。

（1）划分疫点、疫区、受威胁区

疫点：指患病猪所在地点。一般是指患病猪及同群畜所在养殖场（户组）或其他有关屠宰、经营单位。

疫区：指以疫点为中心，半径 1km 范围内的区域。在实际划分疫区时，应考虑当地饲养环境和自然屏障（如河流、山脉等）及气象因素，科学确定疫区范围。

受威胁区：指疫区外顺延 3km 范围内的区域。

（2）控制措施

疫点：出入口必须设立消毒设施。限制人、畜、车辆进出和动物产品及可能受污染的物品运出。对疫点内畜舍、屠宰加工场所、农贸市场、苗猪市场及所有运载工具、饮水用具、屠宰用具等应进行严格彻底的消毒。应对病猪作无血扑杀处理，对同群猪立即进行强制免疫接种或用药物预防，并隔离观察 14 天。必要时对同群猪进行扑杀处理。对病死猪及其排泄物，可能被污染的饲料、污水等按要求进行无害化处理；对可能被污染的物品，如交通工具、用具、畜舍进行严格彻底的消毒。

疫区：在交通要道设立动物防疫监督检查站，派专业人员监管动物及其产品的流动，对进出人员、车辆需进行消毒。停止疫区内生猪的交易、屠宰；停止苗猪、白肉交易；停止生猪和苗猪调运。对疫点内畜舍、屠宰加工场所、农贸市场、苗猪市场及所有运载工具、饮水用具、屠宰用具等应进行严格彻底的消毒。对疫区内的所有易感动物进行紧急免疫接种。

受威胁区：对受威胁区内的所有易感动物进行紧急免疫接种。对疫点内畜舍、屠宰加工场所、农贸市场、苗猪市场及所有运载工具、饮水用具、屠宰用具等必须进行严格彻底的消毒。

除去感染的因素：猪圈和饲槽上的尖锐物体，如钉头、铁片、碎玻璃、尖石头等能引起外伤的物体，一律清除。新生的仔猪，应立即无菌结扎脐带，并用碘酊消毒。

（三）消毒

1. 消毒处理范围

疫点、疫区、受威胁区。

2. 准备工作

（1）物资准备：消毒剂、水桶、量器、容器、漏斗、喷雾器、长卷尺、洁净毛巾（2 条）。

（2）防护用品：长筒胶靴、乳胶手套、口罩、工作帽、防水工作服等。

3. 工作程序

（1）进入现场前，做好个人防护。

（2）进入现场，了解现场需消毒的物品、区域等情况，选择合适的消毒方法。

（3）消毒程序：进入疫点消毒，按由外向内顺序，喷雾或擦拭消毒门把手、地面、墙壁、家具、厕所、病畜（禽）圈舍等处；从不同房间及最后退出时，边退边消毒经过的地面。为了保证消毒效果，消毒 60min 后相关人员方可进入消毒现场。

（4）消毒结束后，工作人员应穿长筒胶靴站在盛有含有效氯 2000mg/L 消毒液的槽或盆内消毒 5min，并用消毒剂消毒手部；手套、口罩、帽子、工作衣等带回及时消毒处理。

4. 消毒方法

(1)环境物体表面的消毒

用含有效氯 2500～5000mg/L 或含 0.5%过氧乙酸的消毒液对被污染的地面、墙壁、桌椅、床、柜等环境物体表面进行喷洒或擦拭消毒,喷洒量 100～200ml/m^2。对可能污染的砧板、盆、碗、刀等物品用含有效氯 500～1000mg/L 的消毒液浸泡消毒 30～60min 以上。

(2)污染用具消毒

对耐热耐湿物品,如餐具、棉织物、金属、陶瓷、玻璃类物品,用加热煮沸 30min 以上或压力蒸汽灭菌,121℃ 30min;亦可用 0.2%～0.5%过氧乙酸浸泡 1～2h。

对不怕湿的物品,如各种塑料制品、用具、容器、人造纤维织物等,可用含有效氯 5000mg/L 的消毒液或 0.5%过氧乙酸液浸泡 30min 或擦拭表面消毒。

(3)病死畜圈舍及病死畜处理场所的消毒

用 0.2%～0.5%过氧乙酸或有效氯 5000～10000mg/L 消毒液,按 100～300ml/m^2 药量,连续喷洒 3 次,间隔 1h。

(4)病畜粪尿的消毒

病畜的粪尿加入漂白粉或其他含氯消毒剂干粉或溶液,使其最终有效氯浓度不少于 10 000mg/L 消毒 2h,不得用作肥料。

(5)饮用水消毒

集中式供水水源,如各自来水厂,疫区供水余氯量(管网处)不得低于0.5mg/L。

分散式供水水源,包括直接从江、河、渠、塘、井取用水者,均应在家庭水缸内使用漂白粉精片或二氯异氰尿酸钠片剂,按每升水加入有效氯 1～5mg,作用 30min 后,余氯量达 0.5～1.0mg/L 者,即可使用。

(6)手、皮肤消毒

0.5%碘伏、75%乙醇、0.5%乙酸氯己定消毒液擦拭消毒 3～5min。

(7)病死猪的消毒处理

对病死猪用含有效氯 5000mg/L 的消毒剂喷洒尸体表面消毒,并用浸有 0.5% 过氧乙酸的棉球塞住口、鼻、耳等处后深埋(2m),坑底铺一层漂白粉,最好集中消毒深埋,且远离饮用水源 50m 以上。

(8)运输工具

可用 0.5%过氧乙酸溶液或 1000～2000mg/L 有效氯溶液喷洒至表面湿润,作用 30～60min。

5. 消毒工作注意事项

(1)消毒工作人员在出发前仔细检查所带消毒剂和用具是否齐全。

(2)消毒时不可吸烟、喝水、吃东西,不得随便走出消毒区域。劝阻无关人员进入疫点。

（3）消毒应有条不紊。凡应消毒的物品，不得遗漏。严格区分已消毒和未消毒的物品，勿使已消毒的物品被再次污染。

（4）消毒完毕应清点所消耗器材、物品，加以整修、补充。

（5）消毒 1h 后住户方可进入，对消毒过的物品进行必要清洗后再使用。

（6）作好消毒记录，及时上报。

三、预防控制措施

主要采取以控制传染源（病、死猪等家畜）、切断人与病（死）猪等家畜接触为主的综合性防治措施。

1. 在有家畜猪链球菌疫情的地区强化疫情监测，各级各类医疗机构的医务人员发现符合疑似病例、临床病例诊断的立即向当地疾病预防控制机构报告。疾控机构接到报告后立即开展流行病学调查，同时按照突发公共卫生事件报告程序进行报告。

2. 病（死）家畜应在当地有关部门的指导下，立即进行消毒、焚烧、深埋等无害化处理。对病例家庭及其畜圈、禽舍等区域和病例发病前接触的病、死猪所在家庭及其畜圈、禽舍等疫点区域进行消毒处理。

3. 采取多种形式开展健康宣传教育，向群众宣传病（死）家畜的危害性，告知群众不要宰杀、加工、销售、食用病（死）家畜。一旦发现病（死）家畜，要及时向当地畜牧部门报告。

4. 畜牧兽医部门组织力量，查清动物疫情范围，落实各项防控措施。

第二节　人感染猪链球菌病的预防控制

一、人感染猪链球菌的预防

（一）监测

在重点地区开展监测工作，建立监测网络，规范监测技术，积累监测经验，对及时发现人感染猪链球菌病疫情，掌握疫情动态，预测疫情发生趋势，最终达到控制该病意义重大。

1. 监测目的

掌握人感染猪链球菌病疫情动态、流行规律，分析流行因素，动态观察猪链球菌的分布特征及流行趋势；掌握猪链球菌的血清型别、分布、毒力、耐药性变化情况，并分析其与疫情的相关性；掌握猪链球菌病主要宿主动物的动态变化情况及其带菌情况；为预测猪链球菌病的流行趋势、制定防治对策和措施提供科学依据。

2. 监测内容与方法

(1)疫情监测

发现人感染猪链球菌病的临床诊断病例或确诊病例，需及时开展现场调查与处理工作，对患者进行个案调查。在政府的统一协调下，与农林部门保持信息沟通，一旦猪群中出现疑似猪链球菌病暴发疫情时，应在疫区内开展主动搜索，及时发现人感染病例和带菌者，并对所有病例和带菌者进行个案调查。

(2)实验室监测

1)病原分离与鉴定

对新发人感染猪链球菌病疑似病例，应在抗生素应用前，尽早采集急性期的血液、脑脊液、胸水、腹水和咽拭子等标本。同时还应收集患者(或疑似患者)的一般临床资料和流行病学资料。

2)菌株的管理

依据《中华人民共和国传染病防治法》、《中国医学微生物菌种保藏管理办法》及《病原微生物实验室生物安全管理条例》的规定与要求对分离到的猪链球菌进行保存、运送与管理。分离菌株短期保存可用甘油半固体，长期保存菌种建议使用冻干的方法，因为前者往往对细菌的毒力及其他生物学性质有较大的影响，而且保存的时间较短。同时菌株株应附有患者的临床资料和流行病学资料。

(二)管理传染源

猪链球菌病是人兽共患的一种疾病，猪是最主要的宿主，而人类感染绝大多数有明确的猪或猪肉制品的接触史。只有迅速地控制动物的疫情，才能很好地控制人感染猪链球菌病。各屠宰场要加强内部管理，严禁病(死)猪入场，严禁屠宰、加工病(死)猪；各屠宰场内生猪经营户严禁贩卖、经营病死猪；各屠宰场要加强对场内生猪经营户的宣传教育，从维护经营者、消费者及自身利益出发，守法经营；凡违反规定屠宰、加工病(死)猪肉者，将依法处理，直至取消经营资格；派驻各屠宰场实施检疫监督的检疫监督执法人员，要依法加强检疫和监督，一旦发现病、死猪入场，要采取果断措施作没收销毁处理；各级检疫监督执法部门要加强对各生屠宰场及加工，销毁环节的监督管理，严禁查处屠宰、加工、销售病(死)猪肉的行为；被污染的圈舍、用具、运输工具进行消毒后，再进行彻底的清洗、干燥；对全群动物进行检疫，发现体温升高和有临床表现的动物，应进行隔离治疗或淘汰；对假定健康群动物可应用抗菌类药物作预防性治疗或用疫苗作紧急接种。

目前未有足够证据证实人与人之间的传播，但人感染猪链球菌病的患者要及时隔离治疗，对患者排泄物进行彻底消毒，死亡病例的尸体要消毒、严密包裹进行火化。

(三)切断传播途径

人感染猪链球菌病主要是破损的皮肤接触感染猪链球菌的猪或猪肉制品，因此，避免接触病(死)猪是有效防止感染猪链球菌的重要环节。饲养人员、屠宰场工人及从事动物食品加工、销售的人员，加强个人防护，做好消毒工作是非常必要的。

(四)保护易感人群

人对猪链球菌普遍易感，做好个人防护是防止猪链球菌感染的关键。个人防护的原则是严格避免人裸露的体表与病(死)猪及其猪肉制品的直接接触。

动物疫情发生地的疾病预防控制机构应指导有关单位做好生猪屠宰、加工、销售等从业人员或其他相关人员的个人防护工作，特别是从事动物疫情处理的工作人员应采取严格的个人防护措施。要戴口罩、橡皮手套，穿高筒靴，特别要防止弄破皮肤，有外伤创口者决不能接触病、死猪。

从事人感染猪链球菌病病例调查、采样、临床救治、实验室检测和消毒工作的医务卫生人员均应采取严格的个人防护措施，严防发生感染。

上述人员如有发热、畏寒等症状出现，要及时就诊。

1. 加强食品卫生监督与管理

食品生产经营单位(如宾馆、饭店、卤菜加工点、个体食品摊点等)必须购买经宰前检验和宰后检验合格的猪肉，对未经检验的猪肉不得进货，不得收购上门推销的个人宰杀的猪肉，更不得加工出售。

按照国家规定，生猪应当集中屠宰，统一检验，一旦发现病(死)猪应立即报告给当地的畜牧兽医部门，并严格按照农业部、国家卫生和计划生育委员会和商务部等部门联合颁布的《肉品卫生检验试行规程》(商卫联字第 399 号)的规定进行卫生处理和深埋，不能让病(死)猪肉流入市场。

食品监督与管理部门应组织开展以猪肉及肉产品为重点的食品卫生监督执法检查，要配合当地农林、工商行政管理等部门，严格控制病(死)猪肉流入集贸市场，发现无检疫证明、来源不明的猪肉，一律送当地兽医卫生监督检验所检验处理。

2. 药物预防

对直接接触感染的病(死)猪或猪肉制品的人员可用抗生素进行预防性服药，如阿莫西林，每次 0.5g，每天 3 次，连服 3 天。

3. 健康教育

各级卫生行政部门和医疗卫生机构要采取多种形式，广泛开展传染病和人兽共患病防治知识的宣传教育，增强公众的防护意识和自我防护能力。宣传策略以正面教育为主，避免引起不必要的社会恐慌。要积极向广大群众，特别是农村居民宣传接触病死家畜的危害性，告诫群众不宰杀、不加工、不销售、不购买、不食用病死家畜，发现家养牲畜异常死亡时要及时报告畜牧兽医部门，并采取消毒、深埋等无害化处理措施，严禁抛入河、沟、塘等水体；指导生猪屠宰、加工、销售等从业人员做好自身防护；宣传人感染猪链球菌病的基本特点，指导患病群众及时就诊。

二、人感染猪链球菌病的控制

控制人感染猪链球菌的主要预防措施为控制生猪疫情，没有生猪疫情就没有人间感染，但猪链球菌在猪群中普遍感染，带菌时间长，传播途径多样，猪链球菌疫苗的预防效果不肯定，在合适的免疫预防还存在一定困难的情况下，人感染猪链球菌病的主要控制措施应为以控制传染源[病(死)猪等家畜]、切断人与病(死)猪等家畜接触为主的综合性防治措施。

（一）疫情报告

各级各类医疗卫生机构和医疗卫生人员发现人感染猪链球菌病疑似病例时，应按照《突发公共卫生事件应急条例》和《突发公共卫生事件与传染病疫情监测信息报告管理办法》的有关规定进行报告。

（二）病例确认

疑似病例所在地疾控机构应立即采集患者的血、脑脊液、组织等标本，严格按照标本运送的有关生物安全规定，送至有条件的实验室进行链球菌的分离、培养、鉴定、毒力基因检测和序列分析。

目前各省、自治区、直辖市初步诊断的首例人感染猪链球菌病临床诊断病例或实验室确诊病例要及时报国家卫生和计划生育委员会，由其组织专家核实确认，有关确认程序如下。

1. 省级卫生计生委(局)对初步诊断的首例人感染猪链球菌病例，需向国家卫生和计划生育委员会正式提出确认报告，报告内容包括：需附详尽的流行病学调查，临床和病原学微生物实验室检验等资料。病原学微生物实验室检验资料中需有：检验程序、检验方法和检验结果。

2. 各省级疾病预防控制中心要派专人把从疑似患者身上采集的血、脑脊液、组织等标本，或从上述标本分离到的疑似猪链球菌，及时送交中国疾病预防控制中心传染病预防控制所进行细菌学和分子生物学鉴定。中国疾病预防控制中心传染病预防控制所接到标本后，要立即进行链球菌的分离、培养、鉴定、毒力基因检测和序列分析，获得实验室检测结果后，立即上报中国疾病预防控制中心，核报国家卫生和计划生育委员会应急办公室,同时将检测结果反馈送交标本的单位。

3. 国家卫生和计划生育委员会在接到各地卫生计生委初步诊断报告后，尽快组织中国疾病预防控制中心的流行病学、临床和病原微生物实验室检验专家赴当地进行核实或远程会诊。

4. 国家卫生和计划生育委员会专家根据患者的临床特点、流行病学资料和实验室结果进行会诊，提出诊断意见，立即上报卫生计生委应急办公室。

5. 卫生计生委应急办公室根据中国疾病预防控制中心专家组的报告，向有关省、自治区、直辖市卫生计生委(局)恢复确认意见。

(三)流行病学调查

发现人感染猪链球菌病疫情后，疫情发生地县级疾病预防控制机构要立即组织开展流行病学调查，在最短时间内对报告病例进行核实，进行个案调查，重点调查流行病学史，如接触病(死)猪的方式和可能的感染途径，并摸清直接接触(如宰杀、洗切加工、搬运等)病(死)猪或猪肉制品的人员情况。对发生多个病例的地区应进一步调查发病危险因素、感染途径和疫点、疫区的基本情况，分析流行病学特征，提出有针对性的预防控制措施。在疫情可能波及的范围内，疾病预防控制机构应开展疑似病例(不明原因发热或化脓性脑膜炎临床表现的患者)的主动搜索，及早发现可疑病例，确保疫情的有效控制。

(四)疫情处理

1. 严格控制传染源，切断传播途径，防止疫情蔓延、扩散。对现症患者实行"五早一就"，即早发现、早诊断、早报告、早隔离、早治疗、就地处理。对直接接触(如宰杀、洗切加工、搬运等)病(死)猪或猪肉制品的人员，开展为期 1 周的医学观察，主要观察体温变化，一旦出现发热应立即就诊。

2. 做好疫点的消毒处理。患者的排泄物、分泌物、呕吐物等应用专门容器收集，容器用含有效氯 2000mg/L 或 0.5%过氧乙酸消毒液消毒；排泄物、分泌物、呕吐物用 20 000mg/L 有效氯消毒，按比例 1 : 2 浸泡消毒 2h；若有大量稀释排泄物，可用含有效氯 80%漂白粉精干粉，按粪、药比例 20 : 1 加药后充分搅匀，消毒 2h。患者遗体用 0.5%过氧乙酸溶液消毒并用消毒剂浸湿的布单严密包裹后尽快火化。

3. 根据实际情况，划定疫点、疫区、受威胁区，必要时采取一定管制措施。

（五）防治知识宣传

宣传教育策略：加大广播、电视和报纸等媒体的宣传力度，并运用"个别劝导、电视讲座、咨询"等互动方式，对疫区群众进行防病指导与心理危机干预。

宣传教育重点内容：早期发现和正确处理可疑病猪、及早诊断和治疗患者的方法及重要性；农村居民预防该病的主要措施；农村居民发生可疑症状应采取的措施等。

宣传教育对象：城乡社区的所有公众。重点是疫区的生猪养殖户，生猪宰杀、加工、销售人员和消费者等人群。

通过深入开展全民的健康教育，提高城乡群众自我防范意识和自我保护技能。在帮助广大城乡居民消除恐慌心理，做好个人防护的同时，引导其配合卫生和医疗机构及时、有序、高效地处理疫情，控制疫点，避免疫情进一步蔓延，切实保障大众身体健康和生命安全，维护社会安定。

参 考 文 献

陈红娜, 王长军, 秦跃红, 潘秀珍, 唐家琪. 2010. 猪链球菌 2 型 srtBCD 菌毛岛 SSU2099 基因的克隆表达与免疫学特性. 微生物学通报, 37(06): 861-865.

范红结, 陆承平, 唐家琪. 2004. 猪链球菌 2 型 mrp 基因免疫功能片段的克隆、表达及动物试验. 微生物学报, 44(01): 54-57.

顾宏伟, 陆承平. 2008. 猪链球菌 2 型新的感染相关因子自溶素的鉴定与分析. 微生物学报, 48(01): 68-72.

韩明月, 潘秀珍, 邵珠卿, 李先富, 刘文静, 郑峰, 王长军, 唐家琪. 2010. 2 型猪链球菌中国强毒株 znuA 基因的原核表达及免疫学活性分析. 免疫学杂志, 26(03): 220-223.

胡睿铭, 赵战勤, 李伦勇, 李增强, 汤细彪, 段龙川, 吴斌. 2010. 猪链球菌谷氨酰胺 tRNA 合成酶的原核表达产物的小鼠免疫试验. 微生物学报, 50(03): 418-422.

律清宇, 陈哲, 郑玉玲, 郝淮杰, 姜永强, 吕淑霞. 2011. 2 型猪链球菌细胞壁蛋白 SSU1664 的表达、纯化及活性分析. 细胞与分子免疫学杂志, 27(07): 757-759.

倪宏波, 王兴龙, 朴范泽. 2003. 猪链球菌病多价灭活疫苗的安全性与免疫效力试验. 庆祝黑龙江省免疫学会成立十周年(1993—2003)论文集.

潘秀珍, 邵珠卿, 李先富, 刘文静, 王长军, 唐家祺. 2011. 2 型猪链球菌层粘连蛋白结合蛋白的原核表达及免疫原性检测. 中国人兽共患病学报, 27(07): 583-586+591.

秦跃红, 王长军, 董瑞萍, 潘秀珍, 唐家琪. 2009. 猪链球菌 2 型菌毛样结构蛋白 SSU2101 原核表达及其免疫保护性. 微生物学通报, 36(11): 1700-1704.

张炜, 吴宗福, 陆承平. 2007. 猪链球菌 2 型一种新的免疫原性蛋白的鉴定及特性分析. 微生物学报, 47(06): 1050-1054.

Amass SF, Wu CC, Clark LK. 1996. Evaluation of antibiotics for the elimination of the tonsillar carrier state of *Streptococcus suis* in pigs. J Vet Diagn Invest, 8(1): 64-67.

Andresen LO, Tegtmeier C. 2001. Passive immunization of pigs against experimental infection with *Streptococcus suis* serotype 2. Vet Microbiol, 81(4): 331-344.

Aranda J, Garrido ME, Cortes P, Llagostera M, Barbe J. 2008. Analysis of the protective capacity of three *Streptococcus suis* proteins induced under divalent-cation-limited conditions. Infect Immun, 76(4): 1590-1598.

Baums CG, Bruggemann C, Kock C, Beineke A, Waldmann KH, Valentin-Weigand P. 2010. Immunogenicity of an autogenous *Streptococcus suis* bacterin in preparturient sows and their piglets in relation to protection after weaning. Clin Vaccine Immunol, 17(10): 1589-1597.

Baums CG, Kock C, Beineke A, Bennecke K, Goethe R, Schroder C, Waldmann KH, Valentin-Weigand P. 2009. *Streptococcus suis* bacterin and subunit vaccine immunogenicities and protective efficacies against serotypes 2 and 9. Clin Vaccine Immunol, 16(2): 200-208.

Blecha F, Reddy DN, Chitko-McKown CG, McVey DS, Chengappa MM, Goodband RD, Nelssen JL. 1995. Influence of recombinant bovine interleukin-1 beta and interleukin-2 in pigs vaccinated and challenged with *Streptococcus suis*. Vet Immunol Immunopathol, 44(3-4): 329-346.

Busque P, Higgins R, Caya F, Quessy S. 1997. Immunization of pigs against *Streptococcus suis* serotype 2 infection using a live avirulent strain. Can J Vet Res, 61(4): 275-279.

Byra C, Gadbois P, Cox WR, Gottschalk M, Farzan V, Bauer SA, Wilson JB. 2011. Decreased mortality of weaned pigs with *Streptococcus suis* with the use of in-water potassium penicillin G. Can Vet J, 52(3): 272-276.

Charland N, Jacques M, Lacouture S, Gottschalk M. 1997. Characterization and protective activity of a monoclonal antibody against a capsular epitope shared by *Streptococcus suis* serotypes 1, 2 and 1/2. Microbiology, 143 (Pt 11): 3607-3614.

Chen B, Zhang A, Li R, Mu X, He H, Chen H, Jin M. 2010. Evaluation of the protective efficacy of a newly identified immunogenic protein, HP0272, of *Streptococcus suis*. FEMS Microbiol Lett, 307(1): 12-18.

Dritz SS, Chengappa MM, Nelssen JL, Tokach MD, Goodband RD, Nietfeld JC, Staats JJ. 1996. Growth and microbial flora of nonmedicated, segregated, early weaned pigs from a commercial swine operation. J Am Vet Med Assoc, 208(5): 711-715.

Elliott SD, Alexander TJ, Thomas JH. 1966. Streptococcal infection in young pigs. II. Epidemiology and experimental production of the disease. J Hyg (Lond), 64(2): 213-220.

Elliott SD, Clifton-Hadley F, Tai J. 1980. Streptococcal infection in young pigs. V. An immunogenic polysaccharide from *Streptococcus suis* type 2 with particular reference to vaccination against streptococcal meningitis in pigs. J Hyg (Lond), 85(2): 275-285.

Esgleas M, Dominguez-Punaro Mde L, Li Y, Harel J, Dubreuil JD, Gottschalk M. 2009. Immunization with SsEno fails to protect mice against challenge with *Streptococcus suis* serotype 2. FEMS Microbiol Lett, 294(1): 82-88.

Foster N, Staats JJ, Chengappa MM. 1994. Isolation, characterization and protection studies in mice of a streptomycin-dependent mutant of *Streptococcus suis* type 1/2. Vet Res Commun, 18(3): 155-163.

Garibaldi M, Rodriguez-Ortega MJ, Mandanici F, Cardaci A, Midiri A, Papasergi S, Gambadoro O, Cavallari V, Teti G, Beninati C. 2010. Immunoprotective activities of a *Streptococcus suis* pilus subunit in murine models of infection. Vaccine, 28(20): 3609-3616.

Geng H, Zhu L, Yuan Y, Zhang W, Li W, Wang J, Zheng Y, Wei K, Cao W, Wang H, Jiang Y. 2008. Identification and characterization of novel immunogenic proteins of *Streptococcus suis* serotype 2. J Proteome Res, 7(9): 4132-4142.

Gu H, Zhu H, Lu C. 2009. Use of in vivo-induced antigen technology (IVIAT) for the identification of *Streptococcus suis* serotype 2 in vivo-induced bacterial protein antigens. BMC Microbiol, 9: 201.

Halbur P, Thanawongnuwech R, Brown G, Kinyon J, Roth J, Thacker E, Thacker B. 2000. Efficacy of antimicrobial treatments and vaccination regimens for control of porcine reproductive and respiratory syndrome virus and *Streptococcus suis* coinfection of nursery pigs. J Clin Microbiol, 38(3): 1156-1160.

Holt ME, Enright MR, Alexander TJ. 1990. Immunisation of pigs with killed cultures of *Streptococcus suis* type 2. Res Vet Sci, 48(1): 23-27.

Jacobs AA, van den Berg AJ, Loeffen PL. 1996. Protection of experimentally infected pigs by suilysin, the thiol-activated haemolysin of *Streptococcus suis*. Vet Rec, 139(10): 225-228.

Johnston PI, Henry N, De Boer R, Braidwood JC. 1992. Phenoxymethyl penicillin potassium as an in-feed medication for pigs with streptococcal meningitis. Vet Rec, 130(7): 138-139.

Kebede M, Chengappa MM, Stuart JG. 1990. Isolation and characterization of temperature-sensitive mutants of *Streptococcus suis*: efficacy trial of the mutant vaccine in mice. Vet Microbiol, 22(2-3): 249-257.

Lamberts FJ. 1997. Vitamin E as a possible aid in the control of disease problems on pig farms: a field test. Tijdschr Diergeneeskd, 122(7): 190-192.

Lapointe L, D'Allaire S, Lebrun A, Lacouture S, Gottschalk M. 2002. Antibody response to an autogenous vaccine and serologic profile for *Streptococcus suis* capsular type 1/2. Can J Vet Res, 66(1): 8-14.

Li J, Xia J, Tan C, Zhou Y, Wang Y, Zheng C, Chen H, Bei W. 2011. Evaluation of the immunogenicity and the protective efficacy of a novel identified immunogenic protein, SsPepO, of *Streptococcus suis* serotype 2. Vaccine, 29(38): 6514-6519.

Li W, Hu X, Liu L, Chen H, Zhou R. 2011. Induction of protective immune response against *Streptococcus suis* serotype 2 infection by the surface antigen HP0245. FEMS Microbiol Lett, 316(2): 115-122.

Li Y, Gottschalk M, Esgleas M, Lacouture S, Dubreuil JD, Willson P, Harel J. 2007. Immunization with recombinant Sao protein confers protection against *Streptococcus suis* infection. Clin Vaccine Immunol, 14(8): 937-943.

Li Y, Martinez G, Gottschalk M, Lacouture S, Willson P, Dubreuil JD, Jacques M, Harel J. 2006. Identification of a surface protein of *Streptococcus suis* and evaluation of its immunogenic and protective capacity in pigs. Infect Immun, 74(1): 305-312.

Liu L, Cheng G, Wang C, Pan X, Cong Y, Pan Q, Wang J, Zheng F, Hu F, Tang J. 2009. Identification and experimental verification of protective antigens against *Streptococcus suis* serotype 2 based on genome sequence analysis. Curr Microbiol, 58(1): 11-17.

Mandanici F, Gómez-Gascón L, Garibaldi M, Olaya-Abril A, Luque I, Tarradas C, Mancuso G,

Papasergi S, Bárcena JA, Teti G, Beninati C, Rodríguez-Ortega MJ. 2010. A surface protein of *Streptococcus suis* serotype 2 identified by proteomics protects mice against infection. J Proteomics, 73(12): 2365-2369.

Okwumabua O, Chinnapapakkagari S. 2005. Identification of the gene encoding a 38-kilodalton immunogenic and protective antigen of *Streptococcus suis*. Clin Diagn Lab Immunol, 12(4): 484-490.

Pallares FJ, Schmitt CS, Roth JA, Evans RB, Kinyon JM, Halbur PG. 2004. Evaluation of a ceftiofur-washed whole cell *Streptococcus suis* bacterin in pigs. Can J Vet Res, 68(3): 236-240.

Quessy S, Dubreuil JD, Higgins R. 1994. Immunization of mice against *Streptococcus suis* serotype 2 infections using a live avirulent strain. Can J Vet Res, 58(4): 299-301.

Rodriguez-Ortega MJ, Luque I, Tarradas C, Barcena JA. 2008. Overcoming function annotation errors in the Gram-positive pathogen *Streptococcus suis* by a proteomics-driven approach. BMC Genomics, 9: 588.

Schmitt CS, Halbur PG, Roth JA, Kinyon JM, Kasorndorkbua C, Thacker B. 2001. Influence of ampicillin, ceftiofur, attenuated live PRRSV vaccine, and reduced dose *Streptococcus suis* exposure on disease associated with PRRSV and S. suis coinfection. Vet Microbiol, 78(1): 29-37.

Shao Z, Pan X, Li X, Liu W, Han M, Wang C, Wang J, Zheng F, Cao M, Tang J. 2011. HtpS, a novel immunogenic cell surface-exposed protein of *Streptococcus suis*, confers protection in mice. FEMS Microbiol Lett, 314(2): 174-182.

Shi J, Goodband RD, Chengappa MM, Nelssen JL, Tokach MD, McVey DS, Blecha F. 1994. Influence of interleukin-1 on neutrophil function and resistance to *Streptococcus suis* in neonatal pigs. J Leukoc Biol, 56(1): 88-94.

Swildens B, Nielen M, Wisselink HJ, Verheijden JH, Stegeman JA. 2007. Elimination of strains of *Streptococcus suis* serotype 2 from the tonsils of carrier sows by combined medication and vaccination. Vet Rec, 160(18): 619-621.

Tan C, Fu S, Liu M, Jin M, Liu J, Bei W, Chen H. 2008. Cloning, expression and characterization of a cell wall surface protein, 6-phosphogluconate-dehydrogenase, of *Streptococcus suis* serotype 2. Vet Microbiol, 130(3-4): 363-370.

Tan C, Liu M, Liu J, Yuan F, Fu S, Liu Y, Jin M, Bei W, Chen H. 2009. Vaccination with *Streptococcus suis* serotype 2 recombinant 6PGD protein provides protection against S. suis infection in swine. FEMS Microbiol Lett, 296(1): 78-83.

Torremorell M, Pijoan C, Dee S. 1999. Experimental exposure of young pigs using a pathogenic strain of *Streptococcus suis* serotype 2 and evaluation of this method for disease prevention. Can J Vet Res, 63(4): 269-275.

Windsor RS, Elliott SD. 1975. Streptococcal infection in young pigs. IV. An outbreak of streptococcal meningitis in weaned pigs. J Hyg (Lond), 75(1): 69-78.

Wisselink HJ, Stockhofe-Zurwieden N, Hilgers LA, Smith HE. 2002. Assessment of protective efficacy of live and killed vaccines based on a non-encapsulated mutant of *Streptococcus suis* serotype 2. Vet Microbiol, 84(1-2): 155-168.

Wisselink HJ, Vecht U, Stockhofe-Zurwieden N, Smith HE. 2001. Protection of pigs against challenge with virulent *Streptococcus suis* serotype 2 strains by a muramidase-released protein and extracellular factor vaccine. Vet Rec, 148 (15): 473-477.

Wu Z, Zhang W, Shao J, Wang Y, Lu Y, Lu C. 2011. Immunoproteomic assay of secreted proteins of *Streptococcus suis* serotype 9 with convalescent sera from pigs. Folia Microbiol (Praha), 56 (5): 423-430.

Zhang A, Chen B, Li R, Mu X, Han L, Zhou H, Chen H, Meilin J. 2009a. Identification of a surface protective antigen, HP0197 of *Streptococcus suis* serotype 2. Vaccine, 27 (38): 5209-5213.

Zhang A, Chen B, Mu X, Li R, Zheng P, Zhao Y, Chen H, Jin M. 2009b. Identification and characterization of a novel protective antigen, Enolase of *Streptococcus suis* serotype 2. Vaccine, 27 (9): 1348-1353.

Zhang W, Liu G, Tang F, Shao J, Lu Y, Bao Y, Yao H, Lu C. 2011. Pre-absorbed immunoproteomics: a novel method for the detection of *Streptococcus suis* surface proteins. PLoS One, 6 (6): e21234.

Zhang W, Lu CP. 2007. Immunoproteomic assay of membrane-associated proteins of *Streptococcus suis* type 2 China vaccine strain HA9801. Zoonoses Public Health, 54 (6-7): 253-259.

附件1 猪链球菌病应急防治技术规范

猪链球菌病（Swine streptococosis）是由溶血性链球菌引起的人兽共患疾病，该病是我国规定的二类动物疾病。

为指导各地猪链球菌病防治工作，保护畜牧业发展和人的健康安全，根据《中华人民共和国动物防疫法》和《国家突发重大动物疫情应急预案》等有关规定，制定本规范。

1 适用范围

本规范规定了猪链球菌病的诊断、疫情报告、疫情处理、防治措施。

本规范适用于中华人民共和国境内的一切从事生猪饲养、屠宰、运输和生猪产品加工、储藏、销售、运输，以及从事动物防疫活动的单位和个人。

2 诊断

根据流行特点、临床症状、病理变化、实验室检验等作出诊断。

2.1 流行特点

猪、马属动物、牛、绵羊、山羊、鸡、兔、水貂等以及一些水生动物均有易感染性。不同年龄、品种和性别猪均易感。

猪链球菌也可感染人。

本菌除广泛存在于自然界外，也常存在于正常动物和人的呼吸道、消化道、生殖道等。感染发病动物的排泄物、分泌物、血液、内脏器官及关节内均有病原体存在。

病猪和带菌猪是本病的主要传染源，对病死猪的处置不当和运输工具的污染是造成本病传播的重要因素。

本病主要经消化道、呼吸道和损伤的皮肤感染。

本病一年四季均可发生，夏秋季多发。呈地方性流行，新疫区可呈暴发流行，发病率和死亡率较高。老疫区多呈散发，发病率和死亡率较低。

2.2 临床症状

2.2.1 本规范规定本病的潜伏期为7天。

2.2.2 可表现为败血型、脑膜炎型和淋巴结脓肿型等类型。

2.2.2.1 败血型：分为最急性、急性和慢性三类。

最急性型发病急、病程短，常无任何症状即突然死亡。体温高达41～43℃，呼吸迫促，多在24小时内死于败血症。

急性型多突然发生，体温升高 40～43℃，呈稽留热。呼吸迫促，鼻镜干燥，从鼻腔中流出浆液性或脓性分泌物。结膜潮红，流泪。颈部、耳廓、腹下及四肢下端皮肤呈紫红色，并有出血点。多在 1～3 天死亡。

慢性型表现为多发性关节炎。关节肿胀，跛行或瘫痪，最后因衰弱、麻痹致死。

2.2.2.2 脑膜炎型：以脑膜炎为主，多见于仔猪。主要表现为神经症状，如磨牙、口吐白沫，转圈运动，抽搐、倒地四肢划动似游泳状，最后麻痹而死。病程短的几小时，长的 1～5 天，致死率极高。

2.2.2.3 淋巴结脓肿型；以颌下、咽部、颈部等处淋巴结化脓和形成脓肿为特征。

2.3 病理变化

2.3.1 败血型：剖检可见鼻黏膜紫红色、充血及出血，喉头、气管充血，常有大量泡沫。肺充血肿胀。全身淋巴结有不同程度的肿大、充血和出血。脾肿大 1-3 倍，呈暗红色，边缘有黑红色出血性梗死区。胃和小肠黏膜有不同程度的充血和出血，肾肿大、充血和出血，脑膜充血和出血，有的脑切面可见针尖大的出血点。

2.3.2 脑膜炎型：剖检可见脑膜充血、出血甚至溢血，个别脑膜下积液，脑组织切面有点状出血，其他病变与败血型相同。

2.3.3 淋巴结脓肿型：剖检可见关节腔内有黄色胶胨样或纤维素性、脓性渗出物，淋巴结脓肿。有些病例心瓣膜上有菜花样赘生物。

2.4 实验室检验

2.4.1 涂片镜检：组织触片或血液涂片，可见革兰氏阳性球形或卵圆形细菌，无芽胞，有的可形成荚膜，常呈单个、双连的细菌，偶见短链排列。

2.4.2 分离培养：该菌为需氧或兼性厌氧，在血液琼脂平板上接种，37℃培养24 小时，形成无色露珠状细小菌落，菌落周围有溶血现象。镜检可见长短不一链状排列的细菌。

2.4.3 必要时用 PCR 方法进行菌型鉴定。

2.5 结果判定

2.5.1 下列情况之一判定为疑似猪链球菌病。

2.5.1.1 符合临床症状 2.2.2.1、2.2.2.2、2.2.2.3 之一的。

2.5.1.2 符合剖检病变 2.3.1、2.3.2、2.3.3 之一的。

2.5.2 确诊

符合 2.5.1.1、2.5.1.2 之一，且符合 2.4.1、2.4.2、2.4.3 之一的。

3 疫情报告

3.1 任何单位和个人发现患有本病或疑似本病的猪，都应当及时向当地动物防疫监督机构报告。

3.2 当地动物防疫监督机构接到疫情报告后，按国家动物疫情报告管理的有关规定上报。

3.3 疫情确诊后，动物防疫监督机构应及时上报同级兽医行政主管部门，由兽医行政主管部门通报同级卫生部门。

4 疫情处理

根据流行病学、临床症状、剖检病变，结合实验室检验做出的诊断结果可作为疫情处理的依据。

4.1 发现疑似猪链球菌病疫情时，当地动物防疫监督机构要及时派员到现场进行流行病学调查、临床症状检查等，并采样送检。确认为疑似猪链球菌病疫情时，应立即采取隔离、限制移动等防控措施。

4.2 当确诊发生猪链球菌病疫情时，按下列要求处理。

4.2.1 划定疫点、疫区、受威胁区

由所在地县级以上兽医行政主管部门划定疫点、疫区、受威胁区。

疫点：指患病猪所在地点。一般是指患病猪及同群畜所在养殖场（户组）或其他有关屠宰、经营单位。

疫区：指以疫点为中心，半径1公里范围内的区域。在实际划分疫区时，应考虑当地饲养环境和自然屏障（如河流、山脉等）以及气象因素，科学确定疫区范围。

受威胁区：指疫区外顺延3公里范围内的区域。

4.2.2 本病呈零星散发时，应对病猪作无血扑杀处理，对同群猪立即进行强制免疫接种或用药物预防，并隔离观察14天。必要时对同群猪进行扑杀处理。对被扑杀的猪、病死猪及排泄物、可能被污染饲料、污水等按有关规定进行无害化处理；对可能被污染的物品、交通工具、用具、畜舍进行严格彻底消毒。疫区、受威胁区所有易感动物进行紧急免疫接种。

4.2.3 本病呈暴发流行时（一个乡镇30天内发现50头以上病猪、或者2个以上乡镇发生），由省级动物防疫监督机构用PCR方法进行菌型鉴定，同时报请县级人民政府对疫区实行封锁；县级人民政府在接到封锁报告后，应在24小时内发布封锁令，并对疫区实施封锁。疫点、疫区和受威胁区采取的处理措施如下。

4.2.3.1 疫点：出入口必须设立消毒设施。限制人、畜、车辆进出和动物产品及可能受污染的物品运出。对疫点内畜舍、场地以及所有运载工具、饮水用具等必须进行严格彻底地消毒。

应对病猪作无血扑杀处理，对同群猪立即进行强制免疫接种或用药物预防，并隔离观察14天。必要时对同群猪进行扑杀处理。对病死猪及排泄物、可能被污染饲料、污水等按附件的要求进行无害化处理；对可能被污染的物品、交通工具、用具、畜舍进行严格彻底消毒。

4.2.3.2 疫区：交通要道建立动物防疫监督检查站，派专人监管动物及其产品的流动，对进出人员、车辆须进行消毒。停止疫区内生猪的交易、屠宰、运输、移动。对畜舍、道路等可能污染的场所进行消毒。

对疫区内的所有易感动物进行紧急免疫接种。

4.2.3.3 受威胁区：对受威胁区内的所有易感动物进行紧急免疫接种。

对猪舍、场地以及所有运载工具、饮水用具等进行严格彻底地消毒。

4.2.4 无害化处理

对所有病死猪、被扑杀猪及可能被污染的产品（包括猪肉、内脏、骨、血、皮、毛等）按照 GB 16548《畜禽病害肉尸及其产品无害化处理规程》执行；对于猪的排泄物和被污染或可能被污染的垫料、饲料等物品均需进行无害化处理。

猪尸体需要运送时，应使用防漏容器，并在动物防疫监督机构的监督下实施。

4.2.5 紧急预防

4.2.5.1 对疫点内的同群健康猪和疫区内的猪，可使用高敏抗菌药物进行紧急预防性给药。

4.2.5.2 对疫区和受威胁区内的所有猪按使用说明进行紧急免疫接种，建立免疫档案。

4.2.6 进行疫源分析和流行病学调查。

4.2.7 封锁令的解除

疫点内所有猪及其产品按规定处理后，在动物防疫监督机构的监督指导下，对有关场所和物品进行彻底消毒。最后一头病猪扑杀 14 天后，经动物防疫监督机构审验合格，由当地兽医行政管理部门向原发布封锁令的同级人民政府申请解除封锁。

4.2.8 处理记录

对处理疫情的全过程必须做好完整的详细记录，以备检查。

5　参与处理疫情的有关人员，应穿防护服、胶鞋、戴口罩和手套，做好自身防护。

附件2 全国人感染猪链球菌病监测方案(2009版)

人感染猪链球菌病是由猪链球菌(*Streptococcus suis*)感染人而引起的人兽共患疾病，从事猪的屠宰及加工等人员为高危人群。本病主要通过皮肤的伤口而感染。临床表现为发热、寒战、头痛、食欲下降等一般细菌感染症状，重症患者可合并中毒性休克综合征(toxic shock syndrome，TSS)和链球菌脑膜炎综合征(*Streptococcus* meningitis syndrome，SMS)。我国的人感染猪链球菌病主要分布在南方省份，一般呈高度散发，但也时有暴发。2005~2008年，我国人感染猪链球菌报告病例的病死率为 9.09%~18.27%，始终维持在较高水平。根据当前我国人感染猪链球菌病的疫情形势和特点，将在全国范围内以全面和重点相结合的模式开展监测。为规范监测工作，提高疫情的调查和处置水平，特制定本方案。

一、监测目的

(一)及时掌握我国人感染猪链球菌病新报告病例的感染危险因素，为防控工作提供参考。

(二)掌握我国人感染猪链球菌的病原学特点。

(三)及时采取措施，发现减少暴发疫情苗头，控制疫情。

二、监测病例定义

(一)诊断依据

依据《人感染猪链球菌病诊疗方案》(卫医发[2006]461号)，进行病例的诊断和分类。

1. 流行病学史

起病前 7 天内有与病(死)猪等家畜直接接触史，尤其是皮肤黏膜破损者宰杀病(死)猪，切洗加工或销售病猪肉，埋葬病(死)猪等。

2. 临床表现

潜伏期数小时~7 天，一般为 2~3 天。潜伏期长短与感染病原体的毒力、数量以及机体免疫力等因素有关。一般来说，潜伏期越短，病情越重。

(1)临床症状和体征

急性起病，轻重不一，表现多样。

1)感染中毒症状：高热、畏寒、寒战，伴头痛、头晕、全身不适、乏力等。

2)消化道症状：食欲下降、恶心、呕吐，少数患者出现腹痛、腹泻。

3)皮疹：皮肤出现瘀点、瘀斑，部分病例可出现口唇疱疹。

4)休克：血压下降，末梢循环障碍。

5)中枢神经系统感染表现：脑膜刺激征阳性，重者可出现昏迷。

6)呼吸系统表现：部分严重患者继发急性呼吸窘迫综合征(ARDS)，出现呼吸衰竭表现。

7)听力、视力改变：听力下降，视力下降，且恢复较慢。

8)其他：少数患者可出现关节炎、化脓性咽炎、化脓性淋巴结炎等，严重患者还可出现肝脏、肾脏等重要脏器的功能损害。

(2)临床分型

根据临床表现的不同，可以分为以下 4 种类型。

普通型：起病较急，发热、畏寒、头痛、头晕、全身不适、乏力，部分患者有恶心、呕吐、腹痛、腹泻等表现，无休克、昏迷表现。

休克型：在全身感染基础上出现血压下降，成人收缩压低于 90mmHg（1mmHg=0.133kPa），脉压小于 20mmHg，伴有下列两项或两项以上：①肾功能不全；②凝血功能障碍，或弥散性血管内凝血；③肝功能不全；④急性呼吸窘迫综合征；⑤全身皮肤黏膜瘀点、瘀斑，或眼结膜充血；⑥软组织坏死，筋膜炎，肌炎，坏疽等。

脑膜炎型：发热、畏寒、全身不适、乏力、头痛、呕吐。重者出现昏迷。脑膜刺激征阳性，脑脊液呈化脓性改变。

混合型：兼有休克型和脑膜炎型表现。

3. 实验室检测

猪链球菌的实验室检测主要是对细菌培养所获得的菌株分离后进行生化鉴定、血清分型以及特异性基因检测(详见附件 1)。目前尚无成熟的特异性抗体检测方法。

(1)标本采集及病原体分离

采集患者的血液、脑脊液或尸检标本，直接接种于猪链球菌最佳培养基进行培养分离。如条件所限，不能立即接种，应 4℃保存或冷藏送检，争取及时培养。

(2)生化鉴定

对分离到的菌株应用 API 生化鉴定系统的 API20step 手工鉴定条及 Vitek-compact2 或其他生化鉴定系统进行鉴定，可直接鉴定到种。

(3)血清分型

对经过生化鉴定的菌株用猪链球菌 1～34 型血清或用单克隆抗体进行分型。

实验方法：取 1 滴链球菌分型血清或单克隆抗体悬滴于载玻片上，与 1 滴菌悬液充分混合，或用接种环刮取单个菌落直接与血清混合，观察是否出现凝集反应，同时用生理盐水做对照。

(4) PCR 基因鉴定

挑取分离纯化的菌落或选择平板上湿润的可疑菌落，利用特异引物进行 PCR 扩增。进行链球菌属特异性引物(*tuf*)、猪链球菌种特异性基因(16S rRNA)、猪链球菌 2 型荚膜多糖基因(*cps2J*)、猪链球菌溶菌酶释放相关蛋白编码基因片段(*mrp*)及猪链球菌溶血素基因(*sly*)检测。对已经大量使用抗菌药物治疗的患者，可将采集标本直接进行 PCR 法检测，确认猪链球菌种特异性基因(16S rRNA)，以及特有的毒力基因，若为阳性者则作为确诊病例。

(二)病例分类

综合病例的流行病学史、临床表现和实验室检测结果，在排除其他明确病因的基础上进行诊断。

1. 疑似病例

发病前 7 天内有与病(死)猪等家畜直接接触史，具有急性全身感染中毒表现；或在上述流行病学资料基础上，外周血白细胞总数及中性粒细胞比例增高。

2. 临床诊断病例

具有上述流行病学史，出现 TSS 或 SMS 表现，或同时存在 TSS 和 SMS 表现。

3. 确诊病例

疑似病例或临床诊断病例无菌部位标本培养分离出猪链球菌和(或)特异性基因检测阳性。

三、监测工作范围

采取全国普遍病例监测和重点地区监测相结合的方式：全国所有省份均开展常规监测和处理工作；在四川、贵州、广西、江西、江苏和湖南等 6 个疫情常见省份开展重点监测工作，并由中国疾病预防控制中心(以下简称"中国疾控中心")提供一定的监测工作经费补助。

四、监测工作内容和方法

(一)常规监测

全国各级卫生行政部门和各级各类医疗机构、疾病预防控制机构(以下简称"疾控机构")应开展人感染猪链球菌病常规监测、调查和处理工作。

1. 病例的发现与报告

各级各类医疗机构和疾控机构发现人感染猪链球菌病病例(含疑似病例)后，实行网络直报的责任报告单位应于 24 小时内进行网络报告；未实行网络直报的责任报告单位应于 24 小时内寄送出传染病报告卡。县级疾病预防控制机构收到无网络直报条件的责任报告单位报送的传染病报告卡后，应于 2 小时内通过网络直报。

疫情构成突发公共卫生事件的，应根据突发公共卫生事件信息报告相关规范的要求在突发公共卫生事件报告管理信息系统中进行报告。

2. 病例的调查和处理

(1)病例的流行病学调查

县级疾控机构对发现的每个病例(含疑似病例)均应进行个案流行病学调查，内容主要包括：病例一般情况、就诊情况、临床表现、临床检验结果、家畜饲养及病死情况等，此外还需对可能的感染途径详细询问调查(附表 1)。

(2)病例的标本采集和实验室检测

医疗机构尽早采集病例的全血标本，条件允许时采集患者脑脊液；如患者死亡则争取采集尸检标本。对采集的标本尽快进行细菌培养和分离、形态学鉴定、生化鉴定、血清分型和 PCR 等相关检测。样本采集和检测结果等信息填写附表 3。病例标本的采集、运输和实验室检测方法及要求见《人感染猪链球菌病样品采集运送与实验室检测方法》(附件 1)。

(3)共同暴露者的管理

县级疾控机构对病例调查中发现的可疑感染途径的其他共同暴露者(如共同宰杀病死猪的其他人)应进行登记、追踪和医学观察(观察期为最后一次暴露后 7 天)。发现(一)诊断依据中"2.临床表现"所列任一条临床表现者，立即进行诊疗及其它相关调查和处理(附表 2)。

(4)信息通报

县级疾控机构在病例情况初步明确后，应及时向当地卫生行政部门报告，并协助其向同级卫生监督机构和畜牧兽医部门通报信息，便于卫生监督机构对可疑的猪只、猪肉及其制品进行处理和畜牧兽医部门开展动物间疫情的监测和防控。

(5)实验室检测能力

各省份省级疾控机构应建立和保持人感染猪链球菌的分离、培养和鉴定能力。确诊病例的认定须有省级疾控机构或其认可的机构的实验室依据，各地从病例标本中分离到的可疑菌株均需送往省级疾控机构复核。暂不具备确诊能力的省级疾控机构可将标本送中国疾控中心传染病预防控制所进行检测。

（二）重点省份监测

四川、贵州、广西、江西、江苏和湖南等 6 个重点监测省份在上述常规监测工作的基础上，开展以下重点监测工作。

1. 可疑动物标本检测

病例发生后，除对其暴露途径进行详细调查外，还应采集其接触的猪或猪肉、当地病（死）猪及同栏生猪的标本，进行病原分离培养。

（1）对病例发病前一周接触过的可疑猪只或存留猪肉均应进行采样，其中生猪采集鼻咽拭子样本。

（2）病例发生地所在乡镇、街道若出现了病（死）猪的情况，应尽可能多的对当地病（死）猪采集扁桃体、鼻咽拭子、脾、肝、淋巴结等组织标本。

（3）发现的病（死）猪同栏的其它生猪也应采样鼻咽拭子标本。

病例所在乡镇发现病（死）猪时，上述（2）和（3）的标本采集量合计应达到 10 头以上，病（死）猪及同栏生猪较少时全部采集。相关信息填写附表 3。

2. 专项调查

6 个重点监测省份的省级疾控机构应结合防控工作需要和本省情况，利用监测补助经费开展人感染猪链球菌病流行病学、临床流行病学及病原学等监测相关的专项调查。

中国疾控中心根据防控工作的需要和相关技术方法的发展，适时组织全部或部分重点监测省份统一开展专项调查。各省每年年初报中国疾控中心同意后，也可自行组织和开展专项调查。

五、数据收集、分析、反馈

（一）数据收集

常规监测和重点监测省所得的各种资料（附表 1、附表 2、附表 3 及专项调查结果）均应在每年 12 月底前上报至省级疾控中心，省级疾控中心于次年 2 月前上报至中国疾控中心。

（二）数据质量控制

1. 各项调查内容均使用统一调查表和调查方法。
2. 使用指定的实验室检测方法进行标本检测。

（三）资料分析

各级疾控中心根据不定期对监测结果进行分析。

中国疾控中心每年至少进行 1 次全国人感染猪链球菌病监测结果分析。

(四)信息交流和反馈

各级疾控中心应有专人负责监测工作,定期将有关监测报告、统计分析和总结报告上级疾控机构和同级卫生行政部门。各级疾控机构也应及时对分析结果进行反馈(以文件、信函、督导等方式)。对病例的调查工作基本完成后,县级疾控机构应向同级畜牧兽医部门通报人间疫情情况。

六、监测系统的组成和职责

(一)卫生行政部门

各级卫生行政部门负责组织协调本辖区内的人感染猪链球菌病的监测工作,各级卫生行政部门应为监测工作提供配套经费,保证监测工作的顺利进行。

(二)各级疾病预防控制中心

1. 中国疾病预防控制中心

(1)完善监测方案,为各地开展人感染猪链球菌病监测工作提供技术支持。

(2)与重点监测省的省级疾控机构签订委托书,明确具体任务和目标,并对各省级专业技术人员进行培训。

(3)负责全国监测数据的收集、整理和分析,定期反馈分析结果。

(4)负责向各省份推荐检测试剂。

(5)负责组织专家定期对各监测省份进行督导、考核、评估和质量控制。

(6)根据需要组织人感染猪链球菌病专项调查。

2. 省级疾控机构

(1)组织对本辖区监测人员的培训,进行本辖区监测工作的技术指导。

(2)承担本省实验标本的鉴定和确认工作,定期报告和反馈试验结果。

(3)定期分析、汇总、上报、反馈本省的监测措施实施工作等情况。

(4)定期对本省的工作进行督导、检查和质量控制。

(5)向中国疾控中心提出开展专项调查的申请(重点监测省份)。

3. 地市、县级疾控机构

(1)负责在本辖区内具体落实本方案所列各项监测工作。

(2)负责监测标本的收集和运送至省级疾控中心,有条件的地市、县级疾控中心可开展部分标本检测工作。

(3)定期汇总、分析、上报辖区内的有关资料。

（三）医疗机构

监测省份的各级各类医疗机构负责人感染猪链球菌病病例的诊断、报告、治疗及标本采集工作。协助地市、县级疾控机构进行流行病学调查工作。

七、监测经费

本方案施行期间，中国疾控中心向 6 个重点监测省的省级疾控机构每省每年提供 6 万元的监测补助经费。该经费将由省级疾控机构管理。

八、附件及附表

附表 1：人感染猪链球菌病个案调查表
附表 2：人感染猪链球菌病例共同暴露者管理工作表
附表 3：人感染猪链球菌病例及动物标本采样检测信息登记表
附件 1：人感染猪链球菌病样品采集与实验室检测方案

附表1 人感染猪链球菌病个案调查表

县区名称：_____ 国标码 _____ 病例编号 _____

一、病例一般情况

1. 姓名：_____

2. 年龄：_____(岁)

3. 性别：①男　②女

4. 职业(可多选)：①农民　②屠夫　③兽医　④生肉销售人员　⑤厨师　⑥饲养员　⑦医务人员　⑧民工　⑨工人　⑩学生　⑪干部职员　⑫儿童　⑬家务及待业　⑭教师　⑮其他：_____

5. 现住址：_____省_____市_____县(区)_____乡(镇、街道)_____村(街)_____

二、发病和就诊情况

1. 发病：时间____年____月____日____时，发病地点_____

2. 初诊：时间____年____月____日____时，初诊机构_____，诊断_____(病名)

3. 若入院，首次入院时间：____年____月____日，机构：_____，入院诊断_____(病名)

三、临床资料

1. 初诊体温：____℃，发病后最高体温____℃

2. 首次入院体检：脉搏____次/分　呼吸____次/分　血压____/____kPa（或____/____mmHg）

3. 发病后，是否曾有以下临床表现？（框内打"√"）

| 畏寒 | □ | 咳嗽 | □ | 咽痛 | □ | 咽红 | □ |
| 恶心 | □ | 呕吐 | □ | 腹痛 | □ | 腹泻 | □ |

如有腹泻，每日次数　3～5次 □　　6～10次 □

| 性状 | 软便 □ | 稀便 □ | 水样便 □ | 脓血便 □ | 黏液便 □ | 血便 □ |

| 头痛 | □ | 全身酸痛 | □ | 淋巴结肿胀 | □ | 关节肿痛 | □ |

昏迷 □　　抽搐 □　　瘀点、瘀斑 □　　眼结膜充血 □

外周性面
神经瘫痪 □　　眼球震颤 □　　听力减退 □　　　(单侧□　双侧□)

克氏征 □　　布氏征 □　　颈项强直 □　　呼吸困难 □

低血压 □　　最低血压＿＿＿/＿＿＿kPa(或＿＿＿/＿＿＿mmHg)

其他临床表现：＿＿＿＿＿＿＿＿＿＿＿＿＿＿＿＿＿＿＿＿＿＿＿＿

4. 血常规

编号	检验日期	WBC/$(10^9/L)$	淋巴细胞/%	中性粒细胞/%	血小板/$(10^9/L)$
1					
2					
3					
4					

5. 脑脊液检查

编号	检验日期	浑浊(是/否)	潘氏球蛋白试验(阳性/阴性)	葡萄糖/(mmol/L)	白细胞计数/μl	氯化物/(mmol/L)
1						
2						
3						

四、流行病学调查

(一)猪只接触史(含屠宰后猪肉加工)

1. 发病前 7 天内接触过猪[外表健康猪及病(死)猪]：①是　　②否　③不详
2. 若接触过猪，则具体情况为
　　(病(死)猪每次接触填写一行，外表健康猪接触情况如类似，可合并填写一行)

编号	接触情况						接触部位及伤口情况					及时洗手	备注
	接触时间	接触方式	具体操作	接触猪只	接触物品	接触次数	接触部位	伤口数量	产生时间	伤口类型	出血情况		

接触方式：(可多选)1 喂养 2 屠宰 3 销售 4 洗清 5 切割 6 搬运 7 深埋 8 其他(注明)

具体操作：(可多选)1 喂养 2 用口直接吹气 3 刮毛 4 开膛 5 分割 6 清洗 7 蒸煮 8 其他(注明)

接触猪只：1 病猪 　2 病(死)猪 　3 外表健康猪

接触物品：(可多选)1 皮毛 2 内脏 3 猪血 4 粪尿 5 生肉 6 熟肉 7 屠宰污水/物 8 其他(注明)

接触次数：接触病(死)猪，每次接触填写一行；接触次数均填写"1 次"；接触外表健康猪时，多次反复接触如情况类似，则合并填写，分"1～3 次"、"4～10"和"10 次以上"

接触部位：(可多选)1 手 　2 前臂 　3 上臂 　4 脚 　5 小腿 　6 背部 　7 其他(注明)

伤口数量：直接填写接触部位存在的伤口数量，无伤口则为 0，有伤口者继续填写⑧～⑩

产生时间：指距本次接触的时间间隔，1 超过 24h 　2 24h 内 　3 接触时 　4 不详

伤口类型：(多个伤口可多选)1 表浅划痕 　2 片状皮损 　3 深度伤口 　4 不详

出血情况：(多个伤口可多选)1 结痂封闭 　2 开放未出血 　3 开放出血 　4 不详

及时洗手：(指本次接触后是否及时洗手)1 未及时洗手 　2 清水洗手 　3 洗涤剂或肥皂洗手 4 不详

(二)市售猪肉接触史

1. 发病前 7 天内是否接触过猪肉：①是　②否　③不详

　　如接触过

2. 常规接触方式为(多选)

　　①猪肉销售　　②购买市售猪肉　　③专业加工猪肉(如厨师)

　　④日常加工猪肉(市民)

3. 接触的猪肉中是否曾发现病(死)猪的猪肉：①发现　②未发现　③不详

4. 接触部位(多选)：1 手 　2 前臂 　3 上臂 　4 脚 　5 小腿 　6 背部 　7 其他_____

5. 接触时，接触部位是否曾出现伤口：①有　②无　　　③不详
6. 伤口类型(多个伤口可多选)：1 表浅划痕　2 片状皮损　3 深度伤口　4 不详
7. 伤口出血(多个伤口可多选)：1 结痂封闭　2 开放未出血　3 开放出血　4 不详

　(三)猪肉制品接触史

1. 发病前 7 天内是否接触过猪肉制品：①是　②否　　　③不详
　　如接触过
2. 猪肉制品种类：＿＿＿＿＿＿＿＿＿＿＿＿＿＿＿＿＿＿＿＿＿＿
3. 接触时，接触部位是否曾出现伤口：①有　②无　　　③不详

五、最终诊断及转归情况

1. 最终诊断
　(1)病例类型：①疑似病例　　　②临床诊断病例　　　③确诊病例
　(2)如为确诊病例，确诊依据(实验室检测结果)：
＿＿＿＿＿＿＿＿＿＿＿＿＿＿＿＿＿＿＿＿＿＿＿＿＿＿＿＿＿。
　(3)临床类型：①普通型　　　②中毒性休克型　　　③脑膜炎型　　　④混合型
　(4)若排除人感染猪链球菌病，诊断为：＿＿＿＿＿＿＿＿＿＿(病名)
2. 诊断时间：＿＿＿年＿＿＿月＿＿＿日，诊断单位：＿＿＿＿＿＿＿＿＿＿＿
3. 疾病转归：①死亡　　　②痊愈出院　　　③治疗中
　(1)若出院，出院时间＿＿＿年＿＿＿月＿＿＿日。
　(2)若死亡，死亡时间＿＿＿年＿＿＿月＿＿＿日。

调查单位：＿＿＿＿＿＿＿＿　　调查者：＿＿＿＿＿＿　　调查时间：＿＿＿年＿＿＿月＿＿日

附表 2　人感染猪链球菌病病例共同暴露者管理工作表

地区：_____　病例姓名：_____　病例编号：_____

编号	姓名	性别	年龄	职业	与病例的关系	现住址	联系方式	共同暴露时间	可疑临床表现								诊疗	
									第0天	第1天	第2天	第3天	第4天	第5天	第6天	第7天	是否就诊	就诊日期

附表3 ＿＿＿＿＿（省份）人感染猪链球菌病例及动物标本采样检测信息登记表（20＿＿年）

病例编号	病例姓名	标本来源	标本类型	采样日期	分离培养	血清分型	生化鉴定	PCR 检测				备注
								种特异性基因	荚膜多糖基因	溶菌酶释放相关蛋白基因	溶血素基因	

附表填写说明

一、附表 1 人感染猪链球菌病个案调查表

（1）国标码：县区国标编码，1~2 位为省份编号、3~4 位为地市编号、5~6 为县区编号。

（2）病例编号：指该县区该种病例的流水号，1~4 位为年份、5~7 为当年流水号，如 2009 年第 7 例病例为 2009-007。

（3）职业：一般为单选。对于农村地区人群，可能涉及多种身份，如农村户口，农忙时务农，平时在外务工，则"农民"和"民工"都应选择；类似的，如该病例平时务农，以屠宰和销售家畜为副业或重要经济来源，则在选择"农民"外，还需分别选择"屠夫"和（或）"生肉销售人员"。

（4）现住址：村（街）后应详细填写。如为农村地区人口，需填写组、户等信息；如为城镇人口，需填写 XX 街（路）XX 号 XX 小区（院），尽量填写到楼、单元及房间号等信息，便于以后开展相关工作。

（5）发病地点：填写详细地址，要求同"现住址"。

二、附表 2 人感染猪链球菌病例共同暴露者管理工作表

（1）病例若有多次可疑暴露，每次暴露的共同暴露者均填写本表。

（2）职业：参照附表 1 人感染猪链球菌病个案调查表中职业的分类，填写数字。

（3）共同暴露时间：多次共同暴露时，指最后一次共同暴露的时间。

（4）暴露方式：参照附表 1 人感染猪链球菌病个案调查表中接触方式，填写数字。

（5）可疑临床表现：如无，填写"无"，若有，填写具体表现。

（6）就诊日期：共同暴露者出现疑似临床表现后若就诊，其初次就诊日期。

三、附表 3 人感染猪链球菌病例及动物标本采样检测信息登记表

（1）病例及相应的动物标本采集信息均填写本表。

（2）同一病例对应多份标本（含人和动物标本）时，每份标本检测结果填写一行；各种检测结果均需填写，分"未做"、"阳性"、"阴性"或"失败"，实验结果不能概括时具体描述。

（3）病例编号同附表 1 人感染猪链球菌病个案调查表病例编号。

（4）标本来源和标本类型按照下表进行填写。

标本来源	标本类型	标本来源	标本类型
病例	全血、血清、脑脊液	同栏生猪	猪扁桃体、猪鼻咽拭子
病猪	猪扁桃体、猪鼻咽拭子	猪肉	猪肉
死猪	猪扁桃体、猪鼻咽拭子	猪肉制品	填写具体制品类型

缩 略 词 表

3-磷酸甘油醛脱氢酶(glyceraldehyde-3-phosphate dehydrogenase，GAPDH)

V-P 试验(Voges-Proskauer test)

白介素(inter leukin，IL)

不能分型(non-typeable strain，NT)

次黄嘌呤核苷酸脱氢酶(IMP dehydrogenase，IMPDH)

毒力岛(pathogenicity island，PAI)

多位点可变数目串联重复序列分析[multiple loci variable nucleotide tandem repeat
  （VNTR）analysis，MLVA]

多位点序列分型(multi-locus sequence typing，MLST)

二肽酰肽酶 IV(di-peptidyl peptidase IV，DPP IV)

二元信号转导系统(two-component signal transduction system，TCSTS)

分解产物控制蛋白 A(catabolite control protein A，CcpA)

分泌型核酸酶 A(secreted nuclease A，SsnA)

谷氨酸脱氢酶(glutamate dehydrogenase，GDH)

谷氨酰胺合成酶(glutamine synthetase，GlnA)

红霉素耐药甲基化酶(erythromycin resistance methylase，ERM)

浑浊因子(opacity factor，OF)

基质金属蛋白酶(matrix metalloproteinase，MMP)

急性呼吸窘迫综合征(acute respiratory distress syndrome，ARDS)

荚膜多糖(capsular polysaccharide，CPS)

精氨酸脱亚氨酸酶系统(arginine deiminase system，ADS)

聚合酶链式反应(polymerase chain reaction，PCR)

开放阅读框(open reading frame，ORF)

可变数目串联重复序列(variable number tandem repeat，VNTR)

扩增片段长度多态性(amplified fragment length polymorphism，AFLP)

类枯草菌素蛋白酶(subtilisin-like protease，SspA)

链球菌中毒性休克综合征(streptococcal toxic shock syndrome，STSS)

脉冲场凝胶电泳(pulsed-field gel electrophoresis，PFGE)

弥散性血管内凝血(disseminated intravascular coagulation，DIC)

青霉素结合蛋白(penicillin binding protein，PBP)

全基因组 PCR 扫描(whole genome PCR scaning，WGPS)

溶菌酶释放蛋白(muramidase-release protein，MRP)

溶血素(suilysin，SLY)

十二烷基磺酸钠-聚丙烯酰胺凝胶电泳(SDS-PAGE)

双向凝胶电泳(two-dimensional electrophoresis，2-DE)

随机扩增多态性 DNA(random amplified polymorphic DNA，RAPD)

体内诱导抗原技术(*in vivo*-induced antigen technology，IVIAT)

伪狂犬病病毒(pseudorabies virus，PRV)

细胞外基质(extracellular matrix，ECM)

细胞外因子(extracellular factor，EF)

纤连蛋白和纤维蛋白原结合蛋白(fibronectin and fibrinogen-binding protein，FBPS)

限制性片段长度多态性(restriction fragment length polymorphism，RFLP)

质谱(mass spectrometry)

猪繁殖与呼吸综合征病毒(porcine reproductive and respiratory syndrome virus，PRRSV)

猪脑部微血管内皮细胞(porcine brain microvascular endothelial cell，PBMEC)

转录序列选择性捕获(selective capture of transcribed sequence，SCOTS)

转肽酶 A(sortase A，SrtA)

自动诱导物 2(autoinducer 2，AI-2)